全科医学素养教育系列教材

全科医学基本理论与政策

总主编：吕建新（杭州医学院）

主　编：李俊伟　蒋建平
副主编：茅月存　胡　玲　李琰华　陈　进　陈　曦

编　委（按姓氏笔画排序）
　　　　刘建琼（杭州医学院）
　　　　李　敏（浙江中医药大学附属第二医院）
　　　　李俊伟（杭州医学院）
　　　　李琰华（浙江中医药大学附属第二医院）
　　　　吴燕萍（浙江省卫生健康委员会）
　　　　沈　健（杭州医学院）
　　　　陈　进（浙江医院）
　　　　陈　曦（杭州医学院附属人民医院）
　　　　陈童恩（中国科学院大学宁波华美医院）
　　　　茅月存（中国科学院大学宁波华美医院）
　　　　胡　玲（浙江省卫生健康委员会）
　　　　柴栖晨（浙江医院）
　　　　蒋天武（天水武林街道社区卫生服务中心）
　　　　蒋巧巧（中国科学院大学宁波华美医院）
　　　　蒋建平（杭州医学院）

秘　书：李维嘉（杭州医学院）

中国教育出版传媒集团

高等教育出版社·北京

内容提要

本书是全科医学素养教育系列教材的第一部分，通过介绍全科医学的基本理论、原则、卫生政策等，帮助学生初步形成全科医学的理念，熟悉全科医疗的方法等，提高学生服务大健康、建设健康中国的能力。本书着重介绍全科医学的基本原则、以人为中心、以家庭为单位、以社区为范围、以预防为先导、基层中医药的应用等，将案例作为重要内容引入，与全科理论相互印证，还介绍了医改相关政策、常用卫生法律法规、医共(联)体等相关内容，为学生提供专业、全面的全科医学基本知识的教育和指导。

本系列教材适用于全体医学生的全科医学素养教育，以及全科医师参考。

图书在版编目（CIP）数据

全科医学基本理论与政策 / 吕建新总主编；李俊伟，
蒋建平主编 . -- 北京：高等教育出版社，2022.3
ISBN 978-7-04-058300-7

Ⅰ. ①全… Ⅱ. ①吕… ②李… ③蒋… Ⅲ. ①家庭医
学－教材 Ⅳ. ①R499

中国版本图书馆 CIP 数据核字（2022）第 033114 号

策划编辑 吴雪梅 瞿德竑	责任编辑 瞿德竑	封面设计 李小璐	责任印制 刘思涵	

Quanke Yixue Jiben Lilun yu Zhengce

出版发行	高等教育出版社	网　址	http://www.hep.edu.cn
社　址	北京市西城区德外大街4号		http://www.hep.com.cn
邮政编码	100120	网上订购	http://www.hepmall.com.cn
印　刷	三河市华润印刷有限公司		http://www.hepmall.com
开　本	787mm×1092mm　1/16		http://www.hepmall.cn
印　张	19.25		
字　数	420 千字	版　次	2022 年 3 月第 1 版
购书热线	010-58581118	印　次	2022 年 3 月第 1 次印刷
咨询电话	400-810-0598	定　价	42.00元

本书如有缺页、倒页、脱页等质量问题，请到所购图书销售部门联系调换
版权所有　侵权必究
物 料 号　58300-00

数字课程（基础版）

全科医学基本理论与政策

主编　李俊伟　蒋建平

登录方法:

1. 电脑访问 http://abook.hep.com.cn/58300，或手机扫描下方二维码、下载并安装 Abook 应用。
2. 注册并登录，进入"我的课程"。
3. 输入封底数字课程账号（20 位密码，刮开涂层可见），或通过 Abook 应用扫描封底数字课程账号二维码，完成课程绑定。
4. 点击"进入学习"，开始本数字课程的学习。

课程绑定后一年为数字课程使用有效期。如有使用问题，请点击页面右下角的"自动答疑"按钮。

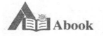Abook

全科医学素养教育系列教材

全科医学基本理论与政策

总主编　吕建新
主　编　李俊伟
　　　　蒋建平

全科医学基本理论与政策

全科医学基本理论与政策数字课程与纸质教材一体化设计，紧密配合。数字课程主要为教学 PPT，在提升课程教学效果的同时，为学生学习提供思维与探索的空间。

| 用户名: | 密码: | 验证码: | 5360 | 忘记密码？ | 登录 | 注册 □ |

http://abook.hep.com.cn/58300

扫描二维码，下载 Abook 应用

序

2016 年，习近平总书记在全国卫生与健康大会上强调，"没有全民健康，就没有全面小康"，要"将健康融入所有政策"，推进"健康中国"建设，实现全民健康。他认为，健康是幸福生活最重要的指标，健康是 1，其他是后面的 0，没有 1，再多的 0 也没有意义。

健康生命对人而言是最宝贵的，随着我国社会经济的发展、医疗水平的提高，人民的健康水平和生命质量得到更多保障，但是健康促进和维护还面临着不少发展中的问题，例如：人口老龄化，疾病谱与死因谱的变化，医学模式的转变，医疗费用的上涨，基层医疗卫生资源相对较少且地区之间也不平衡，民众对基层医疗的信任度不够，强基层、兜网底的任务比较重。因此，国家和社会对医改和医学人才培养有了更高的要求，特别是对全科医学有更高的期待。

在加快医学教育创新发展、加快以疾病治疗为中心向健康促进为中心转变的背景下，为了提高医学人才培养质量，国家出台了很多相关政策。2020 年，国务院办公厅印发了《关于加快医学教育创新发展的指导意见》，其中特别明确了要加快培养防治结合的全科医学人才，要加强面向全体医学生的全科医学教育。

杭州医学院是浙江省高等医学教育的"三驾马车"之一，立足浙江、面向卫生健康一线培养具有人文关怀理念、求真博爱精神和国际视野的高素质医学人才，肩负起"强基层、兜网底"，为基层培养高素质人才的重要使命。2017 年起探索面向全体学生的全科医学素养教育教学改革，根据学生的专业及学制，建立了"两层次三阶段"的理论与见习相结合的教学模式。这套全科医学素养教育系列教材正是杭州医学院全科医学素养教育教学改革的一个成果，它将全科医学素养的理论教学内容梳理为 40 个全科医学素养目标，安排 96 个学时分 3 个阶段进行教学，并依托县域医共体牵头医院及其所辖的乡镇卫生院、社区卫生服务中心同步开展见习教学，建立从理论到实践、从学校到医院递进式的全科医学素养教学体系，为医学院校针对不同专业、面向全部学生的全科医学素养教育教学提供了示范。

全科医学素养教育系列教材的第一部分主要涉及全科医学基本理论、原则、卫生政策等，帮助学生初步形成全科医学的理念。第二部分主要涉及基本公共卫生和基础急救等，内容来自基层一线工作任务，主要包含基层公共卫生的常见服务项目，以及在基层实用的基础急救技术等。第三部分主要涉及全科临床思维训练、常见健康问题的全科临床处置等。这套教材强调面向全体学生、依托县域医共体开展全科医学素养教育，突出了新时代"医防融合、医护结合、医药结合"的医学教育新思想，符合"大健康"观和全民健康教育理念，在全科医学素养教育教学各环节融入思想政治教育元素和课程思政实例，符合当前高等医学教育创新发展的要求。本教材致力于全科医学素养提升，全人、全周期健康理念的巩固，为人民健康的促进和维护发挥重要作用，成为在校学生学习全科医学素养的通识教材和案头书。

本教材在编写过程中，得到了浙江大学、上海交通大学、首都医科大学、中国医科大学、温州医科大学、浙江中医药大学、浙大城市学院等诸多专家的指导和高等教育出版社的大力支持，在此一并致以衷心感谢。

杭州医学院
吕建新
2021 年 11 月

前　言

　　《"健康中国 2030"规划纲要》是我国未来 10 余年卫生健康事业发展的纲领性文件，也是我国医学教育教学改革和医学人才培养的重要依据。2020 年 9 月国务院办公厅印发的《关于加快医学教育创新发展的指导意见》明确提出要系统规划全科医学教学体系，要加强面向全体医学生的全科医学教育。目前全科医学领域的教材中，尚缺乏针对全体医学生的系统的全科医学教材。

　　我们这套教材着眼于全方位、全周期维护和保障全民健康，面向全体学生加强全科医学素养教育，突出"医防融合""防治结合"等理念，将全科医学素养教育要求与"健康中国"建设所涉及的主要内容融合，教材注重原创，诸多全国知名全科及社区卫生服务专家参与编写，对全科医学理念的传播将起到重要的基础性和引导性作用。

　　本书着重介绍全科医学的基本原则，以人为中心、以家庭为单位、以社区为范围、以预防为先导、基层中医药的应用等，将案例作为重要内容引入，与全科理论相互印证，还介绍了医改相关政策、常用卫生法律法规、医共（联）体等相关内容。为学生提供专业、全面的全科医学基本知识的教育和指导，为"全覆盖全科医学素养"教育提供源头支持。本书是全科医学素养教育系列教材的第一部分，通过全科医学基本理论、原则、卫生政策等方面的学习可以帮助学生初步形成全科医学的理念，熟悉全科医疗的方法等，提高学生服务大健康、建设"健康中国"的能力。

　　本书主要特点：①融入思政元素。以"健康中国"建设为时代背景，融入医者仁心、大爱无疆等职业素养，将医学人文关怀的理念贯穿始终。②突出"医防融合"。将全科医学、预防医学与公共卫生、健康教育相关的一些课程内容进行遴选，并引入基层临床案例作为重要内容，与全科理论相互融合，形成分阶段、递进式全科医学素养体系。③强调实用性。本书以岗位胜任力为导向，全科医学素养为目标，内容与基层医务人员日常工作要求紧密结合，院校专家合作编写，实用性强。本书编写通俗易懂、图文并茂，并配有思维导图，帮助读者缜密思考、开阔思路。

　　本书读者对象包括医学类或医学相关类五年制本科（临床医学、口腔医学、医学影像学、预防医学、法医学等专业）、四年制本科（护理学、医学检验技术、生物技术、药学、康复医学技术等专业）、三年制专科各专业学生及基层全科医师。

李俊伟　蒋建平

2021 年 11 月

目　录

第一章 绪 论

学习提要

1. 全科医学的产生背景及发展简史，国外全科医学特点，我国全科医学发展与前景。
2. 全科医学相关的基本概念：全科医学、全科医疗、全科医生。
3. 全科医学作为临床二级学科与其他学科的关系，以及全科医学与整合医学、预防医学、社区医学、社会医学、中医学的区别和联系。

思维导图

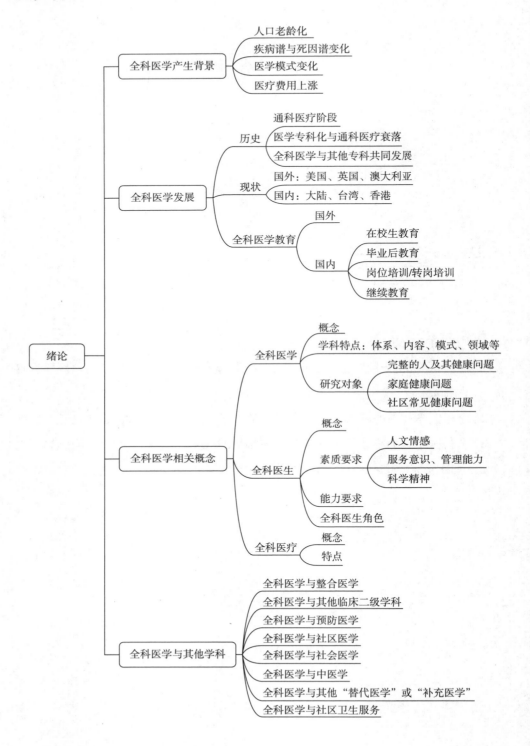

全科医学产生背景
- 人口老龄化
- 疾病谱与死因谱变化
- 医学模式变化
- 医疗费用上涨

全科医学发展
- 历史
  - 通科医疗阶段
  - 医学专科化与通科医疗衰落
  - 全科医学与其他专科共同发展
- 现状
  - 国外：美国、英国、澳大利亚
  - 国内：大陆、台湾、香港
- 全科医学教育
  - 国外
  - 国内
    - 在校生教育
    - 毕业后教育
    - 岗位培训/转岗培训
    - 继续教育

绪论

全科医学相关概念
- 全科医学
  - 概念
  - 学科特点：体系、内容、模式、领域等
  - 研究对象
    - 完整的人及其健康问题
    - 家庭健康问题
    - 社区常见健康问题
- 全科医生
  - 概念
  - 素质要求
    - 人文情感
    - 服务意识、管理能力
    - 科学精神
  - 能力要求
  - 全科医生角色
- 全科医疗
  - 概念
  - 特点

全科医学与其他学科
- 全科医学与整合医学
- 全科医学与其他临床二级学科
- 全科医学与预防医学
- 全科医学与社区医学
- 全科医学与社会医学
- 全科医学与中医学
- 全科医学与其他"替代医学"或"补充医学"
- 全科医学与社区卫生服务

笔记

全科医学（general practice）又称家庭医学（family medicine），作为一门新兴的医学学科在英国、美国、澳大利亚等国家得到广泛认可，并成为这些国家卫生服务体系的核心组成部分。我国全科医学的发展也非常迅速，特别是 1997 年，中共中央、国务院《关于卫生改革与发展的决定》中指出，要"加快发展全科医学，培养全科医生"，一系列政策措施随之陆续出台，全科医学在我国的发展进入一个新的历史时期。

全科医生是全科医疗服务的提供者。他们身兼多种角色，既是医生，又是健康教育者、管理者、咨询者、卫生服务协调者。全科医生的主要工作以基本医疗和基本公共卫生服务为主，包括在基层承担常见病多发病诊疗、预防、保健、康复，慢性病管理、健康教育等一体化服务。

全科医疗服务是被世界公认的适应第二次卫生革命需要的全球重要卫生政策之一，被世界卫生组织称为最经济、最适宜的医疗卫生保健服务模式。在我国健康中国建设过程中，开展全科医疗有利于分级诊疗、合理分配医疗卫生资源、降低医疗费用，同时有助于提高基层医务人员的基本素质，充分满足社区居民的卫生服务需求，形成科学有序就医格局，提高人民健康水平，进一步保障和改善民生。

第一节　全科医学的产生与发展

一、全科医学产生背景

（一）人口的增长与老龄化

随着社会经济的发展，人们生活水平不断提高，世界各国的医疗和公共卫生事业普遍得到发展，人口数量增加，预期寿命延长，人口老龄化问题逐渐成为一个全球性社会问题。国际上通行以老年人口占总人口的比重作为衡量老龄化的指标，即 60 岁以上人口超过总人口 10% 或者 65 岁以上人口超过总人口 7%。许多发达国家在 20 世纪 50 年代率先进入老龄化时代，我国在 2000 年也正式宣告进入老龄化社会，老龄人口增长很快。2019 年末，我国 60 岁及以上的老年人口数达到 2.54 亿，占总人口比例为 18.1%；65 岁及以上老年人口达到 1.76 亿人，占总人口的 12.6%。2020 年第七次全国人口普查结果显示：60 岁及以上人口为 2.6 亿，占 18.70%；其中 65 岁及以上人口为 1.90 亿，占 13.50%。人口基数大、发展速度快是我国人口老龄化典型的特征。

人口增长、寿命延长是社会经济发展的成果，也是医学发展的体现，但人口老龄化也给国家和社会带来了巨大的压力。一方面导致社会劳动人口比例下降，老年人赡养系数增大，社会的养老负担加重；另一方面老龄人口的生理功能衰退、行为能力降低，慢性退行性变越来越明显，社会地位和家庭结构及心理精神方面发生变化，使他们的生活质量全面下降，"长寿"和"健康"变成了两个相互矛盾的目标。高度专科化的生物医学模式，因其医疗服务的狭窄性、片面性及相对昂贵的费用也加重了这一矛盾。帮助老年人全面提高生活质量，满足他们对医疗保健、生活服务的需求，使他们能够安度晚年，一直是公众关注的热门话题，也是医学界需要共同参与解决的课题。

（二）疾病谱与死因谱变化

20世纪以前，威胁人类健康的主要原因是传染病、营养不良、寄生虫病等。而到了20世纪40年代，由于抗生素研制成功拯救了许多严重感染的病人，千百年来影响人类健康的传染病得到有效控制，原来在疾病谱与死因谱中一直排在前面的传染病和营养不良症的顺位逐渐下降，而退行性病变、与生活方式及行为有关的疾病等却逐渐成为影响人类健康的主要因素。近年来，心血管疾病、恶性肿瘤和意外死亡，已经成为世界各国共同的前几位的死因。中国疾病预防控制中心专家的研究显示，从1990年至2017年中国居民疾病谱发生重大变化，中风、缺血性心脏病和慢性阻塞性肺疾病成为前三位杀手，其次是肺癌、道路交通意外伤害、新生儿死亡、肝癌、糖尿病等。

疾病谱和死因谱的变化要求现代医学及医疗服务系统相应调整变化，包括：服务时间要求长期的、连续性的服务；服务地点要求以家庭和社区为主；服务内容要求生物、心理、社会、环境全面覆盖；服务类型要求综合性的照顾重于单独医疗干预；服务方式要求医患双方共同协商，强调病人本身主动和自觉参与。

（三）医学模式变化

医学模式是一定时期内人们对于疾病和健康总体的认识，是医学整体上的思维方法和方式，受到不同历史时期的科学、技术、哲学和生产方式等方面的影响。在历史上出现过多种医学模式，主要包括古代经验医学时期的神灵主义医学模式、自然哲学医学模式，近代实验医学时期的机械论医学模式，现代的生物医学模式、生物－心理－社会医学模式等。

生物医学模式是人们运用生物与医学之间联系的观点去认识生命、健康与疾病，该模式把人作为生物体进行解剖分析，致力于寻找每一种疾病特定的病因、病理变化，并研究相对应的生物学治疗方法。在医学史上，该模式为维护人类健康作出了巨大贡献。直到目前，在医学界很多领域生物医学模式还是占主导地位的思维方式，也是大多数专科医生观察处理其专业领域问题的基本方法。但是随着社会的发展，科学技术的进步，人们逐渐发现这种模式存在一定缺陷，用该模式无法解释某些疾病的心理、社会因素，以及疾病所导致的各种身心不适，也无法解释生物学与行为科学的相关性，更无法解决慢性疾病病人的心身疾患和生活质量降低等问题。因此，随着疾病谱改变和病因病程多样化，生物医学模式的片面性和局限性也日益显现。同时，随着预防医学、流行病学、行为科学、医学哲学等学科的发展及系统论思维在医学上的应用，生物－心理－社会医学模式逐渐形成。

生物－心理－社会医学模式的概念是1977年美国医生 G. L. Engle 在 *Science* 杂志上发表论文首先提出的。他认为人的生命是开放系统，通过与周围环境相互作用及系统内部调控来决定健康状况。他主张认识健康与疾病不应局限于生物学领域，须扩展到社会和心理层面，要从生物、心理、社会等多方面综合认识人的健康和疾病。生物－心理－社会医学模式是一种多因多果立体网络式的系统论思维方式，是生物医学模式的延伸和发展，而不是完全要替代生物医学模式；生物医学仍是这一模式的基本内容之一，但其还原方法却被整合到系统论的框架中，与整体方法协调使用。

（四）医疗费用过快上涨

20世纪60年代以来，各国都面临医疗费用的快速增长问题。医学高新技术的发展和新药开发等使医疗投入不断增加，而这些高新技术对改善人类总体健康状况却收效甚微，成本投入与实际效益相距甚远。有资料表明，85%以上的医疗卫生资源用在了15%的危重病人治疗上，而仅有15%的医疗卫生资源用在大多数人的基本医疗和公共卫生服务上。这种资源的不合理分配，不仅导致政府不堪重负，也使公众感到十分不满。因此人们迫切要求改变原有的医疗服务模式，更合理地利用有限的医疗卫生资源，得到及时、方便、廉价的基层医疗卫生服务。

二、全科医学发展历程

全科医学的发展和整个医学一样，经历了漫长复杂的过程，其发展与各个历史时期的生产和科技发展密不可分。在很久以前，医学基本不分科，医生根据当时居民的需求提供力所能及的医疗服务；到20世纪上半叶，医学专科化发展，开始出现人们熟悉的内、外、妇、儿的分科方式；随着医学的进一步发展，全科医学在西方发达国家出现并得到发展，全科医生也应运而生。纵观整个发展历程，近代全科医学发展大致可以分为以下3个阶段。

（一）通科医疗阶段

全科医学发展是以通科医疗为基础的。18世纪的欧洲，医学还十分落后，诊疗的手段也十分有限。绝大多数从事医疗工作的"治疗者"（healer）并未经过正规培训，工作内容也各式各样；少数经过正规训练的医生（physician）主要从事类似内科的工作，为少数贵族和富人服务；而外科的工作（放血、正骨、手术等）则留给理发师之类的"匠人"去做。

随着18世纪向北美大陆的移民浪潮，一些欧洲的贵族医生也一起迁移到了北美，以个体开业的方式向公众提供医疗服务，以家访和病人床边守候的方式为病人及其家庭提供服务。由于移民数量不断增加，服务需求也不断增多，开业医生在北美迅速发展，服务的内容也不断增加，医生不得不打破原来的行业界限，学习外科手术、助产术和药剂学，成为"多面手"医生，以各种可能的方式服务病人。通科医疗在美洲应运而生。19世纪初，英国的 *Lancet* 杂志首次把这类具有多种技能的医生称为"通科医生"（general practitioner，GP）以区别其他的"治疗者"。医学生毕业后，如果通过了内科医疗、药物、外科及接生技术的考试，可获得"通科医生"的开业资格。因此，通科医生诞生于18世纪的美洲，而命名于19世纪的英国。

19世纪，80%左右的医生都是通科医生，他们占据着西方医学的主导地位。通科医生通常在社区开业并常提供出诊服务，为居民及家庭提供周到细致的照顾，

笔记

能够在病人家里倾听病人和家属的叙述，医患关系亲密，备受尊重。

（二）医学专科化与通科医疗衰落

19世纪基础医学的大发展为现代医学奠定了科学基础，同时很多新技术被开发并应用到医学领域，导致临床医疗实践发生分化。1910年，美国教育家A. Flexner在对100多所医学院调查的基础上，发布了医学教育史上著名的Flexner报告，肯定了Johns Hopkins医学院将临床医疗、教学和科研融为一体的医学教育模式，主张强化生物医学教育和研究。该报告影响深远，欧美各医学院校对发展专科医学更加重视，引发医学专科化趋势，学校按照不同专业的要求细分重新组织教学，在以医院为主体的临床医疗中医学科学研究站到了中心位置。

伴随着科学技术迅猛发展，医学研究在诸多方面取得进展，研究越来越精专、越来越深入，逐渐从人体系统、器官、组织、细胞到亚细胞和生物大分子层次，对很多疾病发生机制的了解更加清晰、定位更加精确，治疗更具针对性、更有效。在此基础上也形成了众多的二级学科，专科医生地位提高。医学生毕业后优先选择进入专科住院医师训练项目，而在社区工作的通科医生逐渐被冷落、数量锐减，通科医疗规模也明显萎缩。虽然也有一些学者大力宣传通科医疗的重要性，但效果并不明显。据统计，20世纪40年代末，只剩不到20%的医生还在社区工作。

（三）全科医学与其他专科共同发展

到了20世纪50年代，随着专科化的过度发展，其服务模式的内在缺陷也逐渐引起人们的关注。美英为代表的西方发达国家由于社会经济和医疗服务水平提高，人口老龄化越来越明显，非传染性慢性病、退行性病变患病率不断增加，长期治疗的医疗费用增长明显。在长期的医院专科医疗服务模式下，就医不便、照顾不完整、医疗费用高等问题突出，而通科医疗服务方便性、经济性、综合性等优点重新受到重视，得到进一步发展。

始建于1947年的美国家庭医师学会（American Academy of Family Physicians，AAFP）是美国家庭医生的全国组织，其原名为"美国全科医学学会"，1971年更名为此。1968年成立美国家庭医学委员会（American Board of Family Medicine，ABFM），该委员会于1969年成为美国第20个医学专科委员会，人们通常将其作为全科医学学科正式建立的标志，是家庭医学发展史上的里程碑。在美国，将通科医师（general practitioner，GP）改称"家庭医师"（family physician），其提供的服务称为"家庭医疗"（family practice），将其知识基础或学科体系称为"家庭医学"（family medicine）。同时，英国与英联邦国家尽管也和美国一样建立了一个新型学科及其培训制度，1952年英国建立了皇家全科医生学会，在全科医疗服务质量的要求和专科定位上与美国一样，有了新的改变，赋予了新内涵，但在英文文字表达上并未改变称谓，仍然为"GP"。将general的译文从"通"改为"全"体现了其服务全方位、全过程的特点。美国家庭医学和英国全科医学虽然叫法不同，但其性质、内涵基本一致。1972年，世界全科/家庭医师学会（WONCA）在澳大利亚墨尔本正式成立，学会为世界全科医生提供学术和信息交流的平台，大大促进了全科医学在世界各地的发展。与其他专科医学一样，许多国家已经建立了家庭医学住院

笔记

医师培训项目，越来越多的医学生选择全科医生/家庭医生作为自己的终身职业。

三、全科医学发展现状

美国是家庭医生（全科医生）的发源地，近50年来已经建立了一套比较完善的家庭医生服务体系，家庭医生的服务理念深入人心，是美国医疗体系的中坚力量。美国家庭医生多为个体或群体开业，他们在社区开办家庭医生诊所；也有部分家庭医生在大医院的家庭医学科从事医疗与教学活动。家庭医生主要提供基本医疗保健服务，其服务范围包括家庭医疗、预防接种、儿童及老年人保健等；他们可处置大部分的疾病，只有小部分需要转到专科医生处或医院治疗，后续要进行随访和照顾。美国目前的商业医疗保险形式为管理保健，保险公司为投保人购买医疗服务，按比例将保费预付给家庭医生。家庭医生提供医疗服务的同时，需严格审核病人的转诊指征，所以家庭医生是参保人与保险公司的"双重守门人"。

英国实行国家卫生服务体系（National Health Service，NHS），居民享受免费医疗卫生服务，费用由国家从税收中支出。医疗卫生服务由社区基层卫生保健服务和医院服务两部分组成，其中社区基层卫生保健服务主要由全科医生承担，医院实施二、三级的医疗保健由专科医生提供。NHS主要包括两个方面：一是基本医疗保健服务，英国居民可以选择自己的全科医生（家庭医生），为其提供初级健康保健；二是以医院为基础的专科医疗服务，由专科医生承担，处理家庭医生转诊的病例和一些重大的意外事故及急诊者。全科医生为其注册的病人提供全过程、全方位基本医疗服务，包括疾病诊治、健康保健、疾病监测、病人转诊等。全科医生与病人之间实行双向选择，英国约有36 000名全科医生，99%以上的英国人都在全科医生处注册登记，每个全科医生平均负责2 000名居民。根据注册的病人数、服务的范围及其质量，全科医生获得相应的报酬。

澳大利亚的基层医疗保健体系主要承袭了英国的传统，建立了全民医疗保险与私人医疗保险相结合的医疗服务体系。该体系分三级：初级是全科医生服务；二级是从全科医生转诊的专科医生服务和医院服务；三级是主要以专科医生为主兼顾教学科研的高级医院服务。病人看病如果首先去看全科医生，国民医疗保险可支付全部或部分的诊费，只有通过全科医生转诊才能获得有政府资助的专科医生服务，通过转诊或者是通过医院急诊才能得到免费的公立医院服务。

全科医学在我国台湾地区称为家庭医学，始于1977年台湾大学首先试办的两年制"一般科医师训练计划"，1979年第一家社区医疗保健站在台北县澳底社区建立。1986年3月成立了家庭医学会，创立了开业医师继续教育课程，以及家庭医学专科医师继续教育课程等，全面开展家庭医学教育工作。1995年，台湾实行全民健康保险，试行家庭医生制度。2005年，台湾全面实施家庭医生制度。成为合格的家庭医生主要有两个途径：一是医学生毕业后选择进入三年期的家庭医学住院医师训练项目；二是一般的开业医师通过在职培训修满相应学分。两者均需完成学习并通过家庭医生鉴定考试，才可注册家庭医师执业资格。

我国香港的全科医学学科始建于1977年，香港私人执业的通科医师自发组织

笔记

创立了香港全科医生学院，1997 年香港回归祖国以后，改名为香港家庭医生学院，为在岗执业医师开设家庭医学培训课程，开发家庭医学专科医师训练课程，并开办家庭医学继续教育项目。后续积极推广家庭医疗制度，提高全科医生的素质，引导社区居民选择合适的全科医生，不断完善家庭医学继续教育项目和服务规范，实现对病人的连续性照顾等。

20 世纪 80 年代后期，全科医学的概念开始在我国全面引入。1989 年 11 月，北京市率先成立北京市全科医学学会。1993 年 11 月，中华医学会全科医学分会成立，标志着我国全科医学学科的诞生。1995 年 8 月，中华医学会全科医学分会正式成为世界家庭医生组织成员。

1997 年 1 月，中共中央、国务院发布《关于卫生改革与发展的决定》，明确提出要"加快发展全科医学，培养全科医生"，这是推进我国全科医学发展的重要标志。1999 年 12 月，卫生部召开了"全国全科医学教育工作会议"，正式全面启动全科医学教育工作。2000 年 9 月，卫生部在首都医科大学成立了卫生部全科医学培训中心，同时在北京等少数地区开始尝试进行全科医疗的实践活动。2006 年 2 月，国务院召开了全国城市社区卫生工作会议，同时下发《关于发展城市社区卫生服务的指导意见》。

2006 年 6 月，人事部、卫生部、教育部等联合印发《关于加强城市社区卫生人才队伍建设的指导意见》，明确要求医学院校开设全科医学课程，有条件的医学院校成立全科医学系等。2009 年 3 月，中共中央、国务院发布《关于深化医药卫生体制改革的意见》，提出了"有效减轻居民就医费用负担，切实缓解'看病难''看病贵'问题"的近期目标，以及"建立健全覆盖城乡居民的基本医疗卫生制度，为群众提供安全、有效、方便、价廉的医疗卫生服务"的长远目标。2018 年 1 月，国务院办公厅发布《关于改革完善全科医生培养与使用激励机制的意见》，指出工作目标为：到 2020 年，适应行业特点的全科医生培养制度基本建立，适应全科医学人才发展的激励机制基本健全，全科医生职业吸引力显著提高，城乡分布趋于合理，服务能力显著增强，全科医生与城乡居民基本建立比较稳定的服务关系，城乡每万名居民拥有 2～3 名合格的全科医生。到 2030 年，适应行业特点的全科医生培养制度更加健全，使用激励机制更加完善，城乡每万名居民拥有 5 名合格的全科医生，全科医生队伍基本满足健康中国建设需求。

这一系列文件的出台，有效改善了我国全科医学发展的政策环境，有力推进了全科医生制度的建立。

四、全科医学教育

（一）国外全科医学教育

在欧美发达国家，全科医学发展比较早，已经形成了完整而成熟的全科医学教育培训体系。虽然在不同国家和地区全科医学培训项目具体内容和方式并不完全一致，但主体框架基本相同，主要包括医院专科轮转和全科医疗实习两个部分。一般有以下三种全科医学教育培训形式：全科医学在校生教育、全科医学毕业后教育和

笔记

全科医学继续教育。

在校医学生的全科医学教育各国开设的形式不尽相同。英国、美国等国家大多数的医学院校一般设有全科医学教学机构或部门，在医学生中开设全科医学概论及相关课程，包括必修课、选修课和社区实习等，在校医学生全科医学教育的时限一般为 4 ~ 10 周。

全科医学毕业后教育（postgraduate training program on general practice）主要指全科医学住院医师培训（residency training program on general practice），有些国家称为全科医学执业培训。该培训是全科医学教育的核心，也是全科医学专科医师培养的关键环节。培训时限各国不等，一般为 3 ~ 4 年。

全科医学继续教育（continuing education in general practice）是全科医生终身学习的主要方式，部分国家在进行全科医生资格再认定过程当中，对其参加继续教育项目的科目和学分有明确的规定。美国要求已获得家庭医学专科医生资格的家庭医生每 6 年需参加专业资格再认定考试，而取得医学继续教育学分是参加该考试的必要条件。英国的全科医学继续教育是非强制性的，但绝大多数全科医生都会自愿参加继续教育活动，平均继续教育时间每年 1 周。

（二）国内全科医学教育

全科医学教育在国内发展不平衡，我国台湾地区和香港、澳门全科医学的教育开展比较早、体系较为成熟，大陆（内地）于 20 世纪 80 年代后期正式引入全科医学的相关概念。随着对全科医学和社区卫生服务工作重视程度的逐步加大，我国政府出台了系列政策和文件推进全科医学教育。

1997 年，中共中央、国务院《关于卫生改革与发展的决定》明确提出："改革城市卫生服务体系，积极发展社区卫生服务""加快发展全科医学，培养全科医生"。1999 年 12 月，卫生部召开了全国全科医学教育工作会议，标志着我国全科医学教育正式启动。2000 年颁布了《关于发展全科医学教育的意见》。2011 年国务院发布《关于建立全科医师制度的指导意见》。2020 年，新型冠状病毒肺炎（简称新冠肺炎）疫情背景下国务院办公厅发布的《关于加快医学教育创新发展的指导意见》中更是明确提出，要"加强面向全体医学生的全科医学教育"。我国全科医学教育主要包括在校医学生教育、毕业后教育、继续教育等形式。

1. 在校医学生的全科医学教育

在校医学生的全科医学教育主要包括本科和专科两个层次。"十三五"期间绝大多数医学院校已经开设全科医学课程。目前我国各高校开设全科医学课程的学时数和课程门数没有统一要求，一般包括《全科医学概论（导论）》理论学习、社区见习和（或）实习。

通过对在校医学生进行全科医学教育可以向医学生传播全科医学理念，传授全科医学的基本知识和技能；培养医学生的思维方式，提高观察问题的层次；帮助医学生熟悉全科医学思想内容及全科医生的工作任务和方式，培养学生对全科医疗的职业兴趣；为毕业后全科医生规范化培训、从事全科医疗工作打基础；为其成为其他专科医生后更好地与全科医生的沟通与协作打基础。

笔记

我国全科医学教育的目标不仅仅面向临床医学专业学生培养他们对全科医学的兴趣，培养他们应用生物－心理－社会医学模式思考疾病与健康的问题，帮助学生成为融预防、医疗、保健、康复、健康教育、计划生育技术服务为一体的全科医学人才；同时也注重面向所有医学生，帮助所有医学生具备一定的全科医学素养，具备正确的健康观，树立大健康观念。

2. 全科医学毕业后教育 / 全科医生规范化培训

我国全科医生培养主要通过毕业后全科医生规范化培训来进行，对象是临床医学专业毕业生，属于毕业后教育，是我国全科医学教育体系的核心，也是培养合格全科医生的主要模式。全科医学方向的临床医学专业学位研究生按照统一的全科医生规范化培养要求来进行。教育部等六部门《关于医教协同深化临床医学人才培养改革的意见》确立了以"5+3"为主体、以"3+2"为补充的临床医学人才培养体系。对于全科医生培养，"5+3"模式是医学生先接受 5 年的临床医学本科教育，再接受 3 年的全科医生规范化培训；"3+2"模式则面向 3 年制临床医学专科生，毕业后接受 2 年助理全科医生规范化培训。从长远来看，我国全科医生将主要通过毕业后全科医生规范化培训来培养，即高等医学院校本科学生毕业后经过规范化的全科医生培训，取得全科医生规范化培训合格证书。

3. 全科医师岗位培训 / 转岗培训

2000 年，我国开始全科医师岗位培训，培训对象为从事或即将从事社区卫生服务工作的执业医师，培训时间为 500 ~ 600 学时（包括理论教学和实践教学），采取脱产或半脱产方式进行，培训内容为全科医学基本理论、全科医疗技能、社区预防、社区保健与康复等。培训结束后，参加由省级卫生行政部门举办的统一考核，通过考核后，可获得由各省行政部门颁发的全科医生岗位培训合格证书。2010 年，我国启动全科医生转岗培训，通过较为系统的全科医学相关理论和实践能力培训，提高城乡基层医生的基本医疗和公共卫生服务能力，达到全科医生岗位的基本要求。过去一段时间，我国分别实施了城市社区全科医生岗位培训、基层医疗卫生机构全科医生转岗培训、全科医生骨干培训等，在较短时间内一定程度上解决了全科医学人才短缺的问题，据统计，截至 2018 年每万人口全科医生数为 2.22 人，基本实现了 2020 年城乡每万名居民拥有 2 ~ 3 名合格的全科医生的目标。

4. 全科医学继续教育

继续教育是一种终身教育，按照有关规定，具有中级及中级以上专业技术职务的全科医师可采取多种形式，开展以学习新理论、新知识、新方法和新技术为内容的医学继续教育，以适应医学科学的发展要求，不断提高专业技术水平和服务质量。对全科医生的继续教育内容包括现代医学技术发展中的新知识、新技能，或针对性、实用性强的全科医疗知识，也可以是全科亚专长的学习。加强对医学继续教育的考核，参加医学继续教育情况可作为全科医生岗位聘用、职称晋升和执业资格再注册的重要依据。

笔记

第二节　全科医学的基本概念

一、全科医学

（一）全科医学概念

全科医学（general practice）在一些国家称家庭医学，诞生于 20 世纪 60 年代的美国，关于定义不同学者有不同表述形式，但对其内涵和本质的认识大致相同。它是社会发展的产物，为人们提供全面的医疗保健服务，也在医疗服务上满足了综合重组的需要。美国家庭医师学会（American Academy of Family Physicians，AAFP）对家庭医学的定义（2005）为：家庭医学是整合了生物学、临床医学和行为科学的知识和技能为一体的、为病人个体及其家庭提供连续性、综合性健康照顾的医学专业学科。家庭医学的服务范围涵盖了所有年龄、性别、每一个器官系统和每一种疾病。世界家庭医生组织（WONCA）定义：全科医学 / 家庭医学是面向个人、家庭及社区，为社区居民提供人格化、综合性、连续性服务的医学专业学科，全科医学是基本医疗卫生服务中最重要的组成部分。

我国学者普遍认同的对全科医学的定义为：全科医学是一个面向个人、社区与家庭，整合临床医学、预防医学、康复医学及人文社会学科相关内容于一体的综合性临床二级专业学科；其范围涵盖了各种年龄、性别、各个器官系统及各类健康问题或疾病。其主旨是强调以人为中心、以家庭为单位、以整体健康的维护与促进为方向的长期负责式照顾，并将个体与群体健康照顾融为一体。

目前，全科医学已经发展成为一个独立的医学学科，其学科体系建立的基础包括以下三个方面：一是长期以来的通科医疗实践积累起来的经验；二是从其他医学学科整合而来的知识与技能；三是对全科医学的专业研究发展起来的全科医学独特的观念与态度、知识和技术。

全科医学有其独特的医学观、方法论及系统的学科理论，将生物 – 心理 – 社会医学模式作为理论基础，秉承整体观和系统论的医学思维，建立了一系列独特的基本原则，并以此来指导全科医生，其技术方法更适合于基层医疗卫生服务，全科医生可以利用社区内外有限的卫生资源，为社区中的个体及家庭提供连续性、综合性、协调性、个体化和个性化的医疗保健服务。

（二）全科医学学科特点

与其他各临床二级学科不同，全科医学学科具有其独特的知识、技能、态度和职业素养，其主要的学科特点如下。

1. 学科知识体系方面

全科医学是一门独立的临床二级学科，其学科知识内容包括总论和各论两个部分。总论部分主要介绍全科医学的理论精髓，包括以人为中心、以预防为导向、以家庭为单位、以社区为范围的健康照顾等，同时还包括全科医学临床服务基本能力要求和服务常用工具等。各论部分主要包含临床诊疗中常见健康问题（常见症状、疾病、心理问题、影响健康的社会问题等）的诊断、鉴别诊断、评价与处理等，以及在基层医疗卫生服务场景下的服务技能和方法等。其知识和技能体系在整合了内、外、妇、儿等各临床专科的知识技能的同时，还与社会医学、社区医学、行为科学、预防医学、流行病学、卫生统计学、医学伦理学、心理学、哲学及法学等学科知识有机结合，学科知识面广、跨度大。

2. 服务内容方面

全科医学是一门综合性的临床专科。根据服务对象的需求，围绕人的健康与疾病，长期连续地向服务对象提供综合性服务。其他临床医学专科一般是在一定的领域范围内不断地向纵深方向发展，向病人提供的是独特的专科范围内、疾病范围相对较窄、技术较为精深的服务；而全科医学服务内容宽而相对较浅，是在一定程度上向横向发展，并根据服务对象的健康需求，将相关知识技能有机整合为一体，向病人提供全面而综合的服务，具有整体性和系统性，现代医学服务模式的优势得到更为充分的体现。

3. 服务模式方面

全科医学采取以人为中心的全面照顾模式，充分体现了现代医学模式和医学目标转变的要求。经过几十年的发展，全科医学形成独特的医学观、方法论及系统理论，在理解并解决人群和病人的健康问题上，弥补了高度专科化的生物医学模式的不足。全科医学把医学看成一个整体，从生理、心理、社会等多方面将照顾对象作为一个不可分割的整体人的特性，对其健康问题实施综合性的全面服务，是一种全人照顾（whole person care）的模式。

4. 服务领域定位方面

全科医学是一门定位在基层，服务对象十分宽广的基层医疗卫生保健领域的医学专科。医疗保健服务体系中，其他专科医疗处于金字塔的顶部位置，其主要服务场所在医院内，处理的多是生物医学上的大病、重病，动用的医疗卫生资源多、诊断治疗程序繁琐，卫生经济学成本相对昂贵，其学科都是在一定的领域或范围内不断朝纵深方向发展，是一种深度上的医学专科；而全科医学则位于金字塔的底层，即基层医疗卫生保健领域，处理的多为常见的、未分化的、早期的健康问题，所能利用的资源主要来自家庭和社区，以较为节约的卫生经济学成本维护着多数人的健康。全科医学面向社区所有居民，可在医院、诊所、病人家中及社区中的其他各种服务场所提供服务，服务内容丰富、服务形式多样、服务地点灵活。

5. 临床思维方法方面

全科医学的临床思维方法强调整体性，与传统经验医学笼统的思辨的整体方法不同，全科医学需要以现代医学的成果来解释发生在病人身上的局部和整体变化，它的哲学方法是具有科学基础的整体论，注重将循证医学的研究结果应用于诊疗实践过程。

全科医学在强调医学科学的同时，十分重视服务艺术，注重人文关怀，注重维护个体长远的总体健康，注重人胜于疾病，注重伦理胜于病理，注重满足病人的要求胜于对某个疾病的治疗，强调技术水平的同时，注重将其与服务艺术有机结合成为一个整体。

（三）全科医学研究对象

全科医学学科的特点决定了其服务对象的范围与其他临床医学专科不同，主要包括：①完整的人及其健康问题，以人为本，以健康为中心，了解病人作为一个完整个体的特征和需求。②家庭的健康问题，以家庭为单位，了解家庭与个人之间的关系和家庭对健康的影响。③社区常见健康问题，包含其诊疗、管理、康复和预防等。

🔹 案例 1.1

李女士，28 岁，因"感冒"1 天，到自己家附近的社区卫生服务中心就诊。她找到了林医生（全科医生），林医生也是她的签约家庭医生。李女士向林医生简单介绍了这次"感冒"的情况，并表示近期正在备孕，她自己平时比较容易患"感冒"，非常担心"感冒"对怀孕会有影响。

林医生向李女士仔细询问了病情，并通过电脑查看了李女士既往的就诊情况，做了针对性的体格检查。随后根据患者当时的病情，结合以前的情况，开了一些对症治疗的药物，并嘱咐李女士平时要注意天气变化、及时增减衣物、加强个人防护、注意饮食平衡和休息、加强身体锻炼、增强自身免疫力等预防"感冒"。

林医生还根据李女士在备孕的情况，对她进行了孕前指导和健康教育，建议她饮食要合理搭配，进行适当的运动，避免接触宠物和有毒有害的物质，改变不良的生活方式并保持乐观的心态等。林医生还询问了李女士丈夫和其他家庭成员的一些情况。她丈夫是一个程序员，平时工作比较忙，经常熬夜，除了有吸烟的习惯，没有其他不良嗜好，既往身体健康，夫妻关系也挺好的。

林医生了解了李女士家庭的情况，建议李女士抽空带她丈夫一起来社区卫生服务中心。夫妻俩一起来后，林医生为他们准备了一些健康宣传资料，并要李女士丈夫关注吸烟对健康的影响。林医生指出吸烟会造成许多疾病的发生，比如支气管炎、慢性阻塞性肺疾病、支气管哮喘和支气管肺癌等，这些疾病都和吸烟有密切的关系。吸烟不仅对本人健康有不利的影响，而且在家里妻子会吸入二手烟，二手烟的危害不比直接吸烟的危害小，吸入二手烟会增加很多慢性病的发病率，尤其对孕妇和小孩的伤害更大。丈夫平时非常关心妻子，听了医生的介绍决心戒烟，并表示这是对自己负责，也是对家庭负责，希望林医生后续能监督和指导。林医生表示作为签约医生，很乐意接受医疗卫生与健康相关问题的咨询，为了方便联系还互加了微信。林医生经常会把一些医疗健康相关的信息转发到微信朋友圈，夫妻俩经常学习并点赞。

过了半年李女士怀孕了，她在社区卫生服务中心建了卡，按《孕产妇保健手册》要求进行常规检查。林医生给李女士在营养、心理、卫生等方面给予热心的指导，提供疾病预防保健相关的一些资料，包括如何避免致畸因素和疾病对胎儿的不良影响，并告知出生缺陷产前筛查和产前诊断的意义和最佳时间等。在怀孕期间，李女士总体情况比较平稳。到后期，因李女士出现血压异常，根据林医生建议转到市妇幼保健院进行围产期检查，通过血压监测和针对性处理，李女士血压基本控制在正常范围，孕 37 周李女士顺利产下 1 名健康的男婴。李女士出院后回到家，林医生还上门进行了产后访视，指导李女士做好产褥期的健康管理，并指导母乳喂养和小宝宝的护理。

　　上述案例涉及个人、家庭的健康及相关问题，反映了全科医学服务的主要范畴，体现了全科医学的一些基本原则。林医生作为全科医生在接诊的过程中充分体现"以人为本"的理念和整体观念，将疾病和健康相关的问题统筹考虑，而不是各自分别解决。不仅解决个人的健康问题，还关注家庭成员的健康及家庭对健康的影响，在医疗保健健康服务的过程中体现了很好的可及性。林医生作为签约的家庭医生对签约对象情况比较熟悉，提供医疗卫生服务很便捷，不仅就诊时间比较充裕，诊疗费用也相对比较便宜。社区居民普遍对全科医生较信任，医患关系持续稳定、比较和谐，充分体现了全科医学全过程、全方位的特点。

二、全科医生

（一）全科医生概念

　　全科医生（general practitioner，GP）又称家庭医生（family physician 或 family doctor）是全科医疗服务的提供者，是经过全科医学培训，在基层医疗卫生机构主要承担常见病多发病的规范化诊疗和转诊、预防保健、慢性病管理、康复等一体化服务的高素质的新型临床医生。全科医生对个人、家庭和社区提供便捷有效的基本医疗和基本公共卫生服务，进行生命、健康与疾病的全过程、全方位负责式管理。

　　世界家庭医生组织对全科医生的定义是：全科医生的基本职责是为每一个寻找医疗保健的人提供综合性的医疗保健服务，必要时也安排其他卫生专业人员为其提供有关服务。

　　美国家庭医师学会对家庭医师的定义是：家庭医师是经过家庭医学范围宽广的医学专业教育训练的医生。家庭医师具有独特的态度、技能和知识，使其具有资格向家庭的每个成员提供连续性和综合性的医疗照顾、健康维护和预防服务，无论其性别、年龄或者健康问题类型是生物医学、行为或社会的。家庭医师由于其背景和家庭的相互作用，最具资格服务于每一个病人，并且作为所有健康相关事务的组织者，包括适当利用专科医生、卫生服务及社区资源。

　　英国皇家全科医学院对全科医生的定义是：在患者家里、诊所或医院里向个人和家庭提供人性化、连续性、基层医疗服务的医生。全科医生承担对自己的患者所陈述的任何问题作出初步决定的责任，在适当的时候请专科医生会诊。为了共同的目的，他通常与其他全科医生以团队形式共同工作，并得到医疗辅助人员、适宜的行政人员和必要设备的支持。其诊断由生物、心理、社会几个方面组成，并为促进患者健康而对患者进行教育性、预防性和治疗性的干预。

　　各国对全科医生定义表述虽然有所不同，但都应该是接受过全科医学专门训练

笔记

的医生。不同国家对于全科医生的培养有着不同的模式，主要形式是对医学本科毕业生进行医院各专科轮转与社区全科医疗服务实践的规范化培训（一般3~4年），最后通过全科医学/家庭医学专业学会的考试，经认定取得资格。所以，从执业资格角度考虑，有的国家又将全科医生定义为：经过全科医学规范化培训合格，通过了国家全科医学专业医师执业资格认定考试的医生。全科医生与其他专科医生的区别见表1-1。

表1-1 全科医生与其他专科医生的区别

项目	全科医生	其他专科医生
所接受的训练	接受全科医学的专门训练，立足于服务的社区	接受相应专科医学培训，立足于医院病房
服务模式	以生物－心理－社会医学模式为基础	以生物医学模式为基础
服务对象	社区中的病人、健康人、高危人群	只服务于就诊的病人
服务内容	提供预防、基本治疗、保健、康复、健康教育、生育指导等服务	注重疾病的诊治
照顾重点	疾病和人的生命质量	病理变化、疾病治疗的效果
服务的主动性	主动为社区全体居民服务	在医院里被动地坐等病人
服务的连续性	连续性服务	不连续的、片段性服务
医患关系	长久且连续	暂时且间断
服务的单位	病人及其家庭、社区兼顾病人	个体服务
所处理问题的特点	以处理早期、未分化的疾病为主	以处理高度分化的疾病为主

（二）全科医生的素质要求

1. 有强烈的人文情感

人文的核心是"人"，以人为本，尊重人，尊重生命。全科医学特别强调"以人为中心"，因此，要求医生必须具有爱心，对病人有高度同情心和责任感；具有服务于社区人群、与人交流和相互理解的强烈愿望和需求；能够设身处地、无条件地、全心全意地、不求索取地为病人服务，具有满足病人需要和需求的服务意识。这与从事纯科学或纯技术行业的要求不同，强烈的人文情感是当好一名医生的基本前提。

2. 有服务意识和管理能力

在全科医生的日常工作中包含基本医疗服务和基本公共卫生服务，有很多涉及患者管理及家庭与社区的健康管理，乃至社区卫生服务团队管理等内容。全科医生要具有服务意识、合作精神和足够的灵活性、包容性，善于与内外各方面保持良好的人际关系，能管理、协调和平衡个人生活与工作的关系，以保障服务质量。

3. 有执著的科学精神

科学精神是人们在长期的科学实践活动中形成的信念、价值标准和行为规范。

笔记

科学态度和自我发展能力是全科医生的关键素质之一。要善于学习，不断提高自己的业务水平，保持和改善全科医疗服务质量，在社区相对独立的环境中需要持有严谨的科学态度，严格认真地按照临床医生的诊疗程序为病人进行诊疗，并遵循循证医学的理念进行病人教育与咨询工作。

（三）全科医生的能力要求

不同国家的全科医生的工作内容和服务范畴总的原则是基本一致的，具体内容有一定的差异，要求全科医生具备的能力通常包括：临床技能与医疗服务能力、公共卫生服务能力、医患沟通与团队合作能力、信息与管理能力、终身学习与学术研究能力。

在我国，全科医生一般应具备以下基本能力：能熟练应用全科医学的原则和方法处理社区中常见健康问题，以基本医疗为主，提供预防、诊疗、保健、康复及健康管理一体化服务；能熟练评价个人心理、行为问题；能进行家庭评估、家庭访视，提供预防性咨询服务，帮助家庭解决存在的问题；能协调和利用社区内外的医疗和非医疗资源服务社区居民健康；能妥善处理在医疗过程中可能会遇到的社会与伦理问题；自我完善与发展。

（四）全科医生承担的角色

在不同的层面，全科医生承担着不同的角色。

1. 在个人与家庭层面

他们是医生、健康管理者、咨询者、教育者和卫生服务协调组织者。他们负责常见健康问题的诊治和全方位、全过程管理，负责健康的全面维护，提供健康与疾病的咨询服务，利用各种机会和形式对服务对象进行健康教育；当病人需要时，负责为其提供协调性服务。

2. 在医疗保健与保险体系层面

他们是守门人、团队管理者和教育者。他们作为首诊医生和医疗保险体系的"门户"，提供病人所需要的基本医疗保健，将大多数病人的问题解决在社区，合理利用卫生资源，降低医疗费用。

3. 在社会层面

他们是社区与家庭的成员，也是社区健康的组织者与检测者。他们作为社区和家庭中重要的一员，推动健康社区环境与家庭环境的建立和维护，动员组织社区各方面积极因素，协调建立与管理社区健康网络，并做好疾病监测和卫生统计工作。在未来社区的建设中，他们将为社区居民健康提供更有力的保障。

三、全科医疗

（一）全科医疗概念

全科医疗是应用全科医学理论进行的医疗实践，为个人、家庭、社区提供的以解决常见健康问题为主的一种基层医疗专业服务。全科医疗是许多国家公认的基层医疗最佳模式。

美国家庭医师学会对全科医疗／家庭医疗的定义是：一个对个人和家庭提供连

笔记

续性、综合性卫生保健的医学专业；是一个整合的生物医学、临床医学与行为科学的宽广专业。家庭医疗的范围涵盖了所有年龄、性别的个体，以及每一种器官系统和各类疾病实体。

（二）全科医疗特点

全科医疗定位于基层，进行综合性的医疗卫生服务活动，以满足居民的基本医疗服务为主，诊疗常见疾病，同时提供基本公共卫生服务，突出医防融合及对人的整体健康负责。全科医疗以门诊服务为主，是社区居民因为其健康问题寻求卫生服务时，最先接触、最常利用的专业性服务，是整个医疗保健体系的门户和基础，通常也被称为首诊服务（first contact care）。除了日常全科诊疗服务，全科医生通过家访、社区调查等形式对未就医的病人、健康人提供服务，以相对简便、低廉而有效的手段解决社区居民 80%~90% 的健康问题。

全科医疗主要的特点包括：强调连续性、综合性、个体化的照顾；强调预防疾病和维护、促进健康；强调早期发现并处理病患；强调在社区场所对病人提供服务，必要时协助其利用社区内外的各种资源。其中，最大的特点可以概括为对服务对象的"长期负责式照顾"。

（三）全科医疗与专科医疗的主要区别

全科医疗与专科医疗分别负责健康与疾病发展的不同阶段，服务对象、病患类型、方法技术等均不同，主要区别见表 1-2。

表 1-2　全科医疗与专科医疗的区别

项目	全科医疗	专科医疗
医疗层次	一级基础医疗	二级、三级分科医疗
服务对象	健康、亚健康及患病个人、家庭与人群	患病的个人
服务人口	范围局限，人数少而稳定	范围较广，流动性较大
病患类型	社区常见健康问题	危重疑难和需要手术的疾病
方法技术	基本方法与常规技术	专科方法与高新技术
服务范畴	多学科、跨领域、综合服务	专科、亚专科专业服务
服务领域	宽泛，生物、心理、社会	局限，生物为主
服务宗旨	以人为中心，全面健康照顾	以生命为中心，救死扶伤
医患关系	直接、连续、稳定	间接、间断、不稳定
价值取向	艺术性，科学性	科学性

（四）全科医疗与初级卫生保健

1978 年，世界卫生组织（WHO）和联合国儿童基金会（UNICEF）在哈萨克斯坦的阿拉木图召开国际初级卫生保健大会，发表《阿拉木图宣言》，明确指出发展初级卫生保健是实现"2000 年人人享有健康"目标的关键和基本途径。初级卫生保健的目标与内容和全科医疗服务的目标、内容类似，主要包括 4 个方面：①健康促进，包括健康教育、环境保护、合理营养、安全的饮用水、体育锻炼、促进心理

笔记

卫生、良好生活方式养成等。②预防保健，采取积极有效措施预防疾病的发生、发展、流行。③合理治疗，及早发现疾病，及时提供医疗服务等。④社区康复，对丧失正常功能或功能缺陷者，通过综合措施恢复其功能等。

2018 年，WHO 和 UNICEF 在阿斯塔纳再次召开初级卫生保健会议，重申了《阿拉木图宣言》，并发表《阿斯塔纳宣言》。初级卫生保健提出 40 多年来仍是未竟的事业。虽然全科医学不是初级卫生保健的全部，但全科医疗是初级卫生保健的核心要素，也是国家和地区卫生系统改革与发展中需要加强和重点扶植的重要医学服务领域。全科医学服务在初级卫生保健中的担当与作用，将直接贡献于全民健康，对中国而言将直接影响"健康中国"建设。

第三节　全科医学与其他学科的关系

一、全科医学与整合医学

整合医学（integrative medicine）是从人的整体出发，将医学各领域最先进的知识理论和临床各专科最有效的实践经验分别加以有机结合，并根据社会、环境、心理的现实进行修正调整，使之成为更加符合、更加适合人体健康和疾病诊疗的新的医学体系。整合医学的发展比全科医学要晚，1980 年美国学者提出"整合医学"的概念，认为现代医学无法用单一的学科解决相对复杂的疾病，希望能进行多途径治疗。整合医学不是专科医学，严格来讲是一种认识论，是医学发展历程中从专科化向整体化发展的新阶段。整合医学从人的整体出发，将医学各领域最先进的知识理论和临床各专科最有效的实践经验分别加以有机整合，构建新的医学知识体系，包括学科间和学科内的整合。前者指的是医学与教育学、社会学、信息技术、人文学科等的整合；后者包括临床医学与其他一级学科，如基础医学、预防医学与公共卫生学、药学、中医学等的整合，以及二级学科内的整合。整合医学的服务理念是将人看成一个整体，多层次深度整合，形成"一体化诊疗、个体化治疗"，现阶段服务形式主要是医院服务，且在三级甲等医院多见。近些年整合医学在眼科、心内科、消化科、肿瘤科、精神科、呼吸科、内分泌科等专科有所应用。

全科医学和整合医学两者都有整体观念。整合医学是以治疗为目的的新医学知识体系，而全科医学是一个临床医学的二级学科。整合医学强调人是一个整体，要整体观察，综合评估；全科医学强调"以人为中心"，而不仅仅是疾病。两者均是新兴的医学学科，强调以人为本，都有整体观理念，通过有机整合达到最优化的服务。整合医学强调还器官为病人，还症状为疾病，从检验到临床，从药师到医师，身心并重，防治并重。全科医学提倡照顾整体病人，要相互协调，考虑并尊重家庭、社区和环境因素的影响。两者医学观也是一致，注重科学研究。

全科医学与整合医学既有区别也有联系。全科医学是完整的学科，而整合医学不是。整合医学是一定方向的、纵向的整合，主要是综合治疗；而全科医学是一定程度横向的整合，包括疾病本身、心理、社会等方面的整合。两者在解决问题方面也是不同的。全科医学是整合医学的枢纽，全科医生是整合医学的协调员，有效协调各专科服务、整合各专科的意见是全科医生的重要任务。

二、全科医学与其他临床二级学科

按照我国学科的分类，医学门类下面包括基础医学、临床医学、口腔医学、医学技术等 11 个一级学科，其中临床医学一级学科下设内科、外科、妇产科、儿科等二级学科。2012 年，全科医学正式列入临床医学二级学科目录。各二级学科均形成了自己的知识和技能体系，每个学科培养各自合格的专科医师，在医院内、外为病人提供独特的医疗卫生服务，虽然业务内容有一定交叉，但交叉比较少。

全科医学与其他各临床二级学科知识在内容上都有一定交叉和重叠，交叉重叠的多少与社区居民的医疗卫生服务需求有明显的联系。全科医学知识宽度基本上跨越所有的临床二级学科，涵盖了其他临床二级学科涉及的所有常见问题和疾病。同时，全科医学在整合了临床各专科相应的临床知识和技能基础上，也形成了自己独特的知识体系和思维模式。全科医学的学科范围宽而较浅，横向发展明显；相对而言，其他临床二级学科服务范围比较窄而深，纵向发展更明显。但全科医学与其他各临床二级学科密不可分，是相互支持、协作的关系。

🌀 案例 1.2

林医生是一名深受社区居民喜欢的全科医生，她大学毕业后就选择从事基层医疗卫生工作，扎根基层已经 10 多年。林医生每天的工作主要是在社区卫生服务中心的全科门诊坐诊，同时作为组长，她和护士、康复治疗师等一起组成了责任医师团队，为附近的社区居民提供基本的医疗卫生等服务。由于林医生家就在附近社区，上班很方便，跟周边的居民都比较熟悉。社区很多居民都是到林医生这里看病的，有时候即使没病他们也会到林医生这里来咨询一些事情或聊聊天。借着这些与社区居民接触的机会，林医生也了解了他们家庭的一些情况，包括家里经济情况、父母有没有慢性病、孩子读几年级、家庭生活习惯、饮食运动等。只要有机会，林医生都会顺便做一些健康知识的宣教，也会对他们个别的不良习惯或生活方式提一些改进的建议，对好的方面也会及时给予鼓励、表扬。社区居民都愿意把林医生当做贴心人，都很乐意与她交流，在家庭医生签约时都乐意找她签约。居民们平时碰到健康相关的问题首先会想到林医生，也会直接打电话或发微信向她咨询。林医生也经常把健康知识有选择地通过微信公众号推送给社区居民，在社区卫生服务中心的宣传栏也经常有林医生精心制作的健康宣传海报。

林医生大学时期学的是临床医学专业。作为一名定向生，她和很多同学一样毕业后成为了一名基层的全科医生。她非常热爱全科医生的工作，喜欢与人打交道，喜欢与人交流，组织能力也比较强，在做好日常全科医疗的同时，还做了很多创新探索的工作。因为工作比较出色，工作 10 年就晋升为全科副主任医师，并且被提拔为社区卫生服务中心的一名中层干部。在她的带领下，中心全面优化了全科医学服务流程，并且探索出一套有序就医模式。她还推进了社区卫生服务中心的家庭医

笔记

生签约服务。通过签约，医生与服务对象之间建立了固定的、连续的服务关系，全科医生为签约居民提供连续、综合性、个性化的健康管理服务，进一步密切了医患关系。同时，林医生还推进了基层医疗的信息化建设，社区卫生服务中心与综合性大医院建立对口支援和双向转诊机制，完善网络平台，畅通转诊流程，建立了中心与医院远程会诊及远程患者健康教育平台，有效提升了疾病诊治的效率，也提升了中心全科医师的专科技能和专业能力。通过信息化平台，社区居民在家门口就可以获得高质量的医疗服务和健康指导，切实增强了社区卫生服务的可及性。特别是在新冠肺炎疫情发生后，健康教育平台发挥了更大的作用。

林医生非常乐意参与一些与卫生健康相关的社会活动，比如与街道社区办事处联合关爱空巢老人，组织糖尿病等一些慢性病患者建立病友会，相互交流经验，开展同伴教育，并增加社区卫生服务团队与患者家庭互动等。林医生是全科医学工作热心的推动者，也是身体力行的实践者。由于她的出色表现，林医生还受聘于2个医科院校作为兼职教师，承担起全科医生的教育培养工作，作为全科医学教授为学生讲授《全科医学概论》课程。她上课案例丰富、表达生动，深受学生喜爱，曾被评为"学生最喜爱老师"。林医生作为导师近年来还指导了3名新入职的全科医生。

通过上述例子，可以进一步了解到全科医学作为临床医学的一个二级学科，要求全科医生主要还是以基本医疗为主，是医生，但又是身兼教育者、咨询者、健康监护人、卫生服务协调者、居民健康"守门人"等数种角色的综合程度较高的医学人才。全科医学需要研究如何在基层更好地承担预防保健、常见病多发病诊疗和转诊、病人康复和慢性病管理、健康管理等一体化服务相关问题。

三、全科医学与预防医学

预防医学（preventive medicine）是医学的一个重要分支，是研究如何通过采取适当的干预措施而达到防止疾病的发生、发展，尽可能维护和恢复机体功能，最终维护和促进个体和人群健康之目的的医学学科。该学科以人群为主要研究对象，根据人群中疾病的发生、发展规律，运用基础医学、环境卫生科学、医学统计学和流行病学等方法，探讨自然和社会环境因素对健康和疾病的作用规律，分析环境中主要致病因素对人群健康的影响，提出改善和利用环境因素的卫生要求和措施。近年来，随着疾病谱的改变，预防医学的主要任务逐渐从群体预防转向个体和群体预防相结合，从被动预防转向主动预防，从生物学预防扩大到心理、行为和社会预防，从仅以公共卫生人员为主延伸到以公共卫生、临床医护人员为主体，预防疾病的责任在以政府、社会为主的同时更加强调居民个人的责任和主动参与。

全科医学强调预防为主、医防融合，倡导对个人、家庭、社区健康的整体照顾和全过程的服务，把以预防为先导作为健康照顾的基本原则之一。全科医生主要在社区范围内服务，为社区居民提供长期负责式照顾，与社区居民接触时间长、关系密切，对居民患病危险因素和患病的情境能够充分了解，在长期的接触过程中医患关系良好，因此全科医生能方便地在与居民接触过程中实施机会性预防，或者有针

笔记

对性地提供个性化的预防服务，也可以做一些群体预防、公共卫生服务，包括社区高危人群的健康教育等。

四、全科医学与社区医学

社区医学（community medicine）是一门研究如何充分发掘和利用社区资源、突出社区特点、维护和促进人群健康的医学学科，是公共卫生和社会医学在 20 世纪中期深入发展的产物。社区医学以社区为立足点，应用临床医学、社会医学、预防医学、统计学、人类学等多学科的观念、理论和方法，开展社会调查、社区调查和人群筛查等收集信息和资料，并进行统计、分析和评价，然后做出社区诊断，以了解社区主要健康问题及其特点、社区卫生保健及社区资源状况等情况，并根据健康问题的特点和社区资源的状况确定解决这些问题的优先顺序，从而制定社区卫生计划，动员社区内、外的医疗和非医疗资源，通过社区卫生服务，在社区水平上防治疾病，促进社区健康，对社区卫生项目的过程、效果、效益、效用和效率进行评估，使有限的资源产生出最佳效益。

全科医学与社区医学联系非常密切，在群体健康方面的目标和工作内容是一致的，均为立足于社区为社区居民的健康服务。不同的是，全科医生在服务过程中也参与解决社区中不同人群的健康问题，并与个人医疗相结合。社区医学以社区人群的健康为重点，较少涉及家庭和个人；而全科医学强调以个体健康为重点，同时考虑其家庭、社区因素对个人健康和疾病的相互作用。

五、全科医学与社会医学

社会医学（social medicine）是从社会学的角度，应用社会科学的理论和方法研究医学与卫生问题的一门医学学科，是医学与社会科学相结合的交叉学科。社会医学探寻社会因素与个体及群体健康之间的相互作用及规律，制定相应的社会卫生策略、措施及卫生事业的方针政策和发展规划，更新医疗卫生工作的观念，从而保护和增进人群的身心健康和社会活动能力，提高人群的健康水平和生命质量。

社会医学发展与医学模式转变密切相关，医学模式从传统的生物医学模式转变为生物－心理－社会医学模式，相应的医疗卫生服务从单纯治疗扩大到预防保健，从生理扩大到心理，从医院扩大到家庭和社区，从单纯的医疗技术措施扩大到综合的社会服务。为适应医学模式转变和医疗卫生服务的拓展，必然出现医学社会化。新的医学模式、新的健康观念和社会医学观是全科医学产生的理论基础。

六、全科医学与中医学

中医学是我国人民在长期同疾病做斗争过程中产生和发展起来的，用于防病治病、养生保健的科学，其理论体系受到我国古代唯物论和辩证法思想——阴阳五行学说的深刻影响，逐步发展形成了以整体观念为主导思想，以脏腑经络的生理和病理为基础，以辨证论治为诊疗特点的独特的医学理论体系。中医学在维护人民群众健康，预防、诊断、改善或治疗疾病等方面均发挥了重要作用，是中华民族的瑰宝。

全科医学与中医学有许多相似之处，特别是全科医学的整体观念与中医学思想十分相似。中医学强调"天""地""人"合一，强调人与环境的统一，强调人体健康的整体性，认为诊治疾病应从整体的角度出发，促使机体达到"阴阳平衡"的健康状态。而全科医学在生物－心理－社会医学模式指导下，也主张人是一个有机整体，人的健康与家庭、社区和环境之间相互影响，密不可分。中医学和全科医学都强调精神对健康的影响。中医学的"治未病"思想与全科医学以预防为导向的医疗特点基本一致。中医学在中医理论指导下，以中医药为医疗卫生和预防保健服务；而全科医疗服务的特点是提供综合性的基本医疗卫生保健服务，这使两者在向共同服务的对象提供服务的过程中可以充分发挥各自的优势，并形成优势互补，最大限度地利用卫生资源。

七、全科医学与其他"替代医学"或"补充医学"

"替代医学（alternative medicine）"或"补充医学"的概念在一些国家或地区应用较为普遍，它是指包括世界各国的传统医学、民间疗法，并且尚未被纳入主流卫生保健系统的一套广泛的卫生保健做法，例如冥想疗法、催眠疗法、按摩疗法等。相关的经验与技能一般简便、经济、容易操作，其长期实践的效果也已得到一定程度的验证，因此往往受到群众欢迎。

由于社区居民需要，有些"替代医学"或"补充医学"已经在基层医疗中广泛使用。全科医生应该了解其主要的方法及作用，同时也应该充分认识其局限性，从而能正确使用，丰富全科医学理论和治疗手段，满足社区居民多样化的健康需求。

八、全科医学与社区卫生服务

社区卫生服务（community health service，CHS）是以社区居民卫生服务需求和需要为导向，由政府主导、社区参与的基层医疗服务，它不是一个学科而是一种基层医疗的服务模式。

全科医学是为社区卫生服务队伍培养业务和管理骨干的医学专业学科，培养合格的全科医生是社区卫生服务发展的主力军，由全科医生提供的全科医疗服务代表了社区卫生服务发展的最佳服务模式。大力培养适合我国社区卫生服务发展需要的高素质的全科医生是我国医学教育的重要任务之一。

全科医学是新兴医学学科，秉承"以人为中心"的理念，将整体观念和系统方法用于全科医疗实践；全科医生作为基层首诊医生是居民健康的"守门人"，为维护和保障大众健康发挥巨大作用。全科医学理念引进国内后，党和政府十分重视，发布系列政策性文件积极推进，全科医疗在我国卫生服务体系中发挥着日益重要的作用。

全科医学属于临床医学的一个二级学科，其面向个人、家庭及社区，整合临床医学、预防医学、康复医学及人文社会学科相关内容于一体，是综合性临床医学专业学科。在全球推进医疗卫生改革的过程中，全科医学的理念弥补了医学技术专科化的不足，已经成为医疗卫生事业发展的一种趋势。

笔记

在医疗卫生事业改革、"健康中国"建设过程中，特别是新冠肺炎疫情发生后，大家对全科医学有了进一步的认识。在国务院办公厅《关于加快医学教育创新发展的指导意见》中更是明确提出要"加强面向全体医学生的全科医学教育"。每个医学生通过学习全科医学知识，形成全科医学理念，具备全科医学素养，这将促进医学各专业融会贯通。

思考题

1. 全科医学、全科医疗、全科医生的定义。
2. 全科医学产生的主要背景有哪些？
3. 全科医学的学科特点主要有哪些？
4. 全科医生与其他专科医生的区别。
5. 全科医疗与其他专科医疗的区别。
6. 医学生要具备哪些全科医学素养？

（蒋建平）

数字课程学习

P 教学 PPT

笔记

第二章 全科医学的基本原则和人文素养

学习提要

1. 全科医学是一门新型的临床医学二级学科，具有独特的理论、知识和技能体系。

2. 全科医学的基本原则主要包括：以人为中心的健康照顾、以家庭为单位的健康照顾、以社区为基础的健康照顾、以预防为导向的健康照顾、连续性照顾、综合性照顾、可及性照顾、协调性照顾、以团队合作为基础的照顾。

3. 全科医学与其他临床医学学科相比，更注重将医学知识和技能整合人文精神、社会学、哲学在医疗服务中运用，以生物－心理－社会医学模式指导全科医疗实践，弥补其他专科医疗的不足，实现全人、全周期的健康照顾。

思维导图

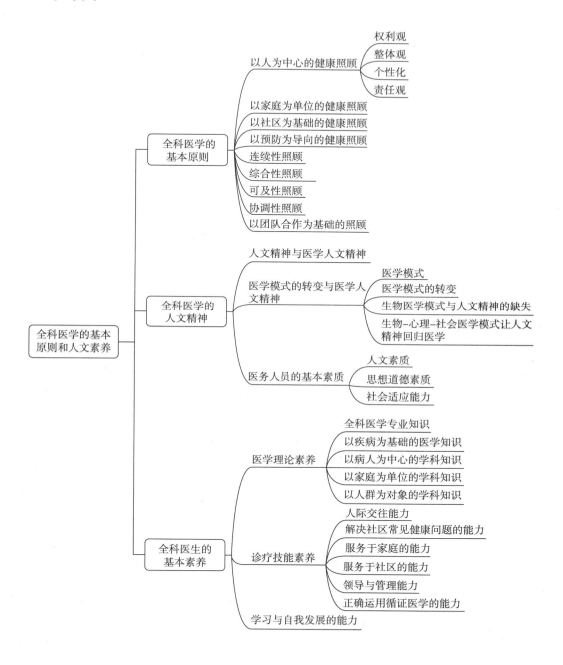

全科医学的基本原则和人文素养
- 全科医学的基本原则
  - 以人为中心的健康照顾
    - 权利观
    - 整体观
    - 个性化
    - 责任观
  - 以家庭为单位的健康照顾
  - 以社区为基础的健康照顾
  - 以预防为导向的健康照顾
  - 连续性照顾
  - 综合性照顾
  - 可及性照顾
  - 协调性照顾
  - 以团队合作为基础的照顾
- 全科医学的人文精神
  - 人文精神与医学人文精神
  - 医学模式的转变与医学人文精神
    - 医学模式
    - 医学模式的转变
    - 生物医学模式与人文精神的缺失
    - 生物–心理–社会医学模式让人文精神回归医学
  - 医务人员的基本素质
    - 人文素质
    - 思想道德素质
    - 社会适应能力
- 全科医生的基本素养
  - 医学理论素养
    - 全科医学专业知识
    - 以疾病为基础的医学知识
    - 以病人为中心的学科知识
    - 以家庭为单位的学科知识
    - 以人群为对象的学科知识
  - 诊疗技能素养
    - 人际交往能力
    - 解决社区常见健康问题的能力
    - 服务于家庭的能力
    - 服务于社区的能力
    - 领导与管理能力
    - 正确运用循证医学的能力
  - 学习与自我发展的能力

笔记

全科医学的基本原则是：以人为中心、以家庭为单位、以社区为基础、以预防为导向的，连续性、综合性、可及性、协调性的健康照顾，通过团队合作的工作方式提供医疗健康服务。全科医疗提供的是高水平、高质量的初级卫生保健，是其他专科医疗与基层医疗联结的纽带，是医疗保险系统的"守门人"，也是全民健康保险最坚固的基石。

全科医学在我国仍然处于不断发展的过程中，全科医生的工作模式也在探索之中。要形成具有中国特色的全科医疗服务模式，首先应该全面了解全科医学学科的性质、特点及其基本原则，并用全科医学的基本原则指导临床实践，展现全科医学专业服务特色。此外，随着病人卫生保健需求的变化，学习并了解全科医学的基本原则，对于从事其他临床专科工作的医学生、医生也有一定的实际意义。

第一节　全科医学的基本原则

全科医学的基本原则在不同国家有不同的文字叙述，本书借鉴了全科医学发展较为成熟的国家有关全科医学的理论，并结合我国全科医疗实践探索的成果，将基本原则阐述如下。

一、以人为中心的健康照顾

案例 2.1

患者，男性，70 岁。因"消瘦、疼痛进行性加重半月"入住全科病房。患者半年前发现肝癌晚期，患者及家属积极抗肿瘤治疗，但效果不佳。近来患者出现肝区疼痛、食欲缺乏、消瘦，并逐渐加重，医学上针对晚期肿瘤无法治愈，疾病已处于临终期。家属的愿望就是不要让患者痛苦，能安详地度过人生最后的时光。入院后全科医生、护理人员协力对患者进行了缓和治疗，予营养支持、镇痛、物理治疗等综合治疗，减轻患者的不适症状，调动鼓励家属与患者多交流、陪伴，让人生少一点遗憾、多一点温情。这些方式方法使患者减轻了痛苦，安详离世。患者去世后，家属特意给全科病房的医护人员送来锦旗，以表示感谢。

上述案例中，对肝癌患者的缓和治疗就是以人为中心的照顾，尤其在缓解患者的身心痛苦时，不仅使用镇痛药物，医护人员还予以更多的关心和真诚交流，对临终患者进行积极全面的缓和照护。客观地向患者及家属解释病情，对病人的病痛深表理解和同情，并调动病人可及的家庭和社会资源来为病人服务。疼痛是一种不愉快的主观感受，解除疼痛是病人的权利，让病人对照疼痛评分表进行评分，自己来决定疼痛的程度，充分尊重病人的主观感受，即病人说有多痛就有多痛，规范选择阿片类药物予以镇痛，目的在于尊重病人，尊重生命，提高患者及其家属的生活质量。

以人为中心的照顾（patient-centered care，PCC）也可称为人性化服务（humane

services）或人格化照顾（personalized care），是全科医生提供医疗健康服务过程中必须遵守的首要基本原则。全科医疗着重关注人，其次才是病。以人为中心的照顾原则包括以下几方面含义：

第一，权利观。医生首先要把病人看成完整的一个人，一个处于痛苦中需要治疗、关心、尊重和信任的人。不仅重视病人所患疾病，更重视患病的人。病人是有生命、有感情、有权利、有个性的人，而不仅仅是疾病的载体，病人与医生在人格上是平等的，他们只是因为患病而需要得到医生的理解和帮助，他们有权了解自身的健康问题并得到合理的解释，有权拒绝或延迟检查和治疗，有权询问医生做出某一决定的理由和疾病的预后。全科医疗是以尊重人的个性和权利为特征的个性化的医疗保健，医生只有在医疗实践中同情病人、理解病人、尊重病人、信任病人，对病人的感情产生共鸣，才能得到病人的认同。

第二，整体观。医生要确立人的整体观，病人不仅是一个生物有机体，还是一个家庭、社区或社会的成员，其服务目标不仅是要寻找到患病的器官，而是把病人看作一个整体，既要关注病人的生理健康，还要关心病人的心理健康和社会需求，应该考虑心理、社会、文化、经济、宗教、环境、职业等多种因素对健康的影响。

第三，个性化。医生要根据病人的个体化特征提供服务，当面对一个具体的病人时，他不仅具有大多数病人的共同特征，还具有其自身的个体化特征。只有充分了解患者是一个什么样的人，才能正确理解其所患的是什么病。每个人都有其不同的社会、文化和宗教背景，不同的经济状况及对疾病的不同反应方式，同样的主诉在不同的人身上会有不同的含义，同样的治疗在不同的人身上会产生不同的效果。不同病人对疾病的担忧程度不同，对医疗服务的需求也有所差异。有人需要医生耐心解释，解除疑惑或缓解焦虑；有人需要具体化指导，重塑对疾病的认识；有人需要反复提醒，建立对健康的重视等。因此，医生要善于从病人角度看待问题，除提供常规生物医学诊治措施外，还要做到个体化和人性化，以维护病人的最佳利益。

第四，责任观。医生要善于调动病人的主观能动性，让其积极参与到医疗活动中来，充分认识每个人是自己健康的第一责任人。在充分认识和理解服务对象的基础上，要通过良好的沟通技巧，在制订诊疗计划中通过与病人协商，把病人的健康需求和价值观念融入临床健康照顾中，让其积极主动参与全科医疗过程。

二、以家庭为单位的健康照顾

🔹 **案例 2.2**

患者，男性，36岁，工人，性格内向。他向医生抱怨最近2周来出现失眠、乏力、头晕、头痛、食欲不振，曾就诊于神经内科、消化内科等门诊。经各种检查均未发现问题，按神经衰弱、胃肠功能紊乱等治疗，也未见好转。导医推荐来全科门诊就诊。医生详细了解后得知，最近他的爱人动不动就发脾气、摔东西，使他整夜不能休息，让他无法待在家里，这让他很害怕，也很焦虑，因为她以前不是这样的。医生建议他和爱人一起来诊所。后来病人和爱人再次来到诊所。原来1个月前他们的儿子刚上小学，辅导孩子学习成了家庭的焦点。爱人责怪病人不管不问，使她心力交瘁，控制不住就要发脾气。病人则抱怨工作太忙，在单位已经很累了，回到家没有精力管孩子，而且他认为学习是孩子的事，父母管太多反而不好。全科医生分析后认为这就是让患者失眠、头晕的症结所在。

本案例中，该家庭正处于有学龄儿童时期——一个新的家庭生活周期，这对年轻的夫妻来说是一个新的挑战。性格内向的工人，刚好碰到性情急躁的爱人，让他无所适从和焦虑。虽然工作辛苦，家庭事务烦琐，但他也没向父母、朋友求助，最终家庭功能的障碍以病人躯体上的不适表现出来。这是由于碰到新的家庭问题病人不能解决，缺乏有效的沟通交流，也没有向他人和社会资源求助，导致矛盾愈演愈烈。全科医生从对待孩子学习问题出发，帮助他们仔细分析，探究问题根源。建议他们利用家庭外的资源，如暂时请父母来帮忙照看，适当调整工作强度或时间等，鼓励家庭成员之间多交流，共同来解决问题。还利用自己的资源，帮病人儿子找了一位辅导老师，解决了产生家庭矛盾的根源，同时去除了病人出现症状的症结。经过一段调适后，病人的症状也逐渐消失了。

把以家庭为单位的照顾（family as a vital unit of care）作为原则是全科医疗区别于一般基层医疗或其他专科医疗的重要基础，也是许多国家将全科医疗称为"家庭医疗"的主要原因。若忽视了"家庭"这一要素，全科医疗便丧失了其重要属性。

家庭是社会的细胞，也是个体与社会的结合点。家庭是全科医生的服务对象，同时也是其诊疗工作的重要场所。全科医学吸收了社会学关于家庭的理论和方法，形成了一整套家庭医学的知识和技能，表现出对于家庭与健康相互影响的格外重视。以家庭为单位的照顾要关注以下三方面：

首先，习性相近，相互影响。生活在同一家庭中的成员常有同样的生活习惯、行为方式和就医行为，一个家庭成员的问题可能影响到其他的家庭成员，一些疾病可在一个家庭内流行。家庭可通过遗传、社会化、环境和情感反应等途径影响个人的健康或疾病的发生、发展及预后，个人的健康问题也可影响整个家庭的结构和功能。只有把一个家庭看成一个整体，解决好家庭的共同问题，才能保持个人的健康。因此，以家庭为单位的照顾要求医生在诊疗过程中善于了解和评价病人的家庭结构与功能，发现其中可能存在的对家庭成员健康的危害，并通过适当的干预措施使其及时化解。

其次，家庭问题，及时排查。在家庭生活周期（family life cycle）的不同阶段，家庭成员的角色会有转变，可能面临不同的重要事件和压力，若处理不当会产生家庭危机，影响家庭成员的健康。根据家庭生活周期理论可以预测家庭问题，家庭生活周期的不同阶段存在不同的健康危险因素、重要事件和压力，家庭生活周期的每一次转折对家庭来说都是一种紧张刺激，如果处理不当，对家庭及其成员的健康都将产生巨大影响。及时了解、评价家庭结构和功能，可以发现影响家庭及个人健康的危险因素，而且有助于及时采取适当、必要的措施进行干预，化解危险于萌芽中。

再次，家庭资源，合理使用。医生通过详细的家庭调查和评估，可以动员家庭资源协助对病人的疾病进行诊疗与长期管理。家庭不仅可以给予病人经济上、心理上的支持，而且可以主动参与病人的治疗和康复过程，督促病人遵从医嘱。尤其在慢性病的管理方面，家庭的作用是关键性的，如糖尿病患者的饮食控制、脑卒中病人的康复等。通过家庭调查有助于找到病人真正的患病原因，同时可以改变病人的遵医行为，有时甚至是发现家庭中真正的病人，从而有针对性地提供服务，促进病人及家庭成员的健康。家庭也是全科医生解决个人健康问题的重要场所和有效资源。家庭医学的实践与研究表明，只有以家庭为单位的照顾，才能为个人提供完整的医疗保健服务。

三、以社区为基础的健康照顾

🌀 案例2.3

以国内新冠肺炎按疫情划分地区防控等级为例。新冠肺炎疫情发生后，我国主要按疫情严重程度度划分为低、中、高风险区，实施以社区为单位的疫情防控措施。实践证明，管控措施到位的社区，能最早时间发现病例，立即启动疫情升级防控措施，后发的聚集性病例明显减少。以社区为基础的防控既能防止新冠肺炎疫情的蔓延，也能最大限度减少对其他社区正常生活、社会经济的影响。

新冠肺炎发病迅速，主要为经呼吸道飞沫和密切接触传播，传染性强，人群普遍易感，社区防控尤为重要。因此以全科医生为核心的团队在社区传染病防控中起着重要作用。他们对辖区内的人群进行健康宣教，通过网络媒体形式普及新冠肺炎的防治知识，指导居民做好个人防护；对需要进行隔离观察的人员，按要求实施居家或定点隔离观察，并对他们加强心理支持和关爱，帮助他们自觉配合医学隔离观察。在新冠肺炎疫情防控中，全科医生立足社区，关注个体及群体，提供医疗技术支撑，协调社区资源，对传染性疾病的防控起到极为重要的作用。

以社区为基础的照顾（community based care）是全科医疗的基本原则，全科医生在社区人群健康状况的大背景下，以病人个体化诊疗为主，同时关注社区人群整体健康，具有群体照顾的观念。全科医生不仅要关心个人，也要关心家庭和社区，充分认识个人与家庭、社区的相互关系，主动服务于家庭和社区，维护家庭和社区的健康，从而更好地维护和促进个人的健康。

社区是以一定地理区域为基础的社会群体，它有一定的地理区域、一定数量的人口，居民之间有共同的意识和利益，并有较密切的社会交往。由个人、家庭、社会团体组织等社会群体组成的同一个社区居民具有共同的生活环境，共同的社会经济文化，共同的社区组织，这些构成了社区共同的健康行为因素。一个个社区组成

笔记

我们生活的社会。全民健康的重要基础是"健康的社区"。

全科医疗是立足于社区的基层医疗服务，其主要实施地点不是在医院病房，而是在基层医疗卫生服务机构，包括社区卫生服务中心（站）、全科诊所、护理院、托老所、养老院、临终关怀院、病人家庭、功能社区及病人的单位等。社区是个人及家庭健康的重要背景，只有在社区人群健康状况的大背景下观察健康问题，医生才能完整、系统地理解个人和家庭的健康和疾病。通过对社区中影响人群健康的危险因素进行分析、诊断、干预，有助于提升社区的整体健康水平，减少人群患病的危险因素，有利于消除健康隐患，营造良好的社区环境。通过以社区为基础的照顾，可以合理利用有限的卫生资源，并在动员社区内外医疗和非医疗资源的基础上，协调各类关系、整合力量，最大限度地满足社区居民追求健康生活的需求；通过以社区为基础的照顾，我们可以全面了解人类健康问题的性质、形态和公众的就医行为；以社区为基础的照顾要求医生同时关心求医者、未求医的病人和健康的人，这样才能更有效地维护全体居民的健康；提供以社区为基础的照顾，可以有效控制各种疾病在社区中的流行。

以社区为导向的基层医疗（community oriented primary care，COPC）是以社区为基础的健康照顾的主要内容。COPC是全科医学不同于其他专科专业的独特理念，即医生在重视社区居民个人医疗照顾的同时，更要关注社区全体居民的整体健康，着眼于提高社区全体居民的健康水平、主要健康问题、疾病流行特征和生活质量。不仅关心主动就诊的病人，也关心不常就诊的病人和从不就诊的健康人；发现社区存在的健康问题，并努力解决社区的主要健康问题；利用社区资源建设健康平台，增强社区对疾病的整体管理。例如，高血压的防治，就个体医疗照顾而言，要定期监测血压，嘱患者按时服药，并根据血压情况调整降压药的种类及剂量，同时对病人的饮食及生活方式进行健康指导，定期体检，预防心脑血管并发症；而对于社区医疗而言，则要通过分发健康手册等各种手段广泛宣传高血压的危害性，提供免费测量血压的方式进行人群血压的普查，及早发现高血压病人，广泛宣传健康生活方式，宣传低盐饮食、适量运动，重点关注高危人群等。

四、以预防为导向的健康照顾

众所周知，很多疾病是可以预防的，特别是一些慢性疾病和急性传染病。如高血压、糖尿病、冠心病等疾病的预防；又如近期在全世界暴发流行的新型冠状病毒感染的肺炎，在没有特效治疗药物的情况下，通过管住传染源、切断传播途径、保护易感人群三大措施来预防感染。疾病预防在医学实践中的重要性早已为人们所熟知。但事实上，由于慢性病的预防没有像急性传染病的预防措施那样能起到立竿见影的效果，故其重要性往往不为公众所认识；加上缺乏足够的经济、社会支持，以致在专科化的医疗体系中普遍存在"重治轻防"的现象，难以贯彻"预防为主"的方针。

以预防为导向的照顾（prevention oriented care）是全科医疗的基本原则之一。全科医疗在以人为中心的服务模式下着眼整体健康的维护与促进，注重并实施从生到死的"全生命周期保健"。全科医生的服务对象除了病人之外还包括高危人群与健康人群，这也是它有别于一般临床医疗的最突出特点之一，可以根据其服务对象不同的生命周期中可能存在的危险因素和健康问题提供三级预防，并将预防与治疗相结合以获得最佳效益。全科医生负责第一线的医疗，有充足的时间与患者及家庭接触，关系很密切，在提供连续性保健时，有许多从事预防工作的良机，可以将预防性服务融入到病人每一次的诊疗过程中，是预防医学工作的最佳执行者。医生提供以预防为导向的照顾模式，主要包括以下六方面内容：

1. 积极宣教，关注整体

全科医生应利用每一次与病人及其家庭接触的机会，提供预防保健宣教服务。全科医生立足于社区，是与社区居民接触最为频繁、对居民了解最多的人，每一次接触都是提供预防性服务的良机。此外，病人就诊过程中，医生不仅仅要处理其现患疾病，还要关注病人的整体健康情况，对其健康状况和危险因素进行全面检测与评估，针对病人的健康问题，制订整体疾病预防方案。

2. 计划周全，分级预防

全科医生应将预防保健服务落实到日常医疗实践活动中。对于任何年龄、性别和疾病类型的病人，全科医生的服务计划都应包括顺延性和规划性的预防保健服务，并注重实施从生到死的全生命周期保健，根据其服务对象在不同的生命周期中可能存在的危险因素和健康问题，针对性地提供三级预防。

3. 详记病历，建档立卡

全科医生应将以预防为导向的病历记录和健康档案作为病人健康照顾的基本工具。这一工具主要包括以下几方面内容：①疾病预防计划，根据病人的现患疾病，制订相应的预防计划，每次门诊病历记录中都要包括这一计划。②周期性健康检查表，根据病人的年龄、性别、危险因素等特征选择预防项目。③根据病人的家庭情况，建立基于病人家庭的周期性健康维护计划，一般家访时进行。④针对人群的预防医学档案，一般根据具体的预防项目来设计、建立，例如根据儿童免疫接种项目建立的儿童预防接种档案。此外，还有针对新生儿、孕妇、产妇、老年人等的预防项目。

4. 个群结合，社区预防

个体预防与群体预防要结合，如果医生为个人及家庭提供服务时，发现某一问题在社区也广泛存在并且有流行倾向时，就不能仅停留在对个人及家庭的预防上，而是要在社区诊断的基础上，制订和实施社区预防计划，维护和促进社区健康。

5. 立体防治，以防为主

全科医生应提供连续性、综合性、协调性、个体化的预防性服务。全科医生以人为中心、以家庭为单位、以社区为基础、以预防为导向，提供预防、治疗、保健、康复一体化服务，其中预防服务是核心内容，在整个生命周期的治疗、保健和康复中起主导作用。

6. 全民健康，守住社区

全科医生要把提高全体居民的健康作为医疗服务的目标。全科医生是居民健康的"守门人"，其服务目标直接指向提高社区全体居民的健康水平，在社区层面上提供健康教育、健康促进等预防性服务，从而减少慢性病的发生和加重，改善居民的生活质量。

五、连续性照顾

案例 2.4

陈先生，45 岁，自由职业者。因"腹部胀痛半月余"就诊于全科门诊，接诊医生也是他父亲的签约家庭医生。全科医生对陈先生的腹部胀痛非常重视，因为 2 年前他父亲因"肝癌"去世（【案例 2.1】中的病人），那时也是全科医生建议陈先生做乙肝病毒检测，果然发现陈先生患有乙肝大三阳，肝病医生处方予服用"恩替卡韦分散片"（一种抗病毒药物）至今。全科医生通过健康教育，让陈先生成功戒除了吸烟和饮酒不良嗜好，并作定期随访复查。最近一次是半年前，检查结果提示病毒复制已抑制，影像学也未发现异常。全科医生结合病史，马上联系上级医院安排行腹部增强磁共振检查，发现肝区低密度影，高度怀疑为肝癌。经肝穿刺病理确诊为肝细胞癌。医生一边安慰陈先生和家属，一边联系上级医院肝胆外科，将陈先生转诊后成功切除肿瘤。术后转回社区医院，全科医生协调营养师、中医师对陈先生作康复指导，以帮助其尽快恢复健康。

本案例中，陈先生延续签订了父亲的签约家庭医生，可知陈先生对这位全科医生是非常信任的。同样全科医生也一直关注着陈先生的健康，因为非常了解他的病情，所以能在他病情稍有变化时提供最及时正确的帮助，给予了连续性、综合性、可及性、协调性的照顾，让陈先生得到了最大的获益，维护了健康。

连续性照顾（continuity of care）是全科医疗的重要特色，是全科医疗区别于其他专科医疗的十分重要的原则。当全科医生接受个人及其家庭为医疗保健对象时，就开始担负起个人及其家庭连续性照顾的责任，这种责任不因单一疾病的治愈或转诊而终止，且不受时间和空间的限制。连续性照顾是全科医疗中的重要一环，它可以代表一种态度、一个过程和一种行为。对于其他专科医生来说，每天所接触的疾病是连续的，而病人是间断的，不同的病人所患的疾病基本相同，这些专科医生往往对疾病更感兴趣。如心血管科的医生每天接触的疾病大多是比较典型的心血管病，对疾病的认识较深刻，而对病人的了解却较肤浅。对全科医生来说，病人是连续的，疾病是间断的，他一直为某一个人及其家庭负责，在不同的时期为个人及其家庭解决不同的健康问题，不仅对疾病感兴趣，更关心患病的人及其家庭，这种连续性体现如下。

1. 全生命周期

从婚育咨询开始，孕期、产期、新生儿期、婴幼儿期、少儿期、青春期、中年期、老年期直到濒死期，都会得到全科医疗服务。如果病人去世，全科医生还要照顾其家属居丧期的健康，乃至某些遗传危险因素的连续性照顾问题。

笔记

2. 全疾病周期

全科医生在健康—疾病—康复的每个阶段都要提供照顾。全科医生对其服务对象负有三级预防的连续性责任，从健康促进、危险因素的监控，到疾病的早、中、晚各期的长期管理。即使病人被暂时转诊到上级医院，仍负责为其安排住院治疗、协调种种关系并负责出院后的继续治疗和康复。

3. 无时空限制

无论何时何地，全科医生团队对其服务对象都负有连续性责任，可以根据病人需要事先或随时提供服务。

医生可通过一些特定的途径实现这种连续性服务，其中包括：提供签约式服务，鼓励社区居民与全科医生签约，使得居民拥有长期固定的医生；建立预约就诊制度，保证病人每次都能到自己预约的医生处就诊；建立慢性病随访制度，使医生对慢性病病人进行规范化管理，随时了解病人的疾病情况；建立联络或值班制度，保证病人能够在全科医疗机构得到及时诊疗；建立和管理健康档案，完整记录每个服务对象详细的健康或疾病资料并充分利用。

六、综合性照顾

全科医学是以生物－心理－社会医学模式为基础的、以人为中心的医疗服务，所服务的病人面临的健康问题往往不是单一的，既可以包括急性问题，又包括慢性问题；既包括生理方面的问题，又涵盖心理、社会方面的问题；既可以是单器官受损，又可以涉及多器官。因此病人需要的服务通常是整体性的，这就要求医生应该把病人看作一个整体，在全面了解病人及家庭的基础上，提供综合性照顾。

综合性照顾（comprehensive care）是全科医学学科"全方位"或"立体性"的重要体现。①就服务对象而言，不分年龄、性别和病患类型；②就服务内容而言，涵盖医疗、预防、康复和健康促进各个方面；③就服务层面而言，涉及生理、心理和社会文化各个层面；④就服务范围而言，包括个人、家庭与社区，要照顾社区中所有的单位、家庭与个人，无论其在种族、社会文化背景、经济情况和居住环境等方面有何不同；⑤就服务手段而言，可利用对服务对象有利的各种方式为其提供服务，包括现代医学、传统医学或替代医学。因此，全科医疗服务又被称为一体化服务。

七、可及性照顾

可及性照顾（accessible care）是全科医疗服务的一个重要评价指标。可及的、方便的基层医疗服务，包括方便可用的医疗设施、固定的医疗关系、有效的预约系统、上班时间外的服务，还包括心理上的亲密程度、经济上的可接受性及地理位置上的接近。任何地区建立全科医疗点时，都应考虑到当地居民的可及性，使人们能够感受到这种服务是其自身可以利用，并值得充分利用的服务。应考虑地点、服务内容、服务时间、服务质量、人员素质、服务价格与收费方式等。事实上，由于医患双方的亲近与熟悉，全科医生在诊疗中可以大大减少不必要的化验与辅助检查，正确、规范地处理病人可能发生的常见病、多发病。这意味着社区居民就医时，总

笔记

是能够及时得到全科医生的服务，从而获得比一般专科医疗更高的成本效益。可及性照顾充分体现了全科医疗经济、方便、及时、周到、亲切、便宜、有效的优势。判断全科医疗服务是否具有可及性，一般包括 5 个方面的指标（表 2-1）。

表 2-1　全科医疗可及性服务指标

一级指标	二级指标
地域可及性	医疗机构服务半径、人口、质量和能力 到医疗点最短距离和最少时间
人员可及性	每千人口医生数、护士数和床位数 医疗机构技术配备、水平和服务态度 居民因病应就诊（住院）未就诊率（住院）
经济可及性	居民经济水平和医疗负担 合理使用医保费用 医保门诊次均费 医保门诊复诊率 医保住院日均费
需求可及性	社区居民对医疗机构的评分 社区居民对医疗救助的满意率 政府对社区卫生服务满意情况 卫生人员对社区卫生服务满意情况
设施可及性	基本措施的配备率 医疗关系的维持率 预约系统的有效率

八、协调性照顾

案例 2.5

张女士，68 岁，与老伴居住在某小区三楼，有一女定居国外。十多年前，她在职工健康体检时发现血糖升高，确诊为"糖尿病"，一直在全科医生指导下饮食控制、运动，服用二甲双胍治疗。后来出现血糖波动，医生予调整降糖药物处理，并动员家属协助做好血糖自我监测，发现血糖仍控制不佳，遂联系上级综合性医院内分泌科住院治疗，经全面评估后予胰岛素治疗，血糖逐步控制，出院后继续社区配药随访管理。半年前，病人因胸闷不适 1 h 就诊，医生予心电图检查考虑心肌梗死可能。医生与病人及家属交代病情后紧急启动胸痛联盟流程，通知上级胸痛联盟单位，确定对接的心内科医生，边予口服抗血小板、稳定动脉斑块药物等，边联系"120"紧急转运。病人在社区志愿者帮助下安全转运到上级医院，通过胸痛快速绿色通道诊治，明确为急性心肌梗死，并在半小时内开通了堵塞的冠状动脉。因治疗及时，病人恢复良好，无明显心功能受损，数天后顺利出院，在社区医院做心脏康复，全科医生继续按慢性病随访管理。

本案例中，张女士患糖尿病后一直在社区全科医生处就诊，对糖尿病进行治疗随访。全科医生有资源、有能力、有途径提供协调性照顾。当出现不能单独处理的问题时，可动员家属的协助；当疾病变化需要转诊到上级医院处理时，可提供全过程无缝式的转诊会诊服务，减少病人因不熟悉医疗服务流程而浪费宝贵时间，甚至可能危及生命；当病情稳定后，可接受上级医院的病人下转，并继续随访管理。

协调性照顾（coordinated care）是全科医疗的基本原则之一，是利用社区内、外一切可以利用的资源，为个人及其家庭提供全面的医疗保健服务。协调性照顾需要全科医生关注病人健康需求的各个方面，包括协调性地提供预防性服务、健康监护、健康促进和健康教育服务。

一般的专科医生往往专注于疾病，提供一些零碎的、专一的医疗保健，这可能是既不经济又片面的。提供协调性照顾是全科医生应掌握的基本技能之一，他们必须学会与各种各样的个人、团体和组织（医疗的或非医疗的）进行有效合作，善于利用医疗、家庭及社区、社会等方面的资源，为个人及其家庭提供医疗、精神、经济等多方面的援助。这种合作不仅可以弥补全科医生知识和能力方面的不足，而且可以使全科医生的服务更为有效。

为实现对服务对象的全方位、全过程服务，全科医生作为中间的协调人，是动员各级各类资源服务于病人及其家庭的枢纽。全科医生应该掌握各类专科医疗的信息和转诊、会诊专家的名单，病人需要时可为其提供全过程无缝式的转诊会诊服务。全科医生熟悉社区的健康资源，如社区管理人员、健康促进协会、病人小组、志愿者队伍、托幼托老机构、营养食堂、护工队伍等，必要时可为病人联系有效的社区支持。全科医生还熟悉病人及其家庭，对家庭资源的把握与利用是全科医生不可缺少的基本功。

对各种健康资源的协调和利用使得全科医生能够胜任其服务对象的"健康代理人"角色。全科医生不仅被称为医疗保健系统的协调者及责任人，也是各种医疗保健服务的医疗管家。全科医生通过统一协调各类人员，组织有效的医疗服务团队，按照病人及其家庭的需求提供放心的服务。例如，医生接诊3个甲状腺功能亢进症的病人，其中一人适合药物治疗，另一人需要手术治疗，第三个人可能适合放射性碘治疗。作为一名全科医生就要根据病人的整体情况作出判断，通过会诊、转诊等协调措施，与内分泌科、核医学科、外科等专科医生及病人家庭等方面积极合作，共同解决病人的问题，及时恰当地向病人提出建议，妥善安排，使之各得其所，从而确保获得医疗服务的正确、有效和高质量。病人的特定问题解决后，全科医生接收专科医生的回访资料，可以及时、准确地指导病人进行继续治疗或康复，此即双向转诊。这样全科医生的协调作用就会十分突出。

九、以团队合作为基础的照顾

全科医疗服务是全人全程的综合性、持续性和协调性医疗健康服务，仅靠全科医生个人孤军奋战是不可能实现的，需要以团队合作（team work）的方式来完成。各国的全科医疗服务中都存在着团队合作的工作模式。团队合作指的是一群有能力、有信念的人在特定的团队中，为了一个共同的目标凝聚在一起，相互支持、奋力合作的过程。它可以调动团队成员的所有智慧与能力，减少甚至消除不和谐和不公正的现象，奉献最适当的利益。团队合作给各成员有充裕的休息时间和进修机会，可以相互交流、学习以提高个人的医疗水平和服务质量，为提供连续性高质量医疗健康服务打下基础。

社区卫生服务中心根据社区特点及医疗健康需求建立适合本社区的医疗服务团队。全科医疗服务团队以全科医生为核心，可以由数名全科医生组成一个小组，他们以全科医疗作为共同的背景，但各有所长（如外科、儿科、妇产科、行为治疗、营养学等方面），通过取长补短、相互合作，提高服务质量，达到维护个体与群体健康的目的。也可以与社区护士、公共卫生医师、营养师、心理医生、健康管理师、康复治疗师、其他专科医师、卫生教育及管理人员、社工人员甚至社区志愿者等共同组成。全科医生在团队中是管理和学术核心，担负着团队建设、业务发展和管理的任务，与团队成员一起为服务对象提供立体网络式健康维护和疾病管理，全面改善个体与群体健康状况和生命质量，这对推进社区居民健康具有重要作用。在基层医疗与各级各类医疗保健网之间，也存在着双向转诊和医学继续教育的团队合作关系。因此全科医生作为卫生保健系统中的重要组成部分，应善于运用人际交往，与社区内外各类人员建立有效的合作关系，协调和调动各类可利用的医疗资源和非医疗资源，参与全面的医疗卫生服务。

第二节 全科医学的人文精神

一、人文精神与医学人文精神

（一）人文精神

人文就是人类文化中的先进部分和核心部分，即先进的价值观及其规范。其集中体现是：重视人，尊重人，关心人，爱护人。简而言之，人文即重视人的文化。人文是一个动态的概念。《辞海》中对人文的描述是：人文指人类社会的各种文化现象。

人文精神（humanistic spirit）是指人类文化创造的价值和理想，是人的现实文化生活的内在灵魂。人文精神是一种普遍的人类自我关怀，表现为对人的尊严、价值、命运的维护、追求和关切，对人类遗留下来的各种精神文化现象的高度珍视，对一种全面发展的理想人格的肯定和塑造，是人之所以为人的一种理性认识、理论阐释和实践规范，包括对人的立身处世的现实规范、对人的精神和价值追求的理论提升，其实质是一种关于人生与价值的哲学，是提升人类生存质量，弘扬人性的现实努力，也是支撑人类社会文化生生不息，向前发展的核心动力。由此可以看出，人文精神的重要性表现在能为人类社会的发展提供动力支持，激发社会活力，凝聚民族力量。

人文精神在不同国度、不同时代有着不同的内涵。在西方，古希腊的普罗泰戈拉提出"人是万物的尺度",把人摆在首位,要求以人为中心,用人的眼光看待一切;文艺复兴时期人文精神就是反对神性、提倡人性,出现了以解放人性为目标的人文主义思潮;18世纪法国启蒙思想家的人文精神是天赋人权,是自由、平等、博爱;19世纪德国古典哲学的人文精神是费尔巴哈的人本主义。重视人文精神也是马克思主义理论中的应有之义。西方现代人文精神则突出了人的主体性、能动性和创造性,强调实现自我超越。在中国古代,人文精神等同于儒家精神,其核心是道德。新儒学代表人物徐复观认为,中国文化之所长,在于道德与艺术。中国文化对现实生命的重视和对人文主义精神的高扬,主要体现在道德精神和艺术精神上。人文精神主要以体现"以人为中心、以人为尺度"为原则;其次在肯定理性作用的前提下,重视人的精神在社会实践活动中的作用;同时,人文的对象有禁区,受到社会规范、伦理道德、意识形态、利益分配、价值评价、民族习俗和宗教信仰等许多因素的制约。从历时性上说,人文精神应该是对人类的文明传统和文化教养的认同和珍视,是对人的现实存在的思考,对人的价值、生存意义和生活质量的关注,对他人、对社会、对人类进步事业的投入与奉献,是对人类未来命运与归宿、痛苦与解脱、幸福与追求的思考与探索,是对个人发展和人类走势的殷切关注,是在历史的逻辑与生命的逻辑相一致的广大视野中,用健全而又深邃的理性之光去烛照人的终极价值的人生态度。从共时性上说,人文精神是在科技 – 人 – 社会 – 自然这个大系统中体现出来的人之为人的素质和品格,表现为对于真、善、美的自觉体认和永恒追求,对社会境况的世俗关怀和德化天下的人文关怀,注重人与自然的协调与共处,为健全的精神奠定良好的自然基础。

人文精神的内涵是尊重人的价值和人格,实现人性解放与人生价值的体现,充分调动人的内在潜能与积极性。人文精神的本质是以人为中心,以人自身的全面发展为终极目标,提倡把人的地位、尊严、价值、权利及自由与发展放在首位加以关怀,提倡对人的理解和关心、保护个人权益和以人为中心的道德观和价值观。人文精神更注重人与人、人与自然、人与社会多种关系的协调,尊重人生命的完整性。

(二)医学人文精神

医学是认识、维护、促进人类健康,预防、治疗疾病,促进机体康复的科学知识体系和实践活动,医学不仅涉及人体的组成物质、结构及生理功能,同时与人的精神、心理、社会等因素息息相关。医学的终极目的是通过防治疾病、促进健康而使人获得幸福。这说明医学本身内在具有人文成分和人文追求。

医学人文精神(humanistic spirit of medicine)就是人文精神在医学领域中的具体体现,其核心理念是以人为本、关爱生命。它是医务人员的一种职业理性知觉,不仅包括对医务人员立身从业的现实规范,也包括医务人员对自身医学精神和医学价值追求的理性提升。医学人文精神以求善、求美和关注情感体验为特点,追求医学的人性化,重视情感因素的倾注,尊重人的人格尊严和权利,提倡对人的理解、同情和关心,提倡保护个人权益和以人为中心的医学道德观、价值观。

现代医学人文精神是现代条件下医务人员从事医疗卫生事业的精神支柱。从医学高技术与人的角度来看,现代医学人文精神表现为医疗技术对于真善美的自觉认

笔记

识和永恒追求。现代医学人文精神要求医务人员对人的现实存在的思考和未来命运的殷切关注，在对事关人类未来命运与归宿问题上，应该采取科学的、理性的态度。现代医学技术的发展需要现代医学人文精神的重塑，需要坚持医学技术进步与医务人员道德健全相一致的原则，在解除病人身体疾病痛苦的同时，也关心他们的心理感受，以人为本，满足病人的心理需求，促进其全面健康。

（三）现代医学精神是科学精神与人文精神的统一

科学精神是由科学性质所决定并贯穿于科学活动之中的基本精神状态和思维方式，是体现在科学知识中的思想或理念。科学精神是人类在追求真理的过程中形成的，反过来它又成为人们追求真理时的指导。科学精神是人类文明的崇高精神，客观唯实、追求真理是它的首要要求。科学精神包括探索求知的理性精神、实验验证的求实精神、批判创新的进取精神、互助协作的合作精神、自由竞争的宽容精神等。

医学科学精神就是科学精神在医学领域中的具体体现，包括实证精神（即求真求实的精神）、理性精神、创新精神、怀疑批判精神和献身精神等。医学科学精神以求真、求实和推崇理性为特点，通过科学的理性去把握人体生命和疾病发生、发展的一切机制，运用各种探测手段以达到对这些机制精确而细致、抽象而深入的客观描述。

医学科学精神与医学人文精神是人类医学必不可少的内在组成部分，也是人类医学实践的不可或缺的精神动力。科学精神赋予医学以创新的生命力，人文精神则赋予医学创新所必需的深厚的文化土壤和道德基础。医学人文精神为医学科学精神的发展指明了人文方向，使医学肩负起生命终极关怀的使命，追寻医学人文价值，回归医学人文本质，弘扬医学人文精神。医学人文精神和医学科学精神两者相辅相成、有机结合，从而达到追求真理、讲究价值的统一。医学科学为病人疾患的痊愈提供了物质保证，医学人文为病人的身心康复提供了精神支持；医学技术手段解决的是病人的生理痛苦，医学人文方法安抚的则是病人的心理冲突。

医学人文精神和医学科学精神相互渗透、相互包含，两种精神的理想整合，才能促进现代医学的健康发展。只有两者的整合融通才能真正实现人类社会的真、善、美。医学人文精神为现代医学的发展指明了方向，现代医学科学只有在医学人文精神的指导下，才能摆脱医学技术主义的诱惑，肩负起人类赋予的神圣使命，两者的融通才是现代医学发展之未来。

二、医学模式的转变与医学人文精神

（一）医学模式

医学模式（medical model）是指在人类为保护健康与疾病作斗争时观察、分析和处理各种问题的标准形式和方法。医学模式的核心就是医学观，研究医学的属性、职能和发展规律，是哲学思想在医学中的反映。医学模式是指医学科学对人体和疾病的认识、医学科学的自身发展和医疗实践活动的总体框架，指导医学理论研究的发展，也指导着临床医学实践的发展。

笔记

医学模式是人类在不同历史阶段和科学发展水平条件下，医学的发展过程中和医疗服务实践中形成的医学观，是在与疾病抗争和认识生命自身的过程中得出的对医学总体的认识，是人们关于健康和疾病的基本观点，是医学临床实践活动和医学科学研究的指导思想和理论框架。医学模式归属于自然辩证法的研究领域，即人们按照唯物论和辩证法的观点与方法观察、分析和处理人类的疾病和健康问题，从而形成对疾病和健康问题的科学观。医学模式一旦形成，就会在科学发展的一定历史时期内保持不变，一直起到指导和制约人们对健康和疾病的认识与思考的作用。医学模式主要包括三方面的内容：一是科学的医学观，是医学模式的核心内容，它运用科学发展的观点研究医学的属性、功能、结构和发展规律；二是医学思维方式，是如何认识疾病的过程；三是根据医学的发展水平、医学研究的主要方法和思维方式所建立的医疗卫生体制，与当时的经济、科学发展的总体状况及哲学思想紧密联系。

（二）医学模式的转变

医学模式高度概括了人们对健康、疾病与病因的看法，既影响着医学的发展方向，也指导着医生的临床活动。社会的进步和科学的发展推动了医学的进步，同时形成了与之相适应的医学模式，医学模式已经经历了很多次转变。医学模式的每一次演进都代表着医学进入更高的发展水平，代表着人类对健康与疾病问题的更完善的认识。医学模式是一定历史时期的人们关于健康和疾病的概括性观点和标准实践方式，也称为医学观或健康观。医学模式代表着一定历史时期医学对疾病和健康总的特点和理论的概括，反映着一定时期人们对医学研究的思维方式和对疾病的认知及评价方式，反映着一定时期医学研究的领域和范畴，反映着一定时期医学研究的方法和目标。迄今为止，人类医学模式的发展和变化主要经历了神灵主义的医学模式（spiritualism medical model）、自然哲学医学模式（natural-philosophical medical model）、机械论医学模式（mechanistic medical model）、生物医学模式（biomedical model）等。医学模式的实质是哲学思维在医学领域的具体体现，医学模式的转变归根到底是哲学思维方式的转换。

由于医学发展的社会化、疾病谱和死因谱的转变、人们对健康需求普遍提高、健康影响因素多元化等原因，人类健康不仅仅是身体没病，而且还要求身体、心理和社会适应三个方面状态良好。单一地从生物学角度去观察和处理医学问题的生物医学模式已不适应现代社会的需求。一种以人为中心，把人的生物性和社会性有机地结合在一起，由对与健康和疾病有关的生物、社会和心理因素进行综合考察的方法论和医学理论组成的现代医学模式逐步形成，即生物－心理－社会医学模式（bio-psycho-social medical model）。新医学模式的内涵，也正是强调了人文精神在医学科学中的渗透。

这次医学模式的转变，势必将触动医学领域的又一次重大观念的变革，对认识和理解个体医学与群体医学的关系、生物医学与社会医学的关系、微观医学与宏观医学的关系、临床医学与预防医学的关系、防治疾病与促进健康的关系及医学进步与社会发展的关系，都具有重大意义。

（三）生物医学模式与人文精神的缺失

1. 生物医学模式的概念

西方文艺复兴运动以后，医学开始进入实验医学阶段，使生物医学得到蓬勃发展，不同学科分门别类地对人体的形态结构、功能及生理、病理状态下的各种生命现象进行了深入的研究，人体生命的奥秘和疾病的过程、原因、机制逐步被揭示出来。人们运用生物与医学联系的观点认识生命、健康与疾病。关于健康与疾病的认识，人们认为健康是宿主（人体）、环境与病因三者之间的动态平衡，这种平衡被破坏便发生疾病。这种以维持生态平衡的医学观所形成的医学模式，即生物医学模式。生物医学模式认为人体的每一种疾病都具有相应器官、组织、细胞或大分子的形态和（或）理化改变，都有确定的生物和（或）理化的原因，从而能找到相应的治疗手段。其局限性主要表现在片面注重于人的生物学属性而忽略了人的社会学属性，在它的框架内没有给疾病的心理、行为和社会因素留下余地。生物医学模式取代自然哲学医学模式本身就是历史的进步，是对古代医学的革命性超越，表现在"知性"思维方式取代朴素唯物主义思维方式，这种思维方式作为更"科学合理"的思维方式出现。

19世纪40年代，霍乱、伤寒等传染病的流行，促使法国化学家巴斯德（Louis Pasteur）和德国细菌学家科赫（Robert Koch）在细菌学方面进行了开创性研究，奠定了疾病的细菌学病因理论基础。德国病理学家魏尔啸（Rudolf Virchow）细胞病理学说的创立，使人们对疾病的认识进入了细胞水平阶段。与此同时伴随着传统自然科学从伽利略、牛顿到20世纪前半叶的辉煌发展，为后人提供了先进的分子生物学、遗传工程、生物医学工程、人工器官制造等庞大的科学知识体系和临床技术，为解决临床医学和预防医学的重大难题提供了科学基础，推动了整个医学由经验走向科学。这是人类探索人与自然奥秘的不可逾越的必经阶段，甚至在当前乃至将来，这一思维方式将继续推动生物医学的发展。然而这种思维方式忽视了世间广泛存在的联系和发展的属性，忽视了包括人在内的、大自然的简单稳定系统背后的初始条件和约束条件的"复杂性"，限制了人们的视域和思路，只限于把人作为单一静止的物质运动形态去研究。

生物医学模式奠定了实验医学的基础，不仅促进了对人体生理活动及疾病的定量研究，而且推动了特异性诊断和治疗的发展。在这种医学模式下，传染病得到了控制，病死率下降，人类相继克服了临床手术中的感染、疼痛和失血三大难关，手术成功率大大提高。在疾病预防领域采用杀菌灭虫、预防接种和抗菌药物三大武器，取得了卫生革命的第一次伟大胜利。

2. 生物医学模式下人文精神的缺失

在医学科学发展进程中，生物医学模式在很长的一段历史时期发挥着重要作用，作出了不可磨灭的贡献。然而20世纪以来，随着人口结构、疾病谱、自然环境和社会环境的变化，导致心理、行为习惯、生活方式及社会因素对健康和疾病的影响增加，生物医学模式的缺陷日益显现出来。

首先，生物医学模式承认人的生物属性，而忽视了人的社会属性。随着科学技术的发展和生产力的提高，人们的生活方式、人际交往和生活节奏发生了许多变化。这些社会因素对人体健康的影响越来越突出。另外，人类疾病谱和死因谱发生了转变，威胁人们健康及生命的主要疾病已不再是传染病，而是恶性肿瘤、心脑血管疾病等慢性疾病、精神疾病及意外伤亡。这些疾病的产生和蔓延与人们的社会环境、心理状态、生活方式和行为习惯有密切的关系，单纯用生物学观点，单纯依靠生物制剂和手术、药物等，事实证明是劳而无功的，有时甚至一无所获。然而，很多医生把人仅仅作为一个生物体来对待，认为疾病是细胞或分子结构的异常，死亡是分子的瓦解，对人的情感、思想及各种社会、心理因素却漠不关心，殊不知这些因素与人的疾病转归和身心健康有着密切关系。

其次，生物医学模式忽视了人的整体性。人是一个整体，人体的各部分组织和器官，都是紧密相连、互相影响的。然而生物医学模式对应的是形而上学的机械唯物论，其思维特点是把事物过程截断为一个个的横断面，或把整体分解为一个个的侧面，由此导致将事物的过程静止化、孤立化、简单化、非过程化，对事物的理解片面、抽象。在医学实践层面表现为把人体看成是机器零件，把人看成是由生物指标决定的脱离心理、社会因素影响的纯生物人；对疾病的认识是一因一果的线性还原论；医学理论研究是分支林立，学科相互之间井水不犯河水，学科交叉研究成了"无人区"。理应作为整体的病人被现代医学的诊疗模式和程序所分割，现代医学演变为"系统或器官主导型医学"，而忽视了人的整体性。

再次，生物医学模式造成技术至善主义。与20世纪以前以规范化照顾为主的医学不同，现代化医院里装备了各种高精尖的诊疗仪器和设备。医生们凭借这些仪器设备准确、动态、自动地诊断、分析疾病的原因和机体的功能变化。肾透析机、心肺机、起搏器、人工脏器等治疗仪器在临床治疗中也发挥着重要作用。医生更多的注意力被吸引到寻找致病原因、分析异常值、发现细胞或分子结构和功能的变化上。医生们相信技术决定一切，而花大量时间去钻研技术、熟悉仪器设备，却极少有时间和精力去真正考虑与病人进行思想感情的沟通。

最后，生物医学模式带来物质化倾向。生物医学模式促进了技术至善主义的形成，而张扬技术至善主义的潜在动力是追求更大的经济利益。市场化促使人们不断追逐物质利益，必然对最具人文精神的医学领域带来巨大冲击，以致追求更大的经济利益成为医疗服务的潜在动力，致使医疗行为的许多方面和环节都表现出物质化倾向。如果医疗服务过多地关注经济利益，必然会削弱对病人的人文关怀。甚至在某些医务人员手中，现代医学成为"利益或市场主导型"医学。生物医学模式只从生物学的角度和还原方法分析研究人，就必然把人的心理、社会因素抛弃了，关爱病人的伦理观念也淡漠了，医患关系不如从前。这在某种程度上是倒退了，使病人与疾病分离，为了探求发病因素，找出病原体及关键的生物学变量材料，往往把病人的排泄物、病理组织标本拿来，孤立地进行检验，作为整体的活生生的人的形象完全消失了，看到的只是体液和细胞，而病人的社会、心理因素却完全被忽略或遗忘了。这样，病人与疾病、自然的人与社会的人、生理的人与有头脑有理想的人被割裂了。

（四）生物－心理－社会医学模式让人文精神回归医学

1. 生物－心理－社会医学模式的概念

1948 年世界卫生组织（WHO）给出的健康定义里即包含了在身体上、精神上和社会适应上的完好状态。1977 年，美国罗切斯特大学精神病学和内科学教授恩格尔（Engel）在此基础上提出生物－心理－社会医学模式，又称"恩格尔模式"。恩格尔指出："为了理解疾病的决定因素，达到合理的治疗和卫生保健目的，医学模式必须考虑到病人、病人生活的环境及由社会设计来对付疾病的破坏作用的补充系统，即医生的作用和医疗保健制度。"这就是说，人们对健康和疾病的了解不仅包括对疾病的生理（生物因素）解释，还要包括病人（心理因素）、所处的环境（自然和社会因素）及医疗保健体系。

2. 生物－心理－社会医学模式对医学、卫生事业和医学教育的影响

生物－心理－社会医学模式确立了心理和社会因素的重要地位。这一模式肯定了心理行为与健康的密切关系，也肯定了社会因素对健康的决定性影响。把以人为本的现代医学人文精神融入到新型医学模式中，医学社会化、多学科融合兼收并蓄，使广大医务人员应用大健康的观点指导医疗实践，医学获得了前所未有的发展，医疗卫生事业取得了史无前例的成就。生物－心理－社会医学模式对医疗卫生事业和医学教育均具有重要影响。

（1）对临床医疗工作的影响：临床医学要求医生了解疾病的同时，应从病人的社会背景和心理状态出发，对病人所患的疾病进行全面分析和诊断，从而制定全面的、有效的治疗策略。逐步摆脱单纯的生物医学思维方式，改变过去"只见疾病、不见病人""头痛医头、脚痛医脚""只治疾病而不治病人，不关心病人背景"的倾向，努力践行生物－心理－社会医学模式指导下临床医疗服务。

（2）对预防工作的影响：生物－心理－社会医学模式强调预防保健工作要注重生物、物理、化学等自然环境因素的作用，同时更不能忽视不良心理、行为及社会因素对人群健康的影响。行为医学在预防医学领域得到充分发展便是一个突出的实例。为进一步提高预防工作效果，现代医学模式要求预防医学从生物病因为主导的思维模式，扩大到生物、心理、社会的综合预防策略和措施。

（3）对卫生服务的影响：生物－心理－社会医学模式对卫生服务的影响可归纳为"四个扩大"。一是从治疗服务扩大到预防保健服务。随着社会发展和疾病谱的变化，影响疾病的因素已经从单纯的生物病因转向多元化的社会、心理和行为因素。因此必须采取综合性预防保健策略，如合理膳食、适当运动、保持心理健康等，取得比单纯治疗更加积极的效果。在提供预防保健服务方面应倡导三级预防的理念，即一级预防（病因预防）、二级预防（三早，即早期发现、早期诊断、早期治疗）、三级预防（防止疾病引起伤残和劳动能力丧失）。近来有学者提倡四级预防，即在病因预防前增加社会预防的内容，如采取增加资源投入、培训人员和加强计划评价等主动积极的预防措施。二是从生理服务扩大到心理服务。现代医学模式在强调生理服务重要性的条件下，特别注重心理、社会服务在健康服务中的重要性。咨询、安慰和调适等都对恢复健康有重要作用。医务人员特别是全科医生应在

笔记

新的医学模式指导下，掌握心理学的基本知识，为社区居民提供全方位服务。三是从医院内服务扩大到社区服务。服务模式从医生在医院内坐等病人上门求医转变为医生走出医院。深入社区为广大居民服务是现代医学模式不断发展的结果。全科医学和社区服务正是适应了这种医学模式转变的要求。全科医生以社区为基础，向固定居民提供融医疗、预防、保健、康复、健康教育和计划生育技术指导于一体的连续性综合服务。医院等级划分开始淡化，逐步转向医疗中心和社区卫生服务中心。社区卫生服务中心按照"以人为中心、以家庭为单位、以社区为基础"的原则向老年人、妇女、儿童和残疾人等重点人群提供卫生服务，发展社区卫生服务中心已经成为卫生改革中的重中之重。四是从医疗技术服务扩大到社会服务。在生物－心理－社会医学模式框架下，单纯的技术服务已不能满足广大人民群众日益增长的健康需求。社会心理服务凸显出它的重要性。许多医疗机构开始开展老年保健上门服务、心理咨询和行为指导、饮食指导等服务项目，深受广大群众的欢迎。

（4）对医学教育的影响：在医学教育方面，生物－心理－社会医学模式为医学教育教学的改革提供了依据。医学院校建立了一系列社会学、经济学和行为心理学等学科，这些学科与传统的基础医学、临床医学与预防医学融会贯通，形成了多学科交叉态势。

三、医务人员的基本素质

（一）人文素质

人文素质是指知识、能力、观念、情感、意志等多方面因素综合而成的一个人的内在品质，表现为一个人的人格、气质、修养。人文素质修养是通过学习、实践与感悟等，使人类优秀的文化成果内化为自身的人格、气质和修养，从而成为维系社会生存和发展的重要因素。人文素质对于专业素质、身心素质、道德素质的养成和提高具有很大的影响和很强的渗透力。

医学人文素质修养是人文素质修养的一个分支，其在包含人文素质修养共性的同时还具有独特的关注视角和鲜明的特色。医学人文素质的内涵集中体现在对病人的生命和健康、权利和需求、人格和尊严的关心、关怀和尊重。医务人员不仅与疾病打交道，而且与人打交道。医务人员如果没有较高的人文素质，难以想象他会具有高尚的思想道德境界和人生追求，也很难想象他的业务水平和专业技能会得到充分发挥和更快提高。医务人员在学习医学理论知识和临床实践技能的同时，还要学习人文知识、培养人文精神。中外有识之士一致呼吁，人文精神是人类不能失落的精神家园，人文素质是 21 世纪劳动者必备的素质和修养。医务人员更应提高文化素质，通过学习文、史、哲、艺术等人文社会科学知识，提高自己的人文素质。

1. 宽厚广博的科学文化知识

科学文化基础知识是成才的基础，许多事业成功的科学家都具备深厚、广博的基础知识。如 DNA 结构的发现者沃森和克里克具有坚实的物理学、数学基础，卫生学奠基人彼腾科费尔（M. Petkofer）具有良好的化学素养并通晓物理学和化学研究方法。全科医学涉及的知识面更为广泛，涵盖临床医学、预防医学、康复医学、

笔记

人文科学、心理学、社会学等学科。因此，全科医生更需要具备广博的科学文化知识，学会主动适应现代医学发展的需要，全方位提高自己的服务能力。

2. 传统和近现代文化修养

医务人员必须善于学习和吸收民族优秀的文化传统，学习和借鉴世界各国文化的优秀成果，培养深厚的人文知识功底。我国传统文化非常重视提高自身文化修养。儒家代表作之一《大学》中明确提出"自天子以至庶人以修身为本，欲修其身，先正其心；欲正其心，先诚其意；欲诚其意，先致其知；致知在格物"。受此文化的影响，我国古代的名医都把文化修养放在比技术学习更重要的位置。

此外，医务人员不能把视野仅局限在我国民族传统文化上，还应该放眼世界，了解近现代西方文化的发展史，学习西方科学的理性精神和人文精神。西方文化发展到现代，越来越重视人本主义精神，如萨特存在主义学说关于主体的自由和责任思想，马斯洛关于人的需要层次论的观点，兰德曼、本尼迪克等关于文化在人们的创造中的作用的观点等，对于其中的优秀部分需进行学习和借鉴。

3. 哲学修养

哲学是关于世界观和方法论的学问。任何一位医学家或发明家在从事科学活动的时候，都是以一定的思想、文化为背景的，其中世界观和方法论起着非常重要的作用。医学是自然科学与人文社会科学交叉结合的综合性学科。用辩证唯物主义的世界观和方法论指导全部医学活动，是我国医务人员的重要修养。医务人员面对的是病人，要想对病人做出正确的诊断和治疗决策，不但要掌握丰富的专业知识，而且需要具备多维的思维方法和较强的思维能力。学习和领会唯物辩证法的基本观点和方法，不仅能够加强思想修养、提高文化素质，而且可以培养和提高临床思维能力。哲学素养是个人素质的灵魂，具备良好的哲学素养，有利于医务人员透过纷繁复杂的现象，看清隐藏在后面的客观规律和本质，而这种洞察力是医学科学进步的关键，也是做好医疗工作的关键。

4. 审美修养

审美修养既与德、智、体等素质有着密切的关系，又有着自身的独特功能，它主要是通过对美的欣赏，来打动人的感情、净化人的心灵、启迪人的智慧、陶冶人的情操，培养和谐发展的个性。审美对医务人员也同样会产生积极作用，医务人员可以通过提高自身审美修养，实现人与社会、人与自然、感性与理性的和谐统一，从而创造和谐有序的生活。广大医务人员可以通过养成广泛而健康的审美兴趣，培养健康的审美心态，提高审美能力等方面提高自身的审美。

5. 现代意识修养

医务人员必须紧跟时代潮流，强化时代精神，坚持与时俱进、完善自我、发展自我，才能不落伍、不掉队。

（二）思想道德素质

良好的思想道德素质是医务人员整体素质的基础。优秀的医务人员不仅要掌握精湛的专业知识和技能，而且要具有高尚的思想道德素质。具备了良好的思想道德素质，就会积极主动地去解除人们的病痛，尽最大努力提高自己的业务水平，更好

笔记

地促进病人健康。因此，对医务人员的道德品质的要求并不亚于对其医疗技术水平的要求。道德是有层次的，医务人员的道德品质应是高层次的，既包括高尚的公民道德，又包括良好的职业道德。

1. 高尚的公民道德

社会主义道德建设要坚持以为人民服务为核心，以集体主义为原则，以爱祖国、爱人民、爱劳动、爱科学、爱社会主义为基本要求，以社会公德、职业道德、家庭美德为着力点。

中共中央颁布的《公民道德建设实施纲要》提出了"爱国守法、明礼诚信、团结友善、勤俭自强、敬业奉献"的公民基本道德规范。医务人员要同所有公民一样，遵守公民道德。要提倡和发扬集体主义精神，尊重人、关心人，热爱集体、热爱公益，扶贫帮困，为人民、为社会多做实事，反对和抵制拜金主义、享乐主义、个人主义。

2. 良好的职业道德

首先，要坚持全心全意为人民身心健康服务的理念。医务人员应当坚持"救死扶伤，实行革命人道主义，全心全意为人民身心健康服务"的医德原则，以病人的生命和健康利益为重，急病人之所急，想病人之所想，帮病人之所需，为病人之所求，不图名利，不计报酬，全心全意为人民的身心健康服务。其次，要有高度的责任感。医务人员应该牢记自己的职责：解除病人病痛，保障人民身心健康。在为病人诊治疾病过程中，要小心谨慎、极端负责、一丝不苟，使病人得到及时、正确的治疗。医务人员还要树立起责任感，自觉把病人的健康和利益放在第一位，把抢救病人视为神圣的使命和义不容辞的光荣职责，能自觉自愿地、无条件地奉献出自己的全部。

3. 要有爱心和同情心

一个人只有拥有爱心和同情心，才能竭尽全力地去帮助他人。古人把医学称为"仁学"，把医者之心称为"父母心"，认为医务人员应该具有爱心和同情心。在诊疗过程中，医务人员要关心、同情病人的痛苦、处境和命运，时时、事事、处处把解除病人的痛苦和维护病人的利益放在第一位。医务人员的爱心和同情心是建立和维护良好医患关系的基础。

4. 培育"慎独"境界

医务人员在医疗活动中要想到这是自己的职业，是应尽之责，要正确处理好义与利的关系，时刻把维护病人的健康和利益放到第一位，设身处地地为病人着想。只要能设身处地地为病人着想，形成"慎独"境界，就会成为一名高尚的临床医生。

（三）社会适应能力

医疗卫生服务社会化从客观上要求医务人员必须具有较强的社会适应能力。在知识经济时代和信息时代，在社会变革不断深化，人民群众医疗卫生服务需求日益增长的新形势下，对医务人员的社会适应能力也提出了更高的要求。

在各国的全科医学专业训练项目中，均将医学人文素养、人际沟通与交往的能

笔记

力等放在与医学知识、技术同等重要的位置，并融汇在全科医生对社区常见病的临床诊疗能力和长期提供综合性照顾的能力、预防保健能力、服务管理能力等医疗服务中。

第三节　全科医生的基本素养

2011 年国务院《关于建立全科医生制度的指导意见》指出：全科医生是综合程度较高的医学人才，是基层医疗保健的主要承担者，对个人、家庭和社区提供优质、方便、经济、有效、一体化的基本医疗服务，被称为居民健康的"守门人"。由于全科医生的服务涵盖了不同的性别、年龄、阶层的群体，内容涉及人们生理、心理、社会各层面的健康问题，工作的性质决定了全科医生必须具备除普通医生相同的基本素养外，还需具备特殊的专业素养，如处理范围广泛的常见健康和疾病问题的能力，评价个人心理行为问题的能力，服务家庭、社区的能力等（图 2-1）。

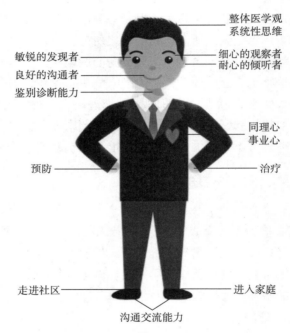

图 2-1　全科医生综合能力示意图

案例 2.6

杜雪平教授是首都医科大学复兴医院月坛社区卫生服务中心主任，也是位全国知名全科医学专家。在 2021 年，北京卫视为庆祝 5 月 19 日"世界家庭医生日"举办的《根在基层爱在身边》节目中，杜教授入选"感动北京最美家医"。她说，她的职业生涯前半生是一名心内监护室的专科医生，每天都在抢救心肌梗死的病人，对自己的专家门诊仅提供断点式的专科医疗不满意。她的愿望是让更多的人走不到心肌梗死这一步，让更多人不再进入监护室。因此在 20 多年前，中国的全科事业刚刚起步时，她就立志转行做一名社区全科医生，为社区居民提供连续性、可及性的全生命周期的照护，从疾病下游的被动医疗走向上游的主动干预，从以治疗为中心走向以人为本的防治结合的健康维护者。在第 63 届世界卫生大会上，世界卫生组织将 2010 年度笹川卫生奖授予了杜雪平教授，这也是所有全科医生的骄傲。

从杜教授在全科医学方面取得的成就来看，做一名优秀的全科医生应具备优秀的人文素养、高尚的职业道德、扎实的临床医学知识和不断超越自我的能力。全科医生应具备的职业素养可以从以下三个方面来阐述。

一、医学理论素养

一名合格的全科医生应具备的知识结构和能力，主要由全科医学的基本原则和全科医生所服务的人群、所需要解决的问题、所处的社区环境、所拥有的资源作用来确定。因此全科医生不是将所有的知识和能力机械地叠加在一起，而是融合实用性、先进性、针对性和整体性于一体，作为一个完整的医生为完整的服务对象提供健康照顾。

对于全科医生应具备的知识结构，有人认为全科医生就是"全能医生"，应该什么病都会看。这是一种误解。

首先，一个人的精力是有限的，不可能掌握日新月异的所有医学知识，全科医生在有限的时间内选择性地掌握能胜任职责所必需的知识即可。即全科医生所掌握的知识是有所选择的，由于他们所面临的问题明显与专科医疗不同，因此医学知识结构也就与其他专科医生所掌握的知识是有明显区别的。例如，在神经内科方面，全科医生需掌握一般的神经病学概论、神经系统检查方法，能识别神经系统社区常见病、多发病并予康复管理，而对于神经病学中少见病、罕见病等亚专科疾病仅需了解即可。

其次，也有人认为其他专科医生总比全科医生懂得多，他们才是专家。确实在某一特定专科医学领域的知识深度方面，全科医生不及专科医生，但是全科医生在知识广度尤其医学知识的整体性、社会性和人文性方面占有明显优势，这两者实际上是没有可比性的。

再次，全科医生与专科医生面临的问题不同，看问题角度不同，也就采用不同的思维方式来指导解决临床问题。这也要求全科医生是综合性医学人才，全科医学是一门独立的平行于其他专科的临床医学二级学科。全科医生应具备的医学理论知识主要有以下几方面：

（一）全科医学专业知识

全科医学专业知识主要包括两大部分，即全科医学基本理论和全科医疗实践中需要的学科研究理论。应掌握内容有全科医学概述、全科医学的基本原则和人文精神、全科医生的诊疗思维、全科医学的学科研究、职业继续教育等。

（二）以疾病为基础的医学知识

这是全科医生作为一名临床医生应掌握的最基本的知识，分为基础医学学科知识和临床医学学科知识，如人体解剖学、生理学、病理学、病原学、诊断学与治疗学，内科学、外科学、妇产科学、儿科学、中医学等，掌握各学科的基本理论、基本方法，有能力将以上知识进行横向整合，形成关于人与疾病的完整印象。除此之外，全科医生还需掌握医学更新的指南或同行共识意见。

（三）以病人为中心的学科知识

帮助全科医生理解人、理解病人、服务于病人所需要的交叉学科和边缘学科知识，有心理学、医学心理学、医学伦理学、哲学等学科知识。

（四）以家庭为单位的学科知识

源于全科医生对病人及其家庭的关注，掌握家庭系统理论和家庭动力学理论，服务于家庭所需要的知识和技术，如家庭心理学、家庭社会学、家庭伦理学、家庭治疗学等。

（五）以人群为对象的学科知识

根据研究健康问题的需要，主要结合公共卫生专业内容如公共卫生学、流行病学、医学统计学、社区医学、卫生经济学等知识，整合成独特的以社区为范围、以预防为导向、以包括患者和健康人群为对象的理论知识。

二、诊疗技能素养

案例2.7

宁波市海曙区白云街道社区卫生服务中心有一位五星级的家庭医生——毛泽燕医生，同时也是全科科室主任。她2016年被评为浙江省优秀基层医生，2017年获得"宁波好人"称号。她始终本着"患者无小事""用心服务人"的精神，以满腔热情全身心投入到社区卫生服务中。她医德高尚，工作严谨，不怕脏累不怕烦，无论坐诊还是出诊，都能依据患者的病情、需求和背景情况，拟定好诊疗方案，为社区居民提供个性化、人性化、连续性、整体性的健康照顾，被人们称为"众家囡"，拥有不同年龄的众多"粉丝"。她的事迹和工作经验经媒体报道，为社区签约式家庭医生服务工作推广起到了积极的作用。

如果说杜雪平教授是来自综合性医院的全科医生代表，那么毛泽燕医生则是社区基层全科医生的代表。她在工作中刻苦钻研，不断提高全科医疗服务技能，与病人及家庭建立朋友式的医患关系，充分利用有限的资源，为社区居民提供防治保康一体化的健康照顾，受到居民的肯定，她个人也获得了社会的尊重和职业成就感。

全科医学的基本原则决定了全科医疗泛而广的应诊任务，作为居民健康和控制医疗费用支出的"守门人"，全科医生应该是一个耐心的倾听者、敏锐的发现者、细心的观察者，应清楚病人的真正需求是什么，解决问题的途径有哪些，最佳方案是什么，有哪些可利用资源，如何有效合理使用卫生资源等。因此解决健康问题，是从理论到实践的过程，全科医生除了具备上述的知识结构外，还需要具备以下实践能力。

（一）人际交往能力

全科医生立足于社区，是病人及其家庭的朋友，只有掌握娴熟的人际交往技能，善于协调多种关系，才能充分利用家庭资源、社区资源、社会资源和医共体医院资源，为病人及其家庭需提供协调性、综合性、连续性的医疗保健服务，才能有效便捷地解决社区中遇到的医疗卫生问题。

善于与病人或家属进行沟通交流，能与病人建立朋友式的医患关系，通过交流，理解病人，接受患病体验，评价反馈病人的需要与期望，鉴别出真正的病因是什么，能对病人进行机会性健康教育，改变错误的健康信念，鼓励病人改变不良行为，最终把有问题的人转变成解决问题的人。

（二）解决社区常见健康问题的能力

社区全科医生没有高精尖医疗仪器设备可利用，但能解决社区80%以上的健康问题，这得益于全科医生特有的临床诊疗思维模式、娴熟的问诊技巧、规范细致的体格检查。对全科医生来说，诊断和评价健康问题最好的检查工具是耳、眼、鼻、口、手，最好的诊断策略是倾听，利用病人背景，整合临床资料，以问题为导向的诊疗模式。

解决社区常见健康问题的能力表现在：熟练地判断个人健康问题的属性，鉴别出危及生命的急危重症，做到适当处理或精准转诊；掌握基本的临床操作技能，如胸腔穿刺、腹腔穿刺、导尿术、灌肠术、肌内注射、静脉注射，能提供整合的医疗技术、健康教育、心理咨询、预防保健、康复指导等卫生服务，推进分级诊疗，维护和增进人群的健康。

（三）服务于家庭的能力

全科医生实施家庭医生签约制服务，能运用家庭动力学理论和家庭系统理论，评价家庭的结构和功能、家庭生活周期和家庭资源状况，对家庭问题保持敏感性，善于鉴别出有问题的家庭及其成员，帮助有缓和医疗需求的家庭处理医疗、情感、生活工作等问题，充分利用各种资源组织和实施家庭治疗，及时为个人及其家庭提供指导、预防和咨询，促进患病成员尽早康复，顺利度过家庭危机阶段。

（四）服务于社区的能力

全科医生需立足国情，树立大卫生观念，组织必要的社区调查和社区筛查，利用卫生统计学、流行病学的方法进行社区诊断，对流行病、传染病、职业病、地方病和慢性非传染性疾病实施有效的监测和控制，协助政府部门制定和实施社区卫生计划，为辖区的企事业单位、院校提供群体卫生保健服务。

（五）领导与管理能力

全科医生作为基层医疗服务团队的核心人员，需具备领导管理能力，分析社会人群健康需求，有信心参与医疗竞争，调整服务策略，适应我国的经济体制改革和卫生体制改革，提高医疗服务的经济效益与社会效益。对团队成员进行服务质量管理、人事管理、财务管理、药品管理。遵守法律法规，遵守社会道德，遵守医学伦理基本原则，并能正确处理医患纠纷。

有管理居民健康档案的能力，对档案资料进行分类整理、统计分析，了解社区居民的健康状况和卫生服务需求，利用健康档案为个人及其家庭提供系统化、连续性的个体化服务；能把档案作为科研资料开展有关的研究，为政府部门制定健康战略目标提供可靠依据。

（六）正确运用循证医学的能力

随着信息大数据时代的到来，临床医学已开始从经验医学向循证医学转变。循证医学的核心思想是将临床证据、医师经验与患者意愿三者相结合，综合考虑制定医疗决策，可以在全科医学实践中运用。在拟定解决病人健康问题的决策时，全科医生有责任使用目前最高级别的医学证据，不管是一个非常小的手术或是某一疾病的药物选择，如果最佳证据显示，某种方法与我们习惯使用的方法相比更有效，那么全科医生就应告知病人此种替代方法，充分尊重病人的知情同意权或拒绝权。相反，如果发现我们使用的某一方法，目前没有证据显示是最合适的或证据级别不高，就没有必要强行改变。

当然全科医生在临床实践中使用循证医学时还应秉持一种科学的态度，去检验、评价新方法、新理论的级别证据，以确保病人身心健康安全。

三、学习与自我发展的能力

全科医生的日常工作相对是比较烦琐和基础性的，容易导致知识陈旧或技术落后。在知识经济快速发展的时代，为及时了解医学进展，保持科学态度和自我发展趋势，不断提升基层医疗服务质量，全科医生应树立终身学习的理念，把学习和自我发展贯穿于一生是全科医生的关键素养之一。全科医生应注重任何时机、场合的医学继续教育，接受新知识，更新理念，始终保持对全科医疗事业的兴趣和热情，保持对服务对象的同理心和仁爱，将维护宝贵的生命和健康作为崇高的职业，才能有足够的毅力克服种种困难，提升职业成就感、荣誉感。积极倡导全科医生在实践中不断积累经验，借鉴国内外经验，用心探索研究，发挥团队合作精神，达到共同发展。

全科医学基本原则、医学人文精神、医学素养、医学模式的关系见图2-2。

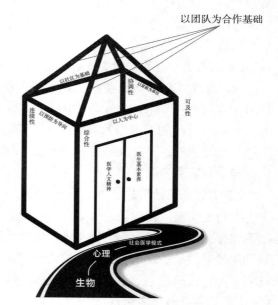

备注：
梁——以人为中心的健康照顾，以家庭为单位的健康照顾，以社区为基础的健康照顾，以预防为导向的健康照顾
柱——连续性照顾，综合性照顾，可及性照顾，协调性照顾
顶——以团队为合作基础
门——一扇门是医学人文精神，一扇门是医生基本素养
路——生物-心理-社会医学模式

图2-2　全科医学基本原则、医学人文精神、医学素养、医学模式关系图

笔记

思考题

1. 全科医学的基本原则有哪些?

2. 生物医学模式对医学人文的缺失表现在哪里?

3. 医务人员的基本素质包括哪些?

4. 全科医生应具备的医学理论素养包括哪些?

5. 谈谈一名合格的全科医生,应具备的诊疗技能素养有哪些?

（茅月存　陈童恩　蒋巧巧）

数字课程学习

P 教学 PPT

第三章　以人为中心

学习提要

1. 全科医学提倡以人为本，全人照顾，理解病人与疾病的内涵及其间的内在关联，用"以人为中心"的理念和整体观念来维护大众健康。
2. 全科医生提供的基层医疗卫生保健服务，是一种高质量的以人为中心的健康照顾，完全符合全科医学学科的性质和基层医疗需求。
3. 以人为中心的健康照顾：全科医生应诊任务中的4项主要任务，以病人为中心的接诊模式，全科医疗的问诊方式。
4. 健康信念模式及以人为中心的健康照顾的理论基础和实践意义。

思维导图

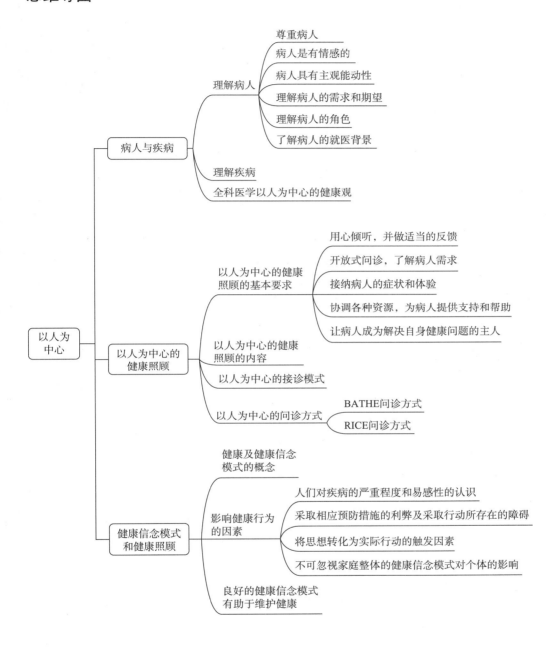

- 以人为中心
  - 病人与疾病
    - 理解病人
      - 尊重病人
      - 病人是有情感的
      - 病人具有主观能动性
      - 理解病人的需求和期望
      - 理解病人的角色
      - 了解病人的就医背景
    - 理解疾病
    - 全科医学以人为中心的健康观
  - 以人为中心的健康照顾
    - 以人为中心的健康照顾的基本要求
      - 用心倾听，并做适当的反馈
      - 开放式问诊，了解病人需求
      - 接纳病人的症状和体验
      - 协调各种资源，为病人提供支持和帮助
      - 让病人成为解决自身健康问题的主人
    - 以人为中心的健康照顾的内容
    - 以人为中心的接诊模式
    - 以人为中心的问诊方式
      - BATHE问诊方式
      - RICE问诊方式
  - 健康信念模式和健康照顾
    - 健康及健康信念模式的概念
    - 影响健康行为的因素
      - 人们对疾病的严重程度和易感性的认识
      - 采取相应预防措施的利弊及采取行动所存在的障碍
      - 将思想转化为实际行动的触发因素
      - 不可忽视家庭整体的健康信念模式对个体的影响
    - 良好的健康信念模式有助于维护健康

笔记

医学从本质上讲是关于人的科学，研究人的健康和疾病问题，着眼的是在疾病中最需要帮助的人，目的是解除人的病痛，提高生命的质量。疾病和病人是两个完全不同而又密切相关的概念，病人是疾病的载体，有丰富的情感和背景，但不等于躯体、精神、社会方面的简单叠加。在全科医生眼中，病人是一个完整的人，在了解病人及其完整背景的基础上来发掘病因、治疗疾病、预防疾病。全科医疗最关注的是人，因此在为病人寻求治疗或缓解病痛时，也强调通过对患病的人的同情、关心和爱护，给予情感上的照顾。全科医学崇尚以哲学的态度、理论、思维和方法来指导、完善理性医学活动中的欠缺和不足，也进一步推动了现代生物 – 心理 – 社会医学模式的发展和广泛运用。

全科医生是基层医疗保健服务中的核心力量，服务的对象包括患病群体，也有健康人群，需满足不同群体对健康的需求，必须与不同的服务对象建立良好互动的关系，因此以人为中心的健康照顾的原则是基石。这包括两大方面的内容：首先是理解病人，服务于人，满足人民对健康的需求和向往。二是理解疾病，治疗疾病，预防疾病，维护健康。对全科医生而言，以上两个方面是相互影响、不可分割的。不理解病人，就无法理解病人对所患疾病的主诉和体验；而不理解疾病，就无法进行治疗，也无法服务于病人。全科医生在理解病人的基础上来处理疾病，满足病人的健康需求，这是全科医生开展工作的灵魂所在。

🗨 案例 3.1

诊所进来一位腼腆的小伙子，他说咳嗽、咳痰2周了还没好转，今天特意请假来就诊。

全科医生耐心地询问了病情，了解到患者的咳嗽、咳痰以早上起床后最多，有时为黏稠黄痰，但没有发热，也没有胸闷、气急，自己在药店买了止咳糖浆服用，但迟迟未见好转。全科医生也询问了他的工作、生活情况，原来患者刚大学毕业参加工作，感觉工作紧张、有压力，2周前加班后碰巧淋雨着凉感冒了，因工作忙也没时间到医院就诊。

根据病情，全科医生安排了血常规和胸部 X 线拍片检查，结果提示右侧肺炎。小伙子一听是肺炎，就很担忧和紧张。医生给予安慰和病情解释：非常理解他目前的工作、生活状态，虽然是肺炎，但没有发热、胸闷等症状，经病情评估，属于轻症肺炎，而且年纪轻，也没有基础疾病，可以在门诊治疗观察，因此也不要太紧张，但一定要注意休息、劳逸结合、饮食健康等，相信通过提高自身免疫功能，会很快痊愈重返工作岗位的。全科医生开具抗炎止咳化痰药等处方，并开出1周休假单，嘱咐他按时吃药，1周后复查。后小伙子按时来复诊，非常开心地说，他的咳嗽、咳痰症状已消失，自觉身体康复了。

上述青年男性肺炎案例中，全科医生在接诊时不但重视就诊者存在的生理症状，而且关注患者的工作、生活，因为我们知道，青壮年患肺炎往往存在劳累、应激等诱因。全科医生非常理解病人那种患病后想休假但又不能休假的处境，对健康的担忧，医生也非常尊重病人，会调动病人自身的潜能，关注患者的需求（尽快康复，重返工作岗位），真正达到以人为中心的照顾。

第一节　病人与疾病

一、理解病人

（一）尊重病人

病人作为社会的人，具有宝贵的生命和人格尊严，也拥有维护自身健康的知情同意权，如病人享有医疗保密权和隐私权，有了解疾病诊治过程中的医疗费用、治疗方案、手术经过的知情权，享有拒绝治疗和实验的权利等，这些都受到法律的保护。医生是一个需要仁心、神圣的职业，对待病人没有贵贱之分。古人云：医乃仁术。全科医生应全面维护病人的尊严和权利。

（二）病人是有情感的

若医生只会使用冷冰冰的生物医学的技术，而忽视了病人的感情需求，那么这个医生仅仅是工匠而已，这也潜伏着医患纠纷的隐患，非常不利于医患双方关系的建立。全科医生重视人甚于疾病，每一位走进诊室的人都是有感情的独一无二的人，其目标不仅仅是寻找有病的器官，更重要的是维护人的整体健康。当一个人处于患病期间，他的心理是脆弱的，需要得到特殊的照顾。在治疗过程中，首先起作用的往往不是药物，而是医生本身。对病人来说，医生才是最好的药物。我们常常会听到病人对医生说：听你这么一说，我不怎么难受了，感觉好多了！全科医生以人为中心的照顾使病人对自身问题得到确认和了解，增加安全感和战胜疾病的信心，调动了感情和意志的内在潜力，这是病人康复最有效的动力。

（三）病人具有主观能动性

当病人出现健康问题就诊时，接诊医生常会替病人做出决定，过分强调手术或药物的作用，而忽视病人的主观能动性和自愈能力。病人也常常被动地接受，不自主地扮演着接受者的角色，对治疗方案、不良反应一知半解，盲目地增加了治疗的危险性。其实病人的生命具有强大的康复潜力，全科医生通过解释、指导、教育来帮助病人，充分利用资源，让病人成为能有效解决自身问题的人来促进康复。

（四）理解病人的需求和期望

对医生来说，来就诊的每一位病人都是有不同需求和期望的，只有在充分了解人的基础上才能更好地把握病人所患疾病和意义。人与人之间有共性也有个性，因此背景不同的病人所需所求也是不同的，所有的医疗保健都应该体现个体化。一种疾病的治疗原则可以遵从规范和指南，但对每一个病人的照顾应该是各不相同的。

（五）理解病人的角色

案例 3.2

2020 年 6 月某周一上午门诊，妈妈带着女儿——一位清秀的高三女生来找医生。由于在学校常规测量体温时发现女生体温 37.6℃，学校老师通知家长，需去医院做进一步检查。经过检查排除了新冠肺炎，结合病史，诊断为月经后期生理性体温升高。医生向女生解释这一现象：由于月经后期孕激素的作用，待月经期后体温就会恢复正常，并开具了复学证明。但女生还是很担心是否是新冠肺炎，每天在家多次测量体温，大多数体温仍维持在 37.5℃左右，因此她不肯去上学，但又担心因为缺课影响高考，心情逐渐变得焦虑起来，也数次到医院要求住院检查治疗，以便让体温恢复正常。后经过医生和家长、老师的反复解释、心理疏导，月经期后体温果然恢复正常，这才回到学校上课。女生最终顺利参加了高考。

🔅 案例 3.3

李大伯陪着老婆来医院全科门诊就诊。这次到医院主要的问题是他老婆干完农活后出现了双下肢红、肿、热、痛。而当他俩走进诊室时，医生还能很清楚地听到李大伯的呼吸声。医生在接诊完他老婆后看着李大伯膨隆的腹部、黝黑的脸，问他是否感到气急气粗。李大伯说，他很早以前就这样了，但能干农活，也没当回事。他老婆马上补充说，他吸烟 30 年了，晚上呼吸声更响亮呢。全科医生建议李大伯戒烟，并进行肺部 X 线检查和肺功能检查时，李大伯说要赶回家干活，没时间而拒绝了。

从上述两个例子中，我们可以发现这是两位截然不同的病人，医生又该怎样接诊这两位病人？或者说，怎样来理解这两位病人呢？

当一个人处于病患或不舒服时，他就从常态的社会人群中分离出来，会有就医求治的需求和行为，会给自己贴上"我是病人"的标签，也就有了病人身份。病人身份又称病人角色，是以社会角色为基础的概念。一个人患病时，其心理和行为都会发生相应的变化，而不仅仅是有病的躯体。1951 年，美国医学社会学家塔尔科特·帕森斯（Talcott Parsons）首先提出病人角色概念，是指病人为适应其情境要求而形成的一些特征性行为。根据帕森斯关于病人角色的理论，病态是一种功能失调现象，是对社会压力的一种反应模式。病人甚至可能希望或多或少长期保持病人角色，因为这样可以免除正常的社会责任，并获得社会给予病人的特权。

第一个案例中的高三女生，本身面临着高考的压力，加之学校对疫情防控的影响，她既希望自己是病人，可以规避学习压力，又希望自己不是病人，能正常上学完成人生的大考，两者之间的矛盾让女生焦虑不堪，反复测量体温，在属于生理性反应情况下甚至要求住院治疗。好在有医生、父母、老师给予帮助，不仅对病情合理解释，更多的是心理上的支持和安抚，让女生恢复到了常态。

第二个案例中，医生凭丰富的临床经验通过视诊和问诊，确定李大伯存在健康问题，但他认为自己一直是这样的，而且能干农活，不当回事，他拒绝了病人这个角色，拒绝了医生给予的建议，也就拒绝了病人的特权——不用干活。

分析李大伯拒绝病人角色的可能原因有：一是农村人群普遍缺少肺部疾病对自身健康影响的常识，认为能干活就不会有病，当然家人也不认为他有病；二是农村

笔记

较城市而言，缺乏社会保障支持和经济条件，作为病人，无论在主观上还是客观上都被要求减轻农活劳动，接受肺康复等治疗，但对生活在农村的李大伯来说，这是很难做到的，也促使他在潜意识中拒绝承认患病；三是李大伯被诊断为呼吸系统疾病，则医生或家人会告诫他要戒烟，但他知道自己戒不了烟而拒绝接受病人角色。

从上述两个案例中，我们可以进一步理解病人角色：病人角色的进入不仅受到疾病性质和严重程度的影响，也受到病人自我评价、经济文化、社会地位的影响。

生老病死是一种自然规律，一生中必然会经历患病，患病是一种生存状态的正常表现，但处于患病状态的人的言行表现与健康人是有所区别的，当他处于病人角色时，他就会主动地或被主动地表现出符合病人角色的特征。

（1）暂时免除或减轻病人的日常责任。也就是说可以免除或减轻其在非患病时所承担的社会角色和义务。例如，一个学生生病时就可以请假不去上学。而一些慢性病病人，在疾病的稳定期，根据病情仍可胜任一定的社会角色。如高血压病人，在他血压升高未控制时，他可以部分免除或减轻原有的工作任务；当他经过治疗，把血压控制平稳时，还是能继续履行正常社会人角色和义务的。当一个人患有某些传染性疾病时，为防止疾病在人群间的传播，控制传染源，切断传播途径，会在一定时间内对该病人免除正常角色义务，直至传染性消除或康复。当病人病情严重乃至需要住院时，可以说就失去了原有的角色，病人角色代替了一切其他社会身份。因此免除的责任范围及持续时间取决于疾病的性质和严重程度。

（2）病人对所患疾病状态是没有责任的。无论是生理上还是心理上的疾患，疾病是超出个体自控能力的一种状态，不是病人本身的过错，因此医生不能责怪病人为什么会得病，也不能要求病人单纯依靠自己的意志来恢复健康，可以免除病人对疾病所造成的问题的责任。如我国刑法第18条第1款规定："精神病人在不能辨认或者控制自己行为的时候造成危害结果，经法定程序鉴定确定的，不负刑事责任，但是应当责令他的家属或者监护人严加看管和医疗；在必要的时候，由政府强制医疗。"

（3）病人应该意识到减轻或免除社会责任是暂时。病人有义务寻求有效的帮助并在治疗过程中与医疗照顾者合作，尽快康复。这种帮助一般来自医生、护士、家庭、社会工作者等，病人有义务与照顾者配合，接受治疗、康复和合理的建议。

（六）了解病人的就医背景

当医生秉持以人为中心的原则接诊一个病人时，首先要了解的问题是：他为什么现在来就诊，他想解决什么问题，他是怎样的一个人，他对医生抱有什么期望。还要了解：病人对自己的问题有什么看法或想法。这些就是病人就医的背景，只有在此基础上，才能了解问题的真正原因，并找到问题的根源，才能正确地处理病人主诉的症状和问题。

1. 病人为什么现在来就诊

我们都有过患病的体验，可以回忆一下是不是每次身体不舒服时都上医院就诊。也许不是，我们会采取一些自我保健的方法，如多休息、喝点水或买点药先试试；也许因为工作忙，没时间上医院，不舒服熬过去了，病也自愈了。但某些疾病确实迫使病人上医院就诊，那么为什么会选择这个时候去看医生？有哪些外在的因素吗？

上医院就诊的可能性取决于疾病的性质、严重程度、人的不同背景等因素。在实际临床中，医生也经常会碰到一些只有轻微症状的人来就诊，甚至是要求急诊，也有不少出现严重症状时还没有就诊或在家人催促之下来就诊的。看来促使病人就诊的原因并不仅仅是疾病的因素，还有人的背景差异。因此，只有将不舒服的症状与人结合起来考虑时，才能发现真正的原因。

Mc Whinney 在他的著作《超越诊断》中，研究了这一容易被人忽视但却很有意思的现象，总结了促使病人就诊的主要原因：

（1）躯体方面的不舒服超过了一个人的忍受程度。不舒服的阈值有很大的个体差异性，如有的人对痛很敏感，打个针也会哇哇大叫，有的人却能忍受严重的疼痛。由于每个人对于疼痛的体验是不一样的，一个人在不同环境下忍受程度也是不一样的，同样疼痛在夜深人静的时候，会让人感觉比白天更重一些。因此，国际疼痛学会对疼痛的定义是：疼痛是一种与组织损伤或潜在的损伤相关的不愉快的主观感觉和情感体验，更强调了疼痛的主观性，可以理解为病人说有多痛，就有多痛。当疼痛超过人的忍受程度时，他就会选择到医院就诊。

（2）心理方面的担忧达到极限。病人出现了可以忍受的症状，但对此症状的担忧和紧张反而是无法忍受的，也会迫使病人就诊寻求帮助。在日常生活中，最多见的可能就是恐癌症，如某人刚得知旁人得了肺癌，这几天刚好出现咳嗽，加之有长期吸烟史，这样会让他很恐慌而就诊。

（3）出现信号行为。病人既没有难以忍受的症状，也没有紧张和焦虑，但在日常生活中偶尔出现不适或体检中发现异常，病人或医生认为有必要做进一步检查。如一位青年女性，听到大声说话时会出现心慌、心悸，在安静时则没有症状，当她向签约医生咨询时，医生通过听诊发现心律失常，进一步检查确诊为甲状腺功能亢进，全科医生及时地给予转诊内分泌科。全科医生需要对出现的信号行为进行仔细鉴别，有利于一些疾病早期发现和诊断。

（4）出于健康管理方面的原因。如入职、离职岗位健康检查、出具医疗证明等需要。

（5）机会性就诊。病人恰好有机会来医院接近医生，顺便咨询自己的某些症状。例如一位陪着父亲就诊的儿子，顺便提到自己有头晕，医生给他测量血压时发现血压升高，嘱咐他要自我监测血压，数天后复诊，确诊为高血压。机会性就诊类似于筛查，也有利于常见病的早期发现。

（6）周期性健康检查或预防。没有不适，例行健康检查，这取决于医疗资源的可及性和人们对健康信念的模式。

（7）随访需要。主要是针对慢性疾病需要约定管理的群体，如家庭医生签约的高血压、糖尿病人群。随访目的有：利于疾病的管理，如掌握病人血压、血糖控制情况，发现并发症，监测药物不良反应等；利于维护良好的医患关系，增加病人依从性；出于职业兴趣和临床研究需要，如疑难杂病的观察和资料收集，药物的临床试验等。

由 Anne Stephenson 主编的 *A Textbook of General Practice*（第 3 版）一书中提到，人们就诊于全科医生的原因主要包括：出现新的医疗问题，慢性问题的急性发作，既往急性会诊后的随访，对症状的关注（如可能在杂志上或互联网看到了与自己相似的信息），讨论去看另一位专科医生（需要转专科就诊），健康体检结果的咨询，为了获得治疗的重复用药，保险体检或职业体检（如出租车司机医疗保险），填写医疗表格或证明。

2. 病人是一个怎样的人

医生可由近及远了解就诊者的完整背景，包括个人背景、家庭背景、社区背景和社会背景。各背景所包含的信息内容见表 3-1。

表 3-1　人的背景名称及内容

背景名称	背景内容
个人背景	性别、年龄、性格、经历、爱好兴趣、需求动机、能力志向、防御机制
家庭背景	结构、功能、角色、关系、资源、生活周期、交往方式、生活习惯
社区背景	团体、网络、文化、习俗、环境、资源、影响力、服务设施
社会背景	文化、职业、经济状况、政治地位、人际关系、宗教信仰、社会支持、价值观

医生要了解这些背景，绝非在一次就诊中就能完成，可以借助家庭医生签约制服务，与病人及家庭建立一种朋友式的关系，在提供连续性服务中不断深入、全面地去了解服务对象的背景资料，通过全科医生不断整合资料、分析问题，在以人为中心的原则之下，利用这些背景资料为其解决健康问题。

3. 病人对医生的期望是什么

🌀 案例 3.4

一位牙疼了整整一晚的青年男性病人，捂着肿胀的左腮帮子来就诊，他的期望是能从全科医生这儿得到一颗止痛片，以便能回单位完成昨天未完成的工作。而年轻的医生出于对病人的关心，仔细询问牙痛的疼痛性质，解释牙痛的原因并叮嘱要去看口腔科，却迟迟不开止痛片。病人不耐烦，与医生争吵起来，最后病人还投诉医生态度不好。

病人来就医总是带着一些期望而来，可以说病人的满意度取决于医生满足病人期望的程度。案例中青年男性病人因牙痛整晚没睡，而且还耽误了工作的完成，这时候解决疼痛是他迫切的需求，而年轻全科医生出于同情，也可能担心开止痛片带来医疗安全风险而迟迟未开，导致医患冲突。医患冲突往往是因未能以人为中心的健康照顾所致。当然，往往是病人的期望值越高，越容易产生不满。不同的病人期望值肯定是不一样的，但有些期望是病人所共有的：对医生良好品德的期望；对医

笔记

生医疗技术的期望，希望医生做出正确的诊断并药到病除；对医生服务技巧的期望，如让人舒适的、可接受的沟通能力，清晰明了的语言表达能力；病人对缓解病痛等就诊结果的期望。虽然某些疾病无法治愈，但医生应站在病人的角度，给予以人为中心的照顾，帮助病人，为病人减轻病痛，更不应推诿。

当病人的期望不能得到满足时，会出现反常的阻抗行为，全科医生要及时识别，反思问题出在哪里：是不是病人还有什么难言之隐的痛苦没说，没有把自己的期望表达出来？当患者出现阻抗行为或沟通不畅时，全科医生应以更大的同理心来鼓励病人，向病人表明，医生将继续努力寻找解决问题的其他方法。为了在就诊将要结束时了解病人的期望是否已经得到满足，可以关切地提出几个问题：你还有什么问题需要讨论的吗？现在还需要我做什么？这往往能提升病人的满意度，促进医患关系。

4. 病人有什么需要

🌀 **案例 3.5**

林先生 58 岁。因长时间紧张工作、应酬，出差后出现胸痛而到急诊，确诊为冠心病，心绞痛，但不需要行冠状动脉支架植入手术，心内科医生给予服药治疗后，病情平稳而出院。林先生经过这次事件后，从此戒烟戒酒，小心翼翼，在家休养，不敢去上班，但每月总有那么几天，他会感到前胸隐隐作痛，而每次上医院检查都排除了心绞痛或心肌梗死。这反而让他变得更加焦虑。林先生变得越来越黏人，害怕一人在家会发生意外，经常要求太太上班时间打电话给他，以免万一发生意外而得不到及时救助。太太也变得焦虑了。

在这样的身体状况下，夫妻生活也越来越少，都害怕性生活会诱发心肌梗死。林先生有近半年未去上班，单位里的同事也渐渐陌生了，家庭经济来源受到影响，这些都使他觉得自己不像个男人，对不住这个家和太太。林先生失眠了，不得不求助签约家庭医生，要求服用助眠药。

医生完整了解了这些情况，联系心内科主管医师，与患者共同探讨，详细分析疾病的危险因素、治疗预后情况。指导他建立良好的生活方式，在规范服药前提下，进行心脏康复。经过 3 个月康复后，林先生一次都没有发生过胸痛，精神状态越来越好了，当然，他的失眠也消失了。

从这个案例中，我们可以通过林先生失眠的表象，思索病人因冠心病这一疾病的影响而导致的特殊表现。首先，因害怕随时会发作心绞痛而缺乏安全感，如性生活会诱发心绞痛甚至心肌梗死而被抑制下去，生理需要得不到满足，也担心太太因此会疏远他、冷落他、抛弃他。长时间的病休假期让家庭经济变得拮据，也不能实现自己的人生目标，他觉得对不住太太，从而失去自信，自尊心受到挫伤，出现自卑心理，变得敏感，导致失眠。经过全科医生的综合评估、药物指导、康复锻炼，林先生疾病得以稳定，社会能力恢复，重新回到了工作岗位，一切都好起来了。

著名的马斯洛需要层次理论同样适用于全科医生的日常工作，帮助我们了解病

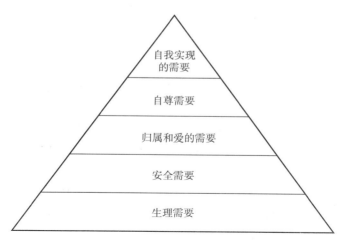

图 3-1 马斯洛需要层次理论

人的需要层次（图 3-1）。

马斯洛认为，人的需要是有层次的，由低级到高级，可分成 5 个层次：生理需要、安全需要、归属和爱的需要、自尊需要、自我实现的需要。病人作为完整的人当然也不例外，在患病期间首先表现出期望能得到医生、家人对疾病治疗的帮助，恢复到正常生理状态，即基本的生理需要、安全需要。当生理上的疾病警报解除后，病人也就产生了高级需要，如得到爱和被爱，被人尊重，在工作事业中能取得成就，实现自身价值，得到社会认可。由于突如其来的疾病打乱了病人的自我实现计划，因此病人往往表现出焦虑、失眠，等机体康复后更强烈地表现出实现自我价值的愿望。所以病人在患病期间，除具有一般常人的需要之外，还有一些因疾病而产生的特殊心理需求。

二、理解疾病

（一）几个关于疾病的词和含义

当病人进入我们的诊室时，我们常规地称之为"病人"，但是哪方面的病？如何来处置呢？这首先要从全科医生眼中对"病"的理解开始。现代医学心理学和医学社会学等学科通过对人类疾病相关的各种情况的研究，最常用"疾病""病患""患病" 3 个词及对应的 3 个英语单词，来描述 3 种不同的人体不适状况，表达 3 种不同的含义。

"疾病"—— disease：是医学术语，指以专用医学名词来诊断的人体生物学上的异常情况，从体格检查、辅助检查中加以确定，常指具体的疾病，且通常指发病时间较长、较严重的病。有很多疾病就是以器官组织名称或病理生理学加"病"来命名的，如原发性肾小球病——primary glomerular disease，慢性阻塞性肺疾病——chronic obstructive pulmonary disease（COPD）。

"病患"—— illness：强调一个人对有病的感觉，指自我感觉和判断，认为自己得病了。这有两个方面的含义：这人确实（生理上）发病了，或仅仅是一种心理或

61

社会方面的感觉失调。因此常泛指一切疾病，可广泛地在日常英语口语中使用，如因疾病恶化，她感到很虚弱（She weakened as the illness grew worse）。

"患病"——sickness：多用于工作或保险等社会领域语境中，是社会学上对疾病的称呼，倾向于一种社会角色，即他人知道此人现处于不健康状态。如她因病而不能去上班（She is been off work because of sickness）。

一个人可能有明显的病患症状，如胸闷、气促、头痛，但也有可能查不出什么具体的生理上的疾病，如果他因此症状而就诊，就会被认为是患病了，医生及别人可以称他为病人，在一定程度上，他可以扮演病人角色。但当一个人有疾病，而他没有觉得什么不舒服，并且还能正常工作时，他就不会来就医，别人更不会知道他生病了，因此也不被我们称为病人，也没有病人角色的权利和义务。当疾病进展直至他就医时，那么他就不得不接受病人角色。

由此可见，这3种情况可以单独、同时或交替存在。病人是否接受"病人角色"的关键不在于病，而在于病人本身，这正是我们强调的以人为中心的健康照顾的基础。以疾病为中心的生物医学模式仅强调生理上的疾病，即没有器官、组织的病变或病理生理，就会诊断为"无病"，忽视了人对"病患"和"患病"的体验。而以人为中心的生物－心理－社会医学模式则强调对这3种情况同时关注，同等重要。全科医生应从3种角度立体的、全方位的思维方式来接诊一个病人，需要提供科学性与艺术性结合的诊疗，才能给予身心健康的照顾。全科医生的责任不仅是对病种的负责，不局限于健康问题的类型，更必须对病的载体——人负责。

（二）治疗疾病

案例 3.6

甲状腺癌好发于女性，是医院甲状腺外科最常见的疾病之一。同一天，病房来了两位女病人，小李是一位年轻美貌的新闻媒体主持人，而旁边一床的是来自农村的王大妈，两人均因初步诊断为"甲状腺肿瘤"而住院。当主刀医生安排手术前谈话时，两人对甲状腺切除手术的要求截然不同。小李希望创口越小越好，要求微创手术而不在意医药费用。而王大妈对医药费用很在意，反复问医生大约需要多少钱，几天能出院。她想的是尽量少花钱，能把甲状腺肿瘤切除就行，对常规手术会留下可见瘢痕不在意。

主刀医生根据病人的要求安排了不同的手术方式，术后她们都顺利出院，虽然两人的医疗费用相差很多，但都对甲状腺外科的医护人员提供的服务相当满意。

同一疾病有很多种治疗方式，因人而异选择最佳的方案正是以人为中心的体现。我们在作任何医疗干预时，都应充分考虑到病人的个体需求差异性，尊重病人的知情同意权。在进行病情告知时，应该以病人理解的方式提供信息，并让病人真正地理解和接受，而不是以在医疗文书上签字了之。

（三）预防疾病

预防疾病的前提是需要了解某个人或人群容易得什么病，因此也需要在了解病

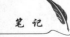

人的背景基础上来分析。这个背景包含生物学背景，如结肠癌有家族遗传倾向性，如果某人直系亲属中有结肠癌病史，则他本人和他的兄弟姐妹、子女患癌的风险就会增加，对于有这类疾病家族史的人群，医护人员应该督促他们定期做胃肠镜检查，如有病变及早发现。

医生对个体或群体预防疾病采用的措施也依赖于人们的健康信念模式。相对而言，珍惜健康的人常因轻微症状而就诊，或定期随访；对自身健康听之任之的人，则可能拒绝预防性的干预措施，不报告危险信号，这些人也许更需要全科医生以人为中心的健康照顾，帮助他们做到预防为先。全科医生在预防疾病中的实践可参见第六章以预防为先导。

（四）理解患病体验

患病体验（illness experience）是指病人经历某种疾患时的主观感受。由于每个人的主观感受存在差别，且看不见、摸不着，很难用统一的尺度去衡量，有时也很难理解。关于患病体验的感受大多来自经验丰富的病人和有患病经历的医生。当我们自己有患病经历时，可能会更好地去理解别人的患病体验。常听医务人员说，只有当自己生病，成为病人以后，才知道施治医生的每一句话在病人身上都会被放大，产生身心巨大反应，对病人产生积极的或消极的影响。如果不了解病人的患病体验，那么对病人和疾病的理解往往是片面的、不完整的。病人在经历与疾病的斗争中，不同阶段有不同的体验，有濒死的恐惧、有疼痛的焦虑、有病情改善时的欣喜等。病人的体验常在就诊时向医生描述而呈现出来，但如果是一个不会说话的患儿或有语言障碍的残疾人，那么这种患病体验也就更难让医生来理解了，医生只能通过用眼去观察、用心去感受。因此，若医生很不耐烦去倾听患者的患病体验描述，只依赖机械仪器去测量生理指标，就会陷入"只看疾病不关心人"的生物医学模式。当医生和病人在对疾患的理解和处置上很难达成一致时，也就不能结成同盟军来共同抵抗疾病。

疾患是人生活中的一种现象和经历，由于每个人的性格特征、生理功能、生活经历等背景都不一样，所以每个人都有自己独特的患病体验。患病体验作为普遍的生活经历，伴随着人类医学的发展，医学家、社会学家、文学家等记录了许许多多的人类患病体验，有躯体、精神、社会三大方面，总结出了以下普遍特征：

（1）躯体或生理上的不适。躯体上的不适症状是以疾病为中心医学模式关注的重点，如疼痛、酸胀、恶心、呕吐、畏寒、发热等。虽然某些症状在一定程度上能被医生用仪器测量或显示出来，但每个人的体验和忍受程度又是另外一回事，如对疼痛的感受个体差异性就非常之大，因此每个人对同一种症状的患病体验肯定也是不同的。

（2）恐惧和焦虑、敏感，容易激惹。这是病人最常见的心理上的体验，但与疾病的严重程度无关。如果疾病严重，危及生命，那么某个时间段出现恐惧和焦虑是合理的，但若对小病小痛表现出过度的情绪反应，则值得医生关注，往往与病人对疾患的错误理解有关，因为病人也常常无法确定自己到底恐惧什么或担心什么。疾患对个体生命健康造成的威胁，以及自主能力丧失、经济损失、亲人疏远等都使病人易激惹，表现出烦躁不安、注意力无法集中、失眠等，一些负面情绪对维持医患关系非常不利。医生需从理解患病体验角度，站在病人的立场，要有同理心，给予必要的同情、包容和尊重，在恰当时机向病人作合理解释，依据科学充分，语言通俗易懂，帮助病人通过自身的力量去平衡因疾病带来的心理失调。

（3）躯体与精神分离的体验。生病时，某些行动可能就不受人意志所控制了。例如，当健康的人行走时，他并不会意识到自己的四肢是在大脑的控制下协调地运动着，也能非常自然地避开障碍物。然而当人因下肢骨折而疼痛且不能行走时，他就会对自己的行动因疼痛而受限制很敏感，原来很多无意识的躯体活动被清楚地意识到了："我"抬不起腿了，"我"与躯体似乎已不再统一了，"我"正与躯体分离。患病体验虽然以客观的躯体功能障碍为基础，但却是一种纯主观的感受。因此，也有病人已经有了患病体验，而躯体却还未出现明显的功能障碍，当医生未寻找到躯体疾患时，简单地否认疾患的存在显然是错误的，有时甚至是危险的，这会使医生置病人的痛苦体验于不顾，也会伤害病人的身心健康。

（4）病人感觉到被世界逐渐隔离。很多人都是在不知不觉中患上了慢性疾病，等出现症状时往往是已经出现了并发症，如有不少糖尿病病人首诊的原因就是视力模糊，经过检查却是糖尿病的视网膜病变，从先前清晰可见的世界到模糊混沌的世界，让病人感觉到被世界逐渐地隔离，甚至是被抛弃了。因此，医生在与慢性疾病患者交往中，常常需要更多耐心，通过理解患病体验来了解疾病发生发展的过程。

（5）对健康充满羡慕。人往往是在某件东西失去时，才懂得其珍贵，觉得更应该珍惜，尤其是对每个人只有一次的生命健康更是如此。许多经历过生死的人对健康和美好的生活会特别珍惜。与疾病治疗相结合的机会性健康教育，也是医生开展健康教育的好方式。改变一个人的生活方式（如戒烟等）往往很难，但当患者因吸烟导致需要进行肺癌手术时，则可以促使病人痛下决心去戒烟，利用患者对健康恢复的渴望来达到健康教育应有的效果。

（6）失去时间变化的感觉。由于疾病的不舒服症状干扰或治疗的需要，正常的生活、工作节奏被打乱，病人往往会失去时间感，有时会觉得时间过得很慢，度日如年；有时又会觉得时间过得很快，一下子病休了1个月。对时间正常变化的感觉异常，会增加病人的焦虑和延长体验痛苦的时间。

（7）拒绝接受现状或疾病。随着寿命的延长，人发生疾病的概率逐年增加，一些慢性病的症状或药物治疗会长期存在，有些是终身伴随，病人拒绝接受、承认现实。这种"掩耳盗铃"式的自欺欺人反而让病人对症状更加敏感，将过多的注意力集中在症状上，使症状带给病人的痛苦越来越明显；而病人一旦接受现状，学会与疾病共存，带着症状生活，则可以进入良性循环，尽可能回归常态。

疾患对病人乃至家庭、社会的影响是多方面的、深远的，患病体验有普遍特征和个体特殊性。从上述案例中，可以总结出患病对病人的影响至少有以下几点：威胁生命健康和机体完整性；正常的生活、工作节奏被打乱；活动被限制或打断正在执行的计划；造成了家庭经济的拮据；会同时导致一种或几种关系的破裂，如恋爱

笔记

关系、婚姻关系、工作关系；精神心理上的危机，使生活意义丢失等。

以上从人和病两方面，对以人为中心的健康照顾的基本原则进行了阐述。总而言之，疾病对病人的意义首先决定于病人对疾病的接受程度，这与病人的背景、健康信念模式、病人对需要的追求和生活目的有关，如果不了解病人的就医背景，就很难理解疾病对病人的意义，也很难真正地去帮助病人、治疗并治愈疾病。在全科医生眼中，病人应是一个完整的人，注重各器官系统之间、生理和心理之间、人与环境之间的联系，超越各临床专科的界限，对就诊者的健康问题作全面评估和综合治疗，满足人们对健康的需求。

三、全科医学以人为中心的健康观

案例 3.7

王大伯是一位 84 岁的鳏夫，独居。他患有轻度非胰岛素依赖型糖尿病，能按时服用降糖药物，但常常管不住自己的嘴，爱吃甜品。他的签约家庭医生经常因为他拒绝改变饮食习惯而对他不满意，于是决定做一次家访。王大伯向医生谈了谈他的生活和仅存的几样乐趣，糖果和饼干就是其中之一。医生通过这次家访后，也反思了要求王大伯严格改变饮食习惯的问题。对于 80 多岁高龄的独居老人，血糖控制可不如年轻人一样严格，实行血糖宽松管理的要求即可，王大伯的饮食在有所控制的基础上，吃点甜品，能享受生活的美好，也是医生需要综合考虑的。

以人为本的健康照顾要求全科医生针对每一个个体，给予适宜的医疗服务和生活建议，共同商定方案或目标。医患双方达成协议，让患者发挥积极作用，促进病人拥有对自身健康的更大责任和权利，提高医嘱依从性，从而维护健康，提升生活质量。全科医学区别于其他专科的本质特征之一便是"全人"照顾。在日常全科医疗中，秉承以人为中心的健康照顾原则，医务人员提供的服务中蕴含的人文价值和哲学意义远远大于医疗技术的意义，而且在学科发展领域中，积极探索人与疾病之间的关系，如何互相影响、相互作用，成为全科医学学科研究的重点和方向。首都医科大学全科医学教授、中国全科医学开拓者顾湲教授提出：基层家庭医生除了需要扎实的临床基本知识和技能，在服务中还要特别注重体现全科医学的以人为本、以健康为中心的全生命周期健康管理特色。

既然人是疾病的载体，那么以人为中心就是医疗的出发点和落脚点。注重人而不仅仅是病，可以使全科医生更多地倾听病人的意见和需求，在同理心基础上来系统地理解医学理论，不断积累经验，学习新知识，研究新发展，促使全科医生不断提高医疗综合素质水平。

全科医生从以人为中心的健康照顾出发，以三级预防模式对不同人群提供不同的医疗保健服务，可发挥医疗资源的最佳利用价值，获得最大的健康效益和社会效益。一级预防：全科医生提供健康咨询、生活方式指导、改善环境等预防保健措施，对人群或个体在无病期（发病前期）进行干预，避免发病。二级预防：全科医生在了解人群的背景下，在日常医疗工作中提高疾病识别、鉴别能力，对疾病做到早发现、早诊断、早治疗的"三早"干预，延缓健康向疾病发展的进程。三级预防：全科医生对病人在疾病的临床期或发病后期进行医疗保健、康复或缓和治疗，目的在于减少并发症和后遗症，避免残障，提高生活质量。因此全科医生运用预防医学和卫生经济学，对卫生资源作合理配置和管理，可使有限的卫生资源得到有效利用，减少医疗资源的浪费。

基于以人为中心的健康照顾可改善医患关系，促进社会和谐，也是完善医疗服务体系、提高医疗服务质量的必然要求。当医生和病人对医学信息理解不对称时，我们不可简单地认为病人只是医学信息的接收者和反应者，而应将病人视为自身健康和疾病的积极管理者和维护者，这样能增加病人的依从性，促进病人早日康复。

在"强基层""大健康"背景下，以全科医生为主体的家庭医生签约制服务作为基层医疗卫生服务的重要组成部分，对我国现阶段推进分级诊疗制度、建立合理就医秩序，促进人群健康发展和社会经济有序运行有着重要意义。家庭医生签约制服务的基础和本质就是以人为中心的全周期健康照顾。对全科医生来说，健康问题因人而生，但病人及其背景则表现为千变万化，采取以人为中心的方法，注重人胜于病，通过了解人来理解疾病、防治疾病，最终服务于人。全科医生是他们最合适的健康守护神和利益维护者。

第二节　以人为中心的健康照顾

一、以人为中心的健康照顾的基本要求

案例 3.8

一位全科医生在诊室接诊了他的签约病人，一位 50 岁的女性，下面是他们之间的交谈：

医生：您好！我看你脸色不太好，有什么问题吗？（看着皱着眉头走进来的女病人，医生已经感觉到她的不舒服和心事重重。）

病人：近 1 个月来我经常感到很不舒服，心慌、胸闷，晚上也睡不着，大家都说我瘦了。

医生：别急，慢慢说。

病人：大约 1 个月前，因单位业务的事情与同事争了几句，当时我感到心慌、胸闷，回到家后在家人劝说下感觉好一点了，也没太在意。后来出现早醒，脑子想得太多，当然也会想想那天的事情，醒过来就再也睡不着了。一个人在家老觉得好像有什么事情没做完，会一遍遍回忆，最近胃口也不好了，腹部隐隐作痛，人家都说我人瘦下来了，我自己也觉得瘦了。

医生：哦，这样有 1 个月了，是很烦人的。请你回想一下，这些情况是否在其他因素下也容易出现？

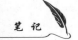
笔记

病人：在单位上班的时候倒还好，现在女儿在外地上大学，老公工作也忙，所以就是一静下来反而这些不舒服都出来了。

医生：你认为可能是什么原因造成了现在这样呢？

病人：我觉得单位忙，我常有加班，同事之间的关系也让我心烦，我平素体质又弱，不能太累，现在家里人少，经常只有我一个人。

医生：你觉得自己出了什么问题？

病人：有时候难受起来，就不想上班，不想说话，大家都说我瘦了，我也很担心是不是得了癌症，去看了心内科、消化科，做了好多检查，医生都说没病，是我想多了。我也去看过中医进行调理，吃了中药，反而胃越吃越难受。我想我肯定身体出现了问题，而且是疑难杂症，医生你再给我好好查查。

医生：好的，我相信你说的都是真的，也很理解你的感受和痛苦，我们先来查一查，帮你分析一下。（常规体格检查、查阅健康档案，没发现明显异常。）像你这样年纪，正处于更年期的阶段，你的月经怎么样？

病人：说起月经，倒是有3个月没来了，也到过妇科去查过，没发现异常，医生说，可能是快绝经了。

医生：我也是这样认为的，这段时间不舒服，可能有单位事情的影响，有围绝经期激素紊乱的影响，也有家庭空巢期的关系。你做过的一些检查确实也没有异常。

病人：现在看来我身体确实没出现什么大的毛病，可能还是跟心情、心理作用有关，医生您能指导一下我该怎么做？

医生：嗯，今天我先给你开点安神的药，先把睡眠改善一下，尽量不要一个人待在家里，可以听听音乐，找点喜欢的事情做做，找朋友聊聊天，每天安排半小时进行锻炼，微微出汗为止，只要不出现胸痛、胸闷就行。请你一周后的下午再来一下，我们再看看。别担心，问题总会得到解决的。你觉得这些做起来有困难吗？

病人：可以的，我现在是想多锻炼一下身体，我先试试，下周再来。

上述案例中，全科医生鼓励她说得再详细一点，不会去阻止她的倾诉，而且不断地询问她的感受，让她自己寻找问题的根源，表达医生的同理心和职责，承诺帮助她，对下一步的处理计划进行了互相沟通和确认。

医生在临床应诊过程中要坚持以人为中心的原则，了解病人的就医背景，可以更好地理解疾患对病人的意义、病人的患病体验，这是我们理解病人及其问题的重要基础，其目的是为了更好地帮助病人，满足病人对健康的需求。在疾病的发生、治疗、康复、健康促进和维持过程中，（病）人是主体，而在服务于病人、满足病人需要的过程中，医生始终是主体。仅仅注重高水平的技术服务，而忽视病人作为一个人的需要，是很难使病人感到满意的。下面是应诊时应该做到的几个方面：

（一）用心倾听，并做适当的反馈

W. Somerset Maugham 说过：聆听是全科医生的职责，医生的耳朵不厌其烦。要想充分了解病人，必须给病人有一个充分诉说的机会。倾听病人诉说表达了医生对病人的尊重和理解。

倾听是一个重要的沟通技巧，看似被动，其实是一个主动积极的过程。倾听不仅要用耳朵听，还需要用眼睛看，感知病人的心理，要舍得花时间去听和体验。经验丰富的医生会动用自己的内心、修养和思维来倾听。在听言语的同时，要捕捉那些隐藏在语句中的信息，关注病人的声音、讲话时的神态、所用的字词、伴随的姿势动作等，不但要听有声的语言，也要听无声的姿态语言。医生的诊断来自病人的诉说，或者说病人会告诉你真正的诊断是什么。

倾听过程中要积极达成四个基本内容：寻找事实真相，察觉病人的感受，鼓励病人，求证医生的理解和判断。

在病人诉说时，要用亲切、关爱、同情的目光适当注视病人，这是医生与病人之间感情交流、心灵交流的过程，要有适当的表情和反馈。例如："我明白""我理解你""请接着讲"。也要对病人进行适当的鼓励，如"你每天锻炼，这很好！""你能戒烟，真不容易，要坚持下去！"等等。倾听时要停止其他活动或动作。有的医生在病人诉说时，自管自打字写病历、开单下处方，这会被病人误会为医生对自己不关心，害怕自己说错了什么，会引起病人紧张和不安，这样会限制病人诉说，以致遗漏一些重要的病史或症状，对病人造成不利。

（二）开放式问诊，了解病人需求

当医生把注意力集中于自己所考虑的疾病时，往往会采用封闭式的问诊方式。例如，直接问病人"肚子痛吗""有发热吗"等等。这种问诊有明确的指向性和目的，病人的回答也只能是选择"有"或"没有"，"是"或"不是"。封闭式的问诊忽视了病人的主观感受和需要，使病人对疾患的描述局限于医生的预测条件中或感兴趣的问题上，也会遗漏一些重要的影响健康的线索。开放式问诊常常有利于以下问题的澄清：

（1）问题发生的自然过程。如医生问："请你说说问题是怎么发生的？"

（2）问题所涉及的影响因素。如医生问："你认为问题与哪些因素有关？"

（3）病人对疾病的认识或健康信念模式。如医生问："你认为问题严重吗？"

（4）病人的需求和对医生的期望。如医生问："你现在最希望解决的问题是什么？我能为你做些什么？"

下面是临床中对经常会遇到的下腹痛症状的问诊，医生采用封闭式问诊和开放式问诊的比较（表3-2）。

表3-2 封闭式问诊和开放式问诊的比较

封闭式问诊	开放式问诊
医生：你有什么不舒服	医生：你有什么问题
病人：下腹胀痛，排尿时有烧灼感	病人：下腹胀痛，排尿时有烧灼感
医生：多长时间了	医生：哦，这些情况多长时间了
病人：快1周了	病人：快1周了
医生：还有什么不舒服	医生：还有什么问题

笔记

续表

封闭式问诊	开放式问诊
病人：尿液有气味，白带也增多了	病人：尿液有气味，白带也增多了
医生：排尿时有痛吗？白带黄吗	医生：你觉得这些问题严重吗？你认为是哪方面出现了问题
病人：有时候有点，喝水后排尿多了，会好一些	病人：我想是妇科发炎了，不舒服的时候会影响我工作，还有睡眠
医生：（经妇科检查，发现白带微黄，有臭味）先做个白带常规、尿常规化验吧	医生：（经妇科检查，发现白带微黄，有臭味），检查结果可能阴道炎，但我们还得给您取个样，做个白带常规、尿常规化验。您觉得可以吗？（并告知常规采样的注意事项）
病人拿回来检验单提示细菌性阴道炎，医生给开具了处方，嘱用药一周后复查 就诊结束	病人拿回来检验单提示细菌性阴道炎，医生又仔细回顾了原来的健康档案，排除了糖尿病，开具了处方，对病人进行了健康教育、用药指导，嘱用药一周后复查 就诊结束

当医生以人为中心，关注于病人这个"人"时，医生就会采用开放式的引导提问，并且用心去倾听病人所诉说的一切。开放式引导往往没有明确的对象和目的，只是引导出一个话题，让病人自己来描述症状的产生、感觉、体验及就医过程，同时也鼓励病人发表自己的意见和想法，可充分了解病人的主观需求，达到以人为中心的健康照顾。

（三）接纳病人的症状和体验

个体的差异性决定了每一个体对不舒服的体验都不会一样。在临床实践中，一些病人常有非常痛苦的患病体验，却找不到在医生眼里与之匹配的疾病的病理证据，这往往是专科医生怀疑或者拒绝接受病人的症状和体验的根源。然而，病人对自己的症状和体验却是如此的真切和刻骨铭心，全科医生有责任去帮助病人摆脱这种痛苦。

如果医生盲目否认病人的主观感受和体验，会使病人产生被否定、不受尊重、不被信任的感觉，不仅对病人是伤害，引发更加严重的焦虑，增加了病人的痛苦，也会阻碍医患沟通。只有在涉及法律法规案件时，医生才能对当事人的主观感受抱怀疑态度，而在一般情况下，医生应该全面接纳病人，进入病人的世界，从病人的角度看待疾病，使病人感受到医生对他的每一种症状或体验都是理解的、慎重的，在下医嘱时也将全面处理他的问题，而不会遗漏任何细节，当然这种以人为中心的健康照顾要比单纯的药物或手术治疗复杂得多，但非常有利于取得病人的信任，建立良好的医患关系，更有利于病人建立安全感，解除紧张和焦虑，尽早恢复健康。

（四）协调各种资源，为病人提供支持和帮助

全科医生的职责在于满足病人多方面的健康需要，也决定了其服务范围是超越疾病界限的，因此仅凭医生一个人的力量是不够的，必须承担起资源协调者的角色，充分利用各种可以利用的资源，最大限度地满足病人的需要。

全科医生可以利用的资源分为医疗资源和非医疗资源。前者包括诊治、咨询、会诊、转诊等资源，后者包括家庭、社区、社会等资源。全科医生既有医生的角色，负责社区常见病、多发病的诊治和管理，也是病人及其家庭的重要一员，是健康利益的维护者。在日常工作中，全科医生为病人提供的服务只有一部分是治疗性的，而更多的是充分利用各种有效的资源，包括上述的医疗资源和非医疗资源为病人提供多方面的支持和帮助，解决病人的健康问题。只有使病人的健康问题得以解决，才能充分满足病人的需要，体现全科医生的价值。因此，如果全科医生仅仅充当医生的角色是不够的，应充分了解、利用各种资源，采用以病人为中心的临床思维和工作方法，超越诊治疾病的界限，为病人提供多方面的支持和帮助，使病人作为一个人而得以全面恢复健康，而不是作为一种疾病被治愈或作为一种症状得以缓解。

（五）让病人成为解决自身健康问题的主人

不管是医生还是病人都可能会这样认为，在病人抗争疾病的过程中，医生施治的药物或手术具有决定性的作用。然而对于病人的痊愈或康复来说，医生的努力并非决定性的因素。疾病作为生命的自然现象，其痊愈或康复也是一个自然的过程。有些疾病是自限性的，可在一定时间内自行痊愈，如感冒、水痘，医生在其中的作用只是提高病人的自然痊愈能力或排除妨碍痊愈的因素。如果病人的自然痊愈能力受损，医生再努力也会失去作用。因此，病人的康复很大程度上依赖于病人的自然痊愈能力。病人是疾病的载体，也是康复的主体；病人是所有健康的发现者、决策者、执行者，而医生仅仅是指导者、教育者、辅助者。

精神创伤的康复同样依赖于病人的自然痊愈能力，像躯体创伤一样，医生的作用也只是提高这种能力和排除妨碍因素。病人可以通过认知、移情、投射、升华等防御机制来自我修复，这就是精神创伤的自然痊愈能力。然而我们往往很难在躯体与精神疾患之间划出一条明显的界限，病人出现健康问题时也不会是单纯的躯体问题或精神问题。

既然病人任何方面的康复，都取决于病人的自然痊愈能力，那就应该充分发挥病人的主观能动性，提高病人的自然痊愈能力，排除妨碍自然痊愈的各种因素。以人为中心的照顾，首先就是让病人了解自身的问题，让病人确定最佳健康目标，让病人选择最合适的治疗方案，让病人自己承担适当的责任，最终让病人自己来解决健康问题。病人始终扮演决定者的角色，全科医生则处于辅助的角色，而不是决定者、权威者和执行者的角色，要善于调动病人的主观能动性，积极参与到医疗活动中来。实践证明，只有让病人扮演主角，才能使治疗方案得以顺利有效地实施，利于健康的维护。

二、以人为中心的健康照顾的内容

案例 3.9

患者，男，76 岁。患有高血压 10 年，目前每天规律服用"替米沙坦 40 mg，美托洛尔（倍他乐克）缓释片 47.5 mg，硝苯地平缓释片 30 mg"控制血压，平时维持在 140/85 mmHg。近 3 天来出现头晕、乏力，自测血压较前升高，最高达到 160/100 mmHg，来社区医院找全科医生就诊。

如果从心血管专科的角度来看，首先想到的就是更换或加强降压药物。但全科医生除了处理血压不稳定这个问题外，还要探索为什么近期会出现血压升高，其背后隐藏的背景是什么，有什么诱因导致病人血压升高？近期饮食如何？情绪如何？有无生活上的压力？除了血压升高外其他的生理指标如何？如果经药物调整，血压还是控制不佳，是否需要转诊？病人对血压升高有什么担忧或顾虑？他希望医生给予什么样的帮助？这些相关的问题都需要全科医生在接诊时充分考虑。这种不仅从疾病本身考虑，而且从心理、社会的多角度和多层面剖析病人就诊原因的思维方式，正是全科医生在应诊中提供以人为中心的照顾的体现。

从上述案例可看出，全科医生为个人提供的健康服务需包括健康问题评估、健康教育、针对性的检查、药物治疗、预防保健服务、康复服务、心理咨询与心理治疗、家庭服务、转诊和随访等，归纳起来主要是以下四个方面：

（一）确认和处理现患问题

为病人作出评价并解决病人的现患问题是医生的一个首要任务。因为绝大多数来全科的病人都是出现了某种躯体问题或由此怀疑患上某种疾病，比如发热、外伤，或出现咳嗽担心得肺癌等。全科医生具备全面的、综合的、可循证的知识和技能，是为病人提供以人为中心的健康照顾的一个基本前提。医生在详细采集病史、与病人深入沟通后，分析其就诊的真正原因，通过最基本的常规检查，给出健康问题评估清单，并给予适当的处理或建议，能解决 80% 的社区常见健康问题。

即使一个躯体症状看上去很有可能是由心理因素引起的，全科医生首要的任务还是要先排除躯体的问题。例如，一个主诉为头痛 3 天的青年女性就诊于全科医生，看上去她面色苍白，两眼惺忪，也提到了这几天睡眠不好，工作紧张，晚上还要带孩子。全科医生虽然倾向于因缺少睡眠、劳累而导致的头痛，不一定是器质性的病变，但首要做的还是通过适宜的辅助检查以排除颅脑等重要脏器的病变。

医生在完成生物医学评价后，还应进行一个心理与社会评估。不健康的心理状态，如抑郁、焦虑、失眠等，都会对病人产生影响，以致躯体的器质性变化，恰当的心理与社会评价也是全科医生提供以人为中心的照顾的一个重要方面。

在弄清楚上述问题的基础上，医生需对病人制订具体处理方案。

第一，要向病人的问题表示理解和同情，求证描述，解释病情，共同分析可能的原因。

第二，了解病人的意愿和所拥有的资源，向病人提出处理的几种方案。

第三，尊重病人的知情同意权，用通俗易懂的语言，告知病人目前的状况，与病人达成共识，协商、确认处理方案。若不能达成一致意见，则尊重病人的知情拒绝权，并请病人签字为准。在病人缺乏选择能力或失去民事能力时，需与监护人沟通联系。

第四，发挥病人主观能动性，鼓励其承担起自我健康管理的责任，必要时争取家庭、社区参与问题的解决。

全科医生的诊疗是从病人的"人"的问题出发，而不是仅从疾病的角度，这样的诊疗方式满足了病人的需求，也提高了病人对医生的信任度和对医嘱的依从性。

（二）提供连续性问题的管理

医生只为这位病人控制血压吗？提供的医疗服务是不是到此为止了呢？这显然是不够的。

高血压是多种因素导致的慢性疾病，与遗传、饮食及情绪等有着密切的关系，需要长期用药及非药物的治疗措施才能维持病情稳定，因此要对病人的远期健康提供连续性的管理，避免高血压的并发症、高血压的靶器官损害（如脑卒中、冠心病等）的发生，以延长生命，提高生活质量。

社区中类似高血压、糖尿病这样的慢性疾病很多，他们严重威胁着人们的健康。随着社区慢性病发病率的增高及国家公共卫生项目的系统管理，慢性疾病连续性、综合性管理带来的明显获益得到社会和临床医生的重视，已成为全科医生主要的日常应诊任务。在每次应诊中，全科医生均应关注病人是否存在连续性问题需要管理，借助信息技术和大数据，帮助全科医生对病人进行系统性了解，包括患者的个人健康档案、家庭及其生活环境和社会环境，了解是否对患有的慢性病进行了规范化的治疗、管理，以及症状、体征是否得到了有效改善。即使病人病情变化需要被转诊到上一级医院，仍可为其负责安排住院治疗、协调各种关系，以及负责出院后的继续治疗和康复，疏导慢性病所导致的心理压力等。只有在连续性照顾的基础上，才能了解疾病的发生发展，建立良好的医患关系，充分发挥个人及其家庭的主观能动性，全面维护个人的健康，充分满足病人的需要，因此，全科医生需要给予病人全面的持续性的照顾。

即使病人本人不重视已患慢性病的连续性管理，全科医生也应牢记自己在慢性病管理中的责任，利用每次与病人交流的机会，对病人的慢性病进行规范的检查和评价，把慢性病管理的有关知识教给病人，对病人生活方式进行指导，提高病人的自我保健和自我管理能力，警惕慢性病急性并发症，这将会有效提高病人对医生的信任度，建立健康信念，维持健康。

连续性照顾的内涵不仅针对病人发生疾病的各个阶段，以及各种急性或慢性的健康问题，也涵盖了人生的各个时期，从摇篮到坟墓（生到死），从家庭的建立到解体。当全科医生签约接受个人及其家庭为服务对象后，就意味着开始担负起为个人及其家庭提供医疗保健连续性服务的责任，并努力与个人及家庭建立起一种固定的、长久的、和谐的医患关系。连续性的服务，使每一个病人及其家庭成为一本最好的活教材，有利于工作经验积累和提升职业成就感，吸引越来越多的病人，不断提高全科医疗的服务能力，充分满足社区居民的需要，全面维护个人及其家庭的健康，也使全科医生在工作中得到回报。

下图为宁波市居民电子健康档案的内容（图 3-2），借助此平台，全科医生可以查询到个体从出生开始的所有健康资料，包括体检、就医记录、社区常见慢性病

笔记

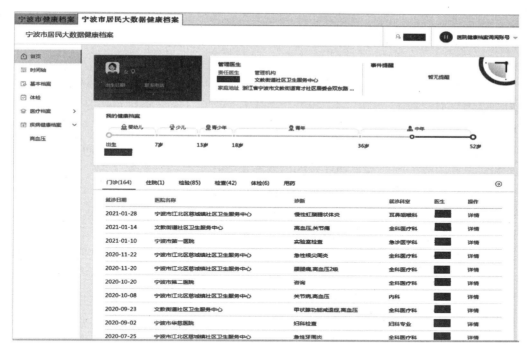

图 3-2 宁波市居民电子健康档案

动态管理记录。健康档案的维护者和利用者主要是家庭医生签约制的全科医生,当然服务对象也可以通过手机查询到自己的健康信息。

(三)提供预防性照顾

预防保健的任务一般落实于基层医疗,而全科医生在基层医疗中的主要作用和独特角色,以及在提供预防保健服务所拥有的优势,使其自然地成为为社区居民提供预防保健的主力军。"上医治未病"和"预防为主"的卫生方针,使预防性医疗照顾在全科医疗中占有相当重要的地位。全科医生应利用不同原因来就诊的病人,主动给予评估健康危害各种因素;对那些尚未意识到不健康生活方式对健康危害的,或高血压、糖尿病等慢性疾病的高危人群,针对性给予预防性照顾。这种预防性照顾包括健康宣教、计划免疫、对疾病的筛查、早期诊断、早期治疗,是日常诊疗中应具备的工作内容。

人一生中的各个阶段,都可能存在特定的健康问题,可能受到相关危险因素的潜在影响。随着公众健康信念模式的发展,已表现出维护健康的主动性增加,获取预防保健服务也逐渐成为公众自发的需求。全科医疗遵循以预防为导向的服务模式,也要求把预防保健服务作为日常医疗实践活动的一个重要组成部分,把医疗服务的目标直接指向提高健康水平,而不仅限于疾病的诊治。因此全科医生在应诊中必须体现预防观念,根据患者的特定年龄阶段,针对患者的个体具体情况,利用各种与患者接触的机会给予适当的预防性照顾,才可能真正为人们维持健康、促进健康。例如,中年男性最危险的死亡原因包括恶性肿瘤、心肌梗死、意外伤害等,而这些死亡原因中大多数可以通过戒烟戒酒、饮食平衡、规律锻炼、安全行为来预防或延缓进展。预防性医疗照顾在全科医疗中占有重要的地位，防患于未然，积极干预高危因素，体现以人为中心的思想。

（四）改善就医遵医行为

前面提到，当人们感到不舒服的症状超过自身承受能力时就会采取就医的行为，就像高血压病人一样，因"头晕、血压升高"而主动就医。就医是一个人对缓解不适症状、向医者寻求帮助的最主要的行为。从就医行为目的来说，无外乎三种情况：一是为满足生理需要而产生的就医行为；二是为满足心理需要而产生的就医行为；三是为满足社会需要而产生的就医行为。按就医行为意愿来说，可将就医行为分为主动就医行为、被动就医行为和强制就医行为三大类。主动就医行为是指人们为治疗疾病、维护健康而主动寻求医疗帮助的行为，是正常情况下人们最常见的就医形式。被动就医行为指患者无法或无能力作出就医决定和实施就医行为，需第三者帮助代为就医的行为，如幼儿、昏迷病人等。强制就医行为是指社会机构、患者的亲友或监护人为了维护社会人群和病人个人的健康和安全，而对病人实施强制性治疗的行为，这主要针对可能对社会人群的健康、公共秩序和安全有严重危害的精神病、传染病病人。

就医行为作为一种复杂的社会行为，受到许多因素的影响，诸如求医者性别、年龄、民族、受教育程度、社会经济状况、医疗费用的支付形式及个人的思维方式、对健康的信念等。在现实生活中，有病就医应该是最普通的常识，但我们也经常会遇到一些确实患有疾病却不就医的情况，这些病人有意或者无意地把自身健康置于医疗保护之外。相反，也经常见到一些无法诊断为疾病或确实没有疾病的人，却表现出异常的就医行为。就医过多反映了病人敏感、紧张或依赖的心理。就医过少或过多，都不利于病人的健康及健康的恢复，也会导致医疗资源浪费。

通常全科医生接诊这位高血压的病人，制定治疗及随访方案，会得到病人的理解和同意。但他如果由于某些因素，诸如健康信念的改变、工作原因或生活事件而导致他无法按方案执行，这就属于不遵医行为，那么医生及病人对实现健康的共同目标就会受到影响。

遵医行为是指按照诊治医生开出的处方进行治疗和遵照医嘱进行预防保健的行为。遵医行为是影响疾病的疗效和转归的重要因素。有人对高血压治疗的病人进行研究，发现50%以上的病人在一年内退出治疗，剩下的病人中也仅有2/3服用足量的药物，结果是只有20%~30%的高血压病人的血压得到了很好的控制。研究又指出，只有当病人服药量达到应服药量的80%以上，病人的血压才开始下降。2019版《中国高血压调查》最新数据显示：2012—2015年我国18岁及以上居民高血压患病粗率27.9%，与既往调查比较，患病率总体呈增高趋势。18岁及以上人群高血压知晓率51.5%，治疗率46.1%，控制率16.9%，较1991年和2002年明显增高。因此，良好的遵医行为对患者的高血压控制是至关重要的。按理说，病人既然花了时间、精力及金钱去求医，医生对他的疾病进行了交流诊断，提出了治疗方案，然后病人付费，说明病人是同意医生的处置方案的，病人就应严格按医嘱进行治疗。

在现实生活和医疗实践中，病人不遵医嘱的行为很常见，主要影响因素有：病人对疾病的认知及对治疗的主观愿望；疾病对病人的生命威胁程度，如轻症病人较重症病人不遵医嘱现象多；病人对医生的信任度、满意度，越对医生信任和满意，遵医率就越高；病人对医嘱内容的理解和记忆程度，医嘱内容越复杂，服错药物的概率就越高，这点对老年人、文化水平较低者影响较大。

不遵医嘱的行为可以有不同的表现，如不按医生要求的药物剂量、用法服用，擅自停药、不执行或不完全执行医生的治疗计划等。如果出现不遵医嘱的行为，作为一个医生就应了解导致病人不遵医嘱的原因，解除阻碍，促进病人的遵医嘱行为，避免或减少不遵医嘱行为的出现，利于病人健康恢复。虽然不遵医嘱有病人自身的因素，但更重要的是提高医生的业务素质和医德修养，增加病人对医生的信任和满意程度；建立合作良好的医患关系，引导病人变被动型为合作型；根据个体差异性，通过健康教育提高病人执行医嘱的能力；医生开医嘱时主次分明，简单明了。因此教育指导病人何时就医，如何就医，应到何种类型的医疗机构，如何提高遵医嘱行为，加强自我健康管理，这也是全科医生的工作任务之一。

三、以人为中心的接诊模式

🌸 案例 3.10

全科医学科诊室，走进来一位 60 多岁当地农民模样的男性患者（入诊室的第一个视诊内容，应该受到重视的有：性别、年龄、神态、头颈部特征、毛发分布、体型、姿势、步态等。患者如在某一方面给医生留下深刻的印象，这能提供重要的诊断资料和线索，帮助我们评估）。

医生：您好！请坐！您有什么不舒服？需要我做些什么？（与病人主动打招呼，示意坐下，有礼节性，鼓励病人表达自己的感受，进行开放式的问诊。）

病人：医生，这几天我老婆住院，我一直陪护着，昨天半夜我老婆叫我起来帮忙时，我感觉双脚无力，居然跌倒在地，还是我老婆扶我起来的，所以今天她就催着我来看病了。（描述了他发病时的状况，表达了本人及家属对疾病的看法和需求。）

医生：你能详细说一下当时的情况吗？有没有其他不舒服？（引导病人叙述，关注细节，寻求诱因，了解伴随症状、处置等。看其是否影响工作、日常生活和社交生活，有没有需要探索的社会心理问题。表明医生正在寻找主诉的线索或背后的动机。在大多数情况下，初次接诊可能没有明显的线索。）

病人：当时我双脚着地时就觉得两脚无力，尤其是大腿的地方，撑不起身体，但我硬撑着起来，然后就瘫倒在地上了。那时我人是清醒的，没有头晕、恶心，也没有腿痛，就是觉得两腿没办法挪动，双手是有力的，经过后半夜睡一觉后双腿能走路了，但仍有无力感。

医生：当晚你吃过晚饭吗？（在多数情况下，患者会说出许多生活工作上的琐事，但没有明显的或确实没有诱因。）

病人：昨晚我吃了在医院定的一盒米饭和两个小菜，我也没觉得饿。最近我胃口一直不错。

医生：您最近1个月来体重有减轻吗？（询问老婆生病及陪护是否对身心有影响。）

病人：我是觉得体重稍微减轻一点，也就2~3斤吧，我想可能是老婆病了，我比较劳累引起的。（患者对目前状况的自我看法。）

医生边问病史，边进行了体格检查。患者反复强调，除了总觉得大腿无力其他都好。神志清醒，精神好，说话声音清晰响亮，面部表情自然；脉搏96次/min，血压110/55 mmHg，呼吸18次/min，身高160 cm，体重59 kg，心率96次/min，律齐，无杂音，两肺听诊均正常，腹部平软，无压痛，双手无细颤，双下肢无水肿，四肢肌力及张力正常，行走时步态正常，神经系统常规检查未见异常。医生边询问病史边完成适当的必要的体格检查，既可以节约时间，也可使两者相互补充、佐证，有助于疾病诊断，尤适合急诊患者。

医生继续询问病史。

医生：你老婆住院一直由你来陪护吗？（了解病人及家庭背景。）

病人：是的，我老婆是在今年3月确诊的胃癌，医生当时说不能手术只能先化疗，因此我们每3周来住院一次，现在已经是第3次化疗了，都是我来陪护的。

医生：在医院里陪护是一件很辛苦的事，往往没吃好，也没睡好，是否觉得很累？（全科医生应有的同理心，非常理解患者的目前处境。）

病人：现在我老婆病情稳定下来了，心里也算宽松了一些，我也觉得不是特别累。我们都是在医院订的饭菜，家里也带来一些牛奶、鸡蛋等食物，医生叫我们要吃得好一些。（病人表达了对家人疾病的担忧和自我主动参与能力。）

医生：刚才我们常规给你做了一下体格检查，看来病情不算很严重，但还是需要好好查一查的，那家里还有其他人过来帮忙照顾一下吗？（全科医生进一步了解家庭、社会背景。）

没想到，谈到家里，病人竟黯然神伤。（病人的情绪变化，往往隐藏着较为复杂的家庭、社会问题。）

病人：唉，我只有一个儿子，但儿子不争气，还参与赌博，欠了债，人也不知逃到哪里去了。现在儿媳和孙子还和我们一起生活着呢。但儿媳要照顾孙子，是没空来的。

医生：我了解了，你这个症状可能跟劳累有关，我们倾向于内分泌系统的疾病，比如常见病的糖尿病、低血钾等。一般来说，内分泌的疾病都需要先做一些血液检查，等明确后选用针对性药物来治疗，效果还是很好的。这几天你还在医院陪护，所以刚好能把必要的检查做了，我看了一下，必要的检查费用由医保承担大部分，这样结算下来，你自己还需要不到100元，你看可以吗？（病人家庭不尽如人意，需要医生给予更多的照顾，适当的病情解释可以缓解病人对疾病过多的担忧。）

病人：我平时都很好的，就发作了几次，想想自己应该没什么大病，做一些检查也是应该的。吃药我当然会按医生说的做。

征得病人同意后，医生开具了检查单，提示低钾血症，予口服氯化钾片；结合

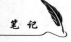

进一步检查报告，病人为甲状腺功能亢进引起的肌病，联系内分泌科予专科治疗。以后该病人规则服药，在全科门诊或内分泌科门诊随访，病情好转，未再发生类似症状，定期随访。医生还把他家庭面临的困难向所在社区汇报，社区表示能提供一定的帮助和志愿者服务。

上述全科门诊接诊案例很好地体现了 LEARN 模式，此接诊模式重视倾听病人对疾病的认知与理解，尊重病人的表达与对疾病处置的看法，能很好地体现出以人为中心的健康照顾理念。其目的在于避免因医生与病人文化背景及社会地位不同而导致对疾病及其症状的解释模式存在差异，阻碍良好的医患沟通建立，进而影响疾病的诊断、治疗及依从性，甚至引发医疗纠纷。

1983 年，Berlin 和 Fowkes 共同提出了 LEARN 模式，整个接诊过程经过 5 个步骤。第一，倾听（listen）。医生要站在病人的角度以倾听为主要途径收集病人所有的健康问题、就医背景及其对健康问题的认知和理解。第二，解释（explain）。医生采用病人可以接受的语言，通俗易懂地向病人及家属解释对上述健康问题的诊断或评估。第三，允许（acknowledge）。鼓励病人对自己的病情参与讨论，提出疑问和自己的看法，彼此沟通对病情的看法，使医患双方对健康问题的看法趋于一致。第四，建议（recommend）。医生按所表达的共识，向病人提出最佳或最合适的解决问题的建议，包括健康教育、检查及治疗。第五，协商（negotiate）。征求病人和家属的意见和看法，如病人对检查及治疗建议存在疑惑，需要医患进一步协商、调整，最后确定医患都可接受的解决问题的方案。

四、以人为中心的问诊方式

全科医生承担着基层医疗服务的重任，涵盖了宽泛的人群，而接诊的病人往往都是以症状为主诉的未分化疾病，工作量大面广，要在有限的门诊时间中，完成 4 项应诊任务，给就诊服务对象一个双方都认可的方案，实属不易。因此需要采用一种包括生物因素、心理因素、社会因素三方面系统的问诊方式。下面介绍两种问诊方式。

（一）BATHE 问诊方式

B（background）背景，了解病人可能的心理或社会因素。

A（affect）情感，了解病人的情绪状态。

T（trouble）烦恼，了解问题及其对病人的影响程度。

H（handling）处理，制订可行方案并确保病人的遵医行为。

E（empathy）移情，对病人的问题表示理解，从而使他感受到医生对他的重视和支持。

（二）RICE 问诊方式

R（reason）原因，您今天为什么来就诊？（了解就诊原因及背景资料。）

I（ideas）想法，您觉得自己出了什么问题？（了解病人对自身问题的想法，能发挥病人主观能动性，内容不仅仅局限于疾病本身。全科医生需在了解病人自身的想法的基础上，针对性地制订处方。）

　　C（concerns）关注，您现在有什么忧虑的吗？（由于心理因素、社会因素在疾病的发生发展过程中起着重要的作用，全科医生应全面了解疾病本身给病人带来的心理负担及心理社会因素，就患者所忧虑的想法展开解释，给予支持、引导。）

　　E（expectations）期望，我可以为您做些什么吗？（病人期待医生在心身健康照顾方面给出合适的建议和意见。）

　　两种问诊方式有相似之处，也有不同。两者都非常重视病人的期望和需求，针对生理－心理－社会三方面给予全面照顾。不同之处是 BATHE 问诊分为 5 个方面，RICE 问诊分为 4 个方面，更简洁一些。

　　通过这样的问诊，全科医生能较快地了解病人的来访原因和背景，并给予理解和解释、安慰和支持。问话可以直接简明，但态度一定要真诚，不应粗暴地打断病人的诉说，"病程"较长可以预约下一次交谈。以人为中心的照顾可以让病人对医生敞开心扉，使医疗服务变得更加有效、人性化。

第三节　健康信念模式和健康照顾

一、健康及健康信念模式的概念

　　我们再来重新回顾一下"案例 3.3"中李大伯的粗大呼吸声，膨隆的腹部，吸烟 30 年，还晚上打呼噜。但他认为自己吃得下，睡得香，还能干农活，认为自己很健康，拒绝进一步检查。

　　在这个案例中，全科医生利用机会性接诊，从关注就诊者到关注家庭陪护者的健康，但李大伯却并不这样认为，因此值得全科医生思考的是：全科医生要诊治疾病，预防疾病，就要了解病人的健康信念。这位病人存在呼吸系统的疾病，但他自己觉得"吃得下、睡得香、能干活"，而且"一直就是这样的"，所以认为自己是"健康"的。

　　那究竟怎样才能称为健康呢？世界卫生组织关于健康的定义是：健康是一种在身体上、精神上的完美状态及良好的适应力，而不仅仅是没有疾病和衰弱的状态。一个人在躯体健康、心理健康、社会适应良好和道德健康四方面都健全，才称得上是一个完全健康的人，也就是人们常说的身心健康。

　　对健康的理解，受家庭健康意识、文化水平、社会角色、经济状况的影响而不同。不同的人对健康的认识不同，同一个人在人生不同阶段对健康的认识也是不同的，多数人只有在患病或患重病（如脑卒中、恶性肿瘤等）即将失去健康时，才认识到健康是最重要的。

　　健康信念模式是运用社会心理学方法解释健康相关行为的理论模式，反映了人们对自身健康的价值观念和关心程度，强调个体的主观心理过程对健康行为的主导作用。此模式是在 20 世纪 50 年代提出的，主要用于预测人的预防性健康行为和实施健康教育及人如何看待健康与疾病，如何认识疾病的严重程度和易感性，如何认识采取预防措施后的效果和采取措施所遇到的障碍等。珍惜健康的人往往出现轻微的症状而就诊，而忽视健康价值的人，却往往延迟就诊，贻误治疗时机。如李大伯因有不正确的健康信念模式，对自身健康的关注就会下降，就不会主动接受医生的建议，也不会主动改变戒烟这个不良的生活习惯。因此全科医生在提供健康照顾时，首先需要通过健康教育对不正确的健康信念予以纠正。

二、影响健康行为的因素

案例 3.11

某企业组织员工进行健康体检，其中一项为呼气试验，检查的目的是检测被检查者有无幽门螺杆菌（*Helicobacter pylori*，*Hp*）感染。结果显示，单位中约有 1/3 的员工为阳性，即表示有 *Hp* 感染。呼气试验阳性的员工对待 *Hp* 感染的态度不尽相同，有些非常在意，马上去医院就医，有些则无所谓。

Hp 是一种革兰氏染色阴性螺旋状细菌，主要定植于胃上皮细胞表面，*Hp* 感染几乎均可引起胃黏膜活动性炎症，部分患者还可发生消化性溃疡甚至胃癌等一系列疾病。医学研究发现，通过口—口途径在人际传播，尤其是家庭内父母与孩子之间的亲密接触，可能是导致 *Hp* 感染的非常重要的因素。*Hp* 感染虽有聚集性，但不一定家庭成员中所有的人都会感染。*Hp* 感染后机体难以自发清除，采取杀菌治疗则存在耐药、重复感染、增加药物费用、药物不良反应等问题。

上述体检案例中，对 *Hp* 阳性采取的不同态度，反映出员工的健康信念模式不同，因此对采取相应预防保健措施或消除危害健康因素的决策也就不同。根据健康信念模式理论，影响人们采取健康行为的因素主要有以下几点：

（1）人们对疾病的严重程度和易感性的认识。对待 *Hp* 感染这个健康问题，单位员工每个人的认知不一样，重视程度也就不一样；同时，每个人对疾病的易感性也不一样，如有些会出现明显的消化道症状，有些则无任何不适。是否认识到某种疾病的严重性和易感性，直接关系到一个人是否会就医或采取预防保健措施。

（2）采取相应预防措施的利弊及采取行动所存在的障碍。人们在面对健康问题做决策的时候，首先衡量该决定对自身健康的可能益处和不利的方面。只有认识到利大于弊时才会坚定信念去行动。例如，*Hp* 阳性的员工会考虑如果采取杀菌治疗会有什么益处？有什么药物不良反应？采取行动时的障碍有来自于外界的（如医保不能支付医疗费用），病人受经济条件限制是就医决策行动的主要阻碍；主观上病人低估了自己的能力或采取行动的可能性，这是内在的因素。因此人们在做选择时既会权衡各个方面的利弊，也受外部、内在因素的阻碍。

（3）将思想转化为实际行动的触发因素。案例中如果有一位 *Hp* 感染者进一步检查发现患有胃癌，那么单位里的同事都会对 *Hp* 感染这件事提高警惕而采取行动。亲属、身边朋友、媒体宣传、全科医生的社区健康教育等都可能成为改变行为

笔记

的触发因素。这些触发因素可提高病人对自己罹患疾病严重性和易感性的认识，以及对采取行动获益的信心，抵抗不利因素所致的行动障碍，增加病人改变自己行为的紧迫性。

（4）不可忽视家庭整体的健康信念模式对个体的影响。如一个人的健康信念模式常常受其配偶或身边重要关系人的健康信念模式的影响，母亲对孩子的健康信念模式的形成和确立有着深刻的影响，因此，全科医生在进行健康宣教的时候需充分考虑到家庭成员的整体信念。

健康信念模式的表现从病人角度来说，大致分几个步骤：我会得这个病吗？这个病会严重到何种程度？采取某种行动是否容易或者很难？我将会付出什么代价？我的行动能否使我的健康有所改变？好吧，现在我开始采取行动了（积极的或消极的行为）。

从医务人员角度出发，可以用以下问题和病人作交流沟通、解释和支持，目的在于帮助病人树立正确的健康信念模式：

你认为自己得了什么病？

你认为得病的主要原因是什么？

这个问题给你带来哪些不便或影响？

你觉得这个问题是不是很严重？

你认为这个问题会很快就好，还是会拖很久？

这个问题如果不处理会有什么后果？

你最害怕的结果是什么？

你认为你应该接受什么样的治疗？

你希望这种治疗会产生什么样的效果？

健康信念模式决定着病人的就医行为和对医生的期望、对医嘱的依从性，也影响病人对疾患的焦虑程度和反应方式，医生若不了解病人的健康信念，就无法真正理解病人陈述问题的方式及症状的真实意义，也容易漏掉一些重要的资料，因为病人会在自己固有的健康信念模式下来叙述病史、病程，强调支持自己的生活方式和对疾病的认知，而忽视其他因素。因此健康信念模式不仅与求医行为直接相关，还影响病人对医嘱的依从性，影响病人与医生的合作程度，最终影响解决健康问题的效果。

三、良好的健康信念模式有助于维护健康

医学服务的对象是社会人，拥有生命权、健康权是每一个公民的基本民事权益，但在不同的国度，健康信念模式有着深刻的历史根源和文化背景。健康信念模式受到诸多因素的影响，因此有时很难转变，这也是运用社会心理学方法解释健康相关行为的理论的基础。如家庭中个人的健康信念模式可相互影响，母亲对婴幼儿身体健康状况的认识和价值观，与她到儿科门诊就医的频率有关。全科医生以人为中心的健康照顾要求站在病人角度理解病人，引导病人建立正确的健康信念模式。健康是人生的最大财富，让病人意识到正确的健康信念是维护个人健康的重要基

笔记

础，个人应该对自己的健康负责，合理就医，增加遵医行为，积极采取促进健康的措施，维护健康。

健康信念模式主要从态度和意念角度出发来改变病人的不良生活行为方式，从而促进健康行为的形成和自我保健能力的提高。怎样才能将健康信念模式更好地运用于以人为中心的健康照顾工作中呢？医生应从以下几个方面来考虑：

（1）首先需要了解服务对象发生某些健康问题的可能性和严重性。通过健康教育使人们形成良好的健康信念模式，知晓自己有罹患某种疾病的风险且对疾病有正确认识，给予有针对性的健康照顾，以增强对医嘱的依从性。但也有研究发现，当一个人感知疾病的严重性和该模式的理论假设相矛盾时，如艾滋病病人越感知到自己病情的严重性，越不愿意接受艾滋病病毒抗体检测，因此帮助服务对象建立健康信念模式时，特别强调应根据个体不同的文化水平、心理特征予以科学的解释，在尊重循证医学证据的前提下，有合理的就医遵医行为。

（2）由于健康信念模式受外界环境因素（包括社会、社区、家庭因素）影响能影响病人对疾病的感知，进而影响其对疾病的认识程度和行为的改变，故医生应了解服务对象采取某一健康保健行动时有哪些困难或者要付出的代价太大，尽可能协调利用多方资源，为其提供便利和帮助，减少障碍，不动摇健康信念，为健康照顾打好基础。

（3）健康信念模式为病人提供了健康行为动机，若能结合个体化干预进行指导，针对不同的个体制订不同的干预方案，给病人提供易执行、细化的建议，则更能促进病人的健康行为，维护健康。

（4）激发个体兴趣或者改变人们认为即便采取行动也不会有益处的思维定势。如有减肥失败体验的个体就会对医生提出的减轻体重没有兴趣和信心。医生在提出健康建议时，需要把这些健康行为的获益性以具体事例和科学的循证告诉病人，使病人明白这种获益有近期可测的（如血压、血糖的下降），也有远期的（如心血管事件发生风险概率下降），可以延年益寿、提高生活质量，鼓励病人坚持健康行为，以获得远期的健康效果。

（5）抓住案例机会性健康教育，促使人们采取行动改变现状。如病人的父亲死于糖尿病并发症，这就成为他一旦发现自己血糖高就愿意进行治疗的意愿。门诊中常接诊一些病人，他们由于接受媒体的宣传或亲友患病而前来咨询，不管其就医动机是否恰当，这时医生可抓住机会，指导人们将健康的信念最终付诸于促进健康的行为。

以人为中心的全周期健康照顾是全科医生的主要工作内容，全科医生在日常医疗工作中需要了解病人的健康信念模式，根据病人的背景资料，理解他们的客观需要和主观愿望，通过协商制定双方都能接受的健康目标，并帮助、鼓励、引导病人采取最有利于他们健康的行动，以达到真正的全面的健康照顾。

以人为中心的健康照顾是全科医学的基本原则之一，始终贯穿于全科医疗服务中。全科医生眼中的服务对象是一个生物－心理－社会维度上的完整的人，每一位病人的背景具有很大差异性，表现在个人背景、家庭背景、社区背景、社会背景的

笔记

不同，来就诊的目的、需求和期望也是不同的，全科医生应关注人甚于疾病，尊重病人，从理解疾病到理解病人。

在医疗保健服务中，全科医生运用特有的 LEARN 接诊模式，采用 BATHE 问诊方法或 RICE 问诊方法，以开放式引导，用心倾听，协调可利用资源和全科医学临床诊疗思维，发挥病人对维护健康的主观能动性，与病人共同决策来实施健康照顾。

全科医生在应诊中需完成确认和处理现患问题、提供连续性问题管理、预防性照顾、改善就医遵医行为等四项主要任务，不仅解决现有的健康问题，还需帮助服务对象树立正确的健康信念模式，一切以人为中心，提供生命全周期的健康照顾。全科医生提供的以人为中心的健康照顾见图 3-3。

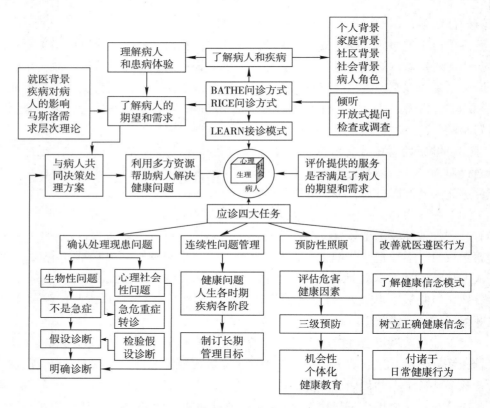

图 3-3　全科医生以人为中心的健康照顾

思考题

1. 人们的患病体验主要有哪些？
2. 谈谈全科医生提供以人为中心的健康照顾的基本内涵。
3. 简述就医行为分类及定义。
4. 说说健康的定义，健康信念模式的定义。
5. 在案例 3.3 中，当时李大伯拒绝了全科医生的建议，但 1 个月后李大伯因受

凉出现咳嗽、气喘到全科门诊就诊。请谈谈此次接诊应对李大伯完成的 4 项任务是
什么？

（茅月存　蒋巧巧）

数字课程学习

Ⓟ 教学 PPT

第四章 以家庭为单位

学习提要

1. 家庭的定义，家庭的结构，家庭角色，家庭的功能，家庭生活周期的特点及各阶段的照顾重点。
2. 家庭资源，家庭生活压力事件及家庭危机，家庭对健康和疾病的影响，转变医学观，以新的观念审视疾病和健康。
3. 家庭评估的基本资料、家系图、家庭圈和家庭功能评估等。
4. 家庭照顾中的三级预防、家庭访视、家庭咨询、家庭治疗及临终关怀等。

思维导图

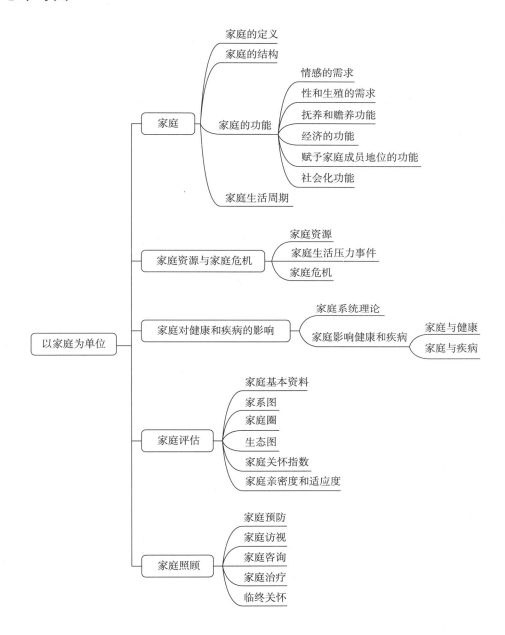

以家庭为单位
- 家庭
  - 家庭的定义
  - 家庭的结构
  - 家庭的功能
    - 情感的需求
    - 性和生殖的需求
    - 抚养和赡养功能
    - 经济的功能
    - 赋予家庭成员地位的功能
    - 社会化功能
  - 家庭生活周期
- 家庭资源与家庭危机
  - 家庭资源
  - 家庭生活压力事件
  - 家庭危机
- 家庭对健康和疾病的影响
  - 家庭系统理论
  - 家庭影响健康和疾病
    - 家庭与健康
    - 家庭与疾病
- 家庭评估
  - 家庭基本资料
  - 家系图
  - 家庭圈
  - 生态图
  - 家庭关怀指数
  - 家庭亲密度和适应度
- 家庭照顾
  - 家庭预防
  - 家庭访视
  - 家庭咨询
  - 家庭治疗
  - 临终关怀

家庭虽然只代表人类功能和社会活动的一方面，但却是非常重要的一个方面。生命可以是完美的、美丽的，也可以恰恰相反。从事全科医学的工作者或者全科医生／家庭医生，只有将家庭和患者一起关联到实际工作中，才能真正照顾好我们想要照顾的人群，做好健康的守门人。和照顾对象的家庭成员一起工作是家庭医疗的基础。家庭生活和谐不仅仅是家庭成员心理健康的基础，也是社会稳定的基础。全科医学是将医疗保健引入家庭，为家庭提供一个完整的照顾。而以"家庭为单位的健康照顾"是这一学科的核心和总体价值观，是全科医学的原则之一，也是全科医疗服务的专业特征，因为家庭是病人心理与人际（社会）关系的最集中的体现"单元"。全科医生在诊疗过程中或在评价健康问题时，除了考虑病人的生理因素以外，也应考虑到家庭因素，了解家庭对健康和疾病的影响，也就是要在家庭背景下来了解个人的健康问题，包括家庭各种因素对服务对象患病、治疗以及健康的影响。只有这样才能找到真正的问题，发现真正的原因和真正的患者，从而更有效地维护个人和家庭健康。全科医生在照顾服务对象时始终要有三级预防的理念和浓厚的人文精神，要了解和掌握有关家庭的知识和技巧。全科医生必须具备一些基本的知识结构包括：①理解家庭结构和功能的概念；②了解家庭沟通的方式；③掌握观察家庭如何运作的技巧；④与个人及其家庭保持关系的能力；⑤愿意加强家庭的中心功能，为家庭成员的身心健康和社会功能的发展提供适宜的环境。

全科医生最适合开展家庭教育活动，因为他们是提供连续性照顾和家庭照顾的最佳人选。全科医生在健康指导过程中与家庭成员通力合作至关重要，这样可以避免出现独立工作时常犯的错误，以及避免个人承担改变家庭的责任。

第一节　家　庭

一、家庭的定义

家庭是组成社会的基本单位，对个人的健康和疾病发生发展及康复有着重要的意义。家庭是人在社会中生存而产生的普遍而特殊的社会团体。它经历了人类历史各时代浪潮的洗礼并发生变化，但人类总是以家庭的形式生存。因此我们对家庭这一名词其实并不陌生，但要为家庭下一个确切的定义其实并不容易。随着社会结构和人们意识形态的变化，家庭的观念和定义也在不断发生变化。在原始社会中，家庭可以被定义为一个氏族或者部落。近代社会中将家庭广泛地定义为亲密联系的人际关系，包括：①在同一处居住的，靠血缘、婚姻或收养关系联系在一起的、由两个或更多的人组成的单元；②通过生物学关系、情感关系或法律关系连接在一起的一个群体。从家庭演变的历史来看，一般把家庭分为传统的家庭、广义的家庭、演化的家庭、较完善的家庭几类。

（一）传统的家庭

传统的家庭是指在同一处居住，靠血缘婚姻或收养关系联系在一起的、由两个或更多人组成的单位。传统家庭依靠法律的认可和保护，一般能维持终生的关系。

笔记

家庭上下辈都有血缘关系，极少部分为领养关系，主要是指以一对男女为核心繁衍的家庭系统。

（二）广义的家庭

广义的家庭是指一对在一起生活了 6 个月以上的男女核心组合单位。该定义强调只要家庭的稳定关系维持在 6 个月以上，即视为家庭。这个概念适合于西方的习俗，它包含了更广泛的具有家庭性质的男女组成单位。

（三）演化的家庭

演化的家庭是指成员在遭受躯体或感情危机时能提供帮助和支持的一些亲密者组成的社会团体。该定义将不具备传统家庭结构的团体也包含在内，比如同性恋家庭、群居体等类型的团体。

（四）较完善的家庭

家庭是通过情感关系、法律关系和生物学关系连接在一起的社会团体。该定义涵盖了现代的各种类型家庭，突出了法律婚姻、血缘和情感三大要素。

现代社会中法律规定了一夫一妻制的自由结合。从社会学角度来看，关系健全的家庭应包括以下 8 种关系：婚姻关系、血缘关系、亲缘关系、情感关系、伙伴关系、经济关系、人口生产与再生产关系和社会化关系。随着时代的不断发展，出现了非传统意义的变异的家庭组合，如单身、单亲、同居、同性恋等。人们把建立幸福和睦的健康家庭作为一个重要目标，而家庭离合、变异往往会带来复杂的心理行为和健康的问题。因此提供以家庭为单位的健康照顾，不仅更凸显人性化，也必将更加行之有效。

家庭的特点包括：行为、价值的共同性，角色的稳定性，关系的情感性。健康家庭则包括了以下的一些特征：

（1）良好的交流：在这种情况下，每个家庭成员都有表达自己看法和感情的自由。

（2）个人自主性：包括夫妻之间适当的分享权利。

（3）灵活性：这样的家庭大家就会相互谦让，能够适应个人的需要和不断改变的环境。

（4）欣赏：包括鼓励和表扬家庭成员，帮助他们建立一个健康的自尊心理。

（5）支持网络：来自家庭内外的适当的支持，能够使人产生一种安全感，能够抵抗压力并营造一个健康的生活环境，家庭医生就是这个网络的一部分。

（6）家庭时间与家庭参与：研究表明，快乐家庭最突出的一个特征就是一起做事。

（7）夫妻亲密：当进行家庭治疗时，良好夫妻关系的重要性就会凸显出来。

（8）成长：家庭中需要创造一种鼓励的氛围，为每个家庭成员的成长提供适当的机会。

（9）共同的信仰及价值观：共同的信仰和价值观与良好的家庭健康状态密切相关。

了解这些特征，可以给家庭医生提供一个评估家庭健康与否的依据，同时为改善不良家庭提供一个既定的目标。

二、家庭的结构

家庭结构（family structure）是指家庭组成类型及各成员间的相互关系，是家庭内部的构成和运行机制，反映家庭成员之间的相互作用和相互关系。家庭结构包括家庭的外在结构和内在结构，家庭成员的组成和数量决定着家庭结构的类型。外在结构即家庭的类型，包括核心家庭、扩展家庭和其他家庭类型等。内在结构包括家庭的角色、权力结构、沟通形式和家庭的价值观等。全科医生在了解家庭结构时，需要考虑以上外在结构和内在结构两个同等重要的部分，并根据其特征划分出家庭的结构类型，了解家庭成员相互作用的关系和规律。

（一）家庭的外在结构（家庭类型）

1. 核心家庭

核心家庭（nuclear family）指父母及未婚子女组成的家庭，也包括无子女夫妻和养父母及养子女组成的家庭。核心家庭的特征主要体现在规模小、人数少、结构简单、关系单纯，只有一个权力和活动中心。其利益及资源易于分配，比较容易做出决定。从医疗保健的角度考虑，核心家庭的家庭资源较其他家庭类型少，获得的支持有限，一旦出现家庭危机，往往很难寻求到有效的家庭支持。家庭关系存在着紧密和脆弱的两重性。温馨的家庭给成员带来幸福，促进学习和工作，且适应于快节奏的社会。但同时也导致了离婚率高、留守儿童等家庭问题。现代社会中，核心家庭逐渐演变成主要类型，比例上在西方国家约占 80%，中国大陆约占 67%，我国台湾地区约占 56%。丁克家庭属于核心家庭中一类比较特殊的形式，近年来丁克家庭在城市中的比例有逐渐增加的趋势，这给家庭保健带来新的任务。

2. 扩展家庭

扩展家庭（extended family）指有两对或两对以上夫妻与其未婚子女组成的家庭。家庭成员可存在血亲、姻亲或收养关系。扩展家庭由于同时存在一个或一个以上的权力中心和次中心，导致家庭结构和关系错综复杂。当家庭功能受各方影响出现问题时，常引起连锁反应。人际不易相处，但家庭内外资源丰富，易于应对压力事件。传统的大家庭已经越来越少。现代社会，从大家庭到小家庭的变化已成趋势。根据成员结构不同，扩展家庭又可分为主干家庭和联合家庭。

（1）主干家庭（linear family）：是指由一对已婚子女同其父母、未婚子女或未婚兄弟姐妹构成的家庭。包括父母和一对已婚子女及其孩子组成的家庭，以及一对夫妻同其未婚兄弟姐妹所组成的家庭。主干家庭是核心家庭的扩大，有一个权力中心或还有一个次中心，因其具有直系血缘关系和婚姻关系也称为直系家庭。主干家庭的特点是往往除了有一个权力和活动中心外，还有一个次中心存在，在决定家庭事务时容易造成权力分散，意见不一致，但家庭关系没有联合家庭那样复杂。

（2）联合家庭（composite family）：是指至少两对或两对以上的同代夫妻及其未婚子女组成的家庭。联合家庭结构复杂，人员庞大，因此又称为"复式家庭"或

笔记

"大家庭"。联合家庭的特点是家庭成员较多，家庭结构相对松散不稳定，关系复杂，决策受多方面影响。

3. 其他家庭类型

其他家庭类型包括单亲家庭、单身家庭、同居家庭、丁克家庭、独居家庭、少年家庭（即由18岁以下的少年及其子女组成的家庭）、同性恋家庭等特殊团体。这些家庭虽不具传统的家庭形式，但却有着家庭各种类似的功能，具有家庭的主要特征，但易形成特殊的心理行为及健康问题。面对时代的客观现实，研究和照顾这些特殊家庭也是全科医学的范畴。

各类家庭的数量在历年的人口普查中反映出来。在我国迄今实施的七次全国人口普查中，只有1953年到1964年期间平均家庭户规模呈现微弱的上升，自1964年以来，中国平均家庭户规模一直呈现缩减态势。家庭户规模在20世纪八九十年代缩减幅度较大，之后缩减趋缓，2015年平均家庭户规模与2010年第六次全国人口普查时持平。按照第七次人口普查公布的数据，2020年家庭户规模进一步跌破3人底线，缩减至2.62人（表4-1）。

表4-1 中国历次普查平均家庭户规模

普查/抽样调查年份	平均家庭户规模（人）	较上次普查/抽样调查变动（人）	较上次普查变动（人）
1953	4.33	—	—
1964	4.43	0.10	0.10
1982	4.41	−0.02	−0.02
1987	4.23	−0.18	—
1990	3.96	−0.27	−0.45
1995	3.70	−0.26	—
2000	3.44	−0.26	−0.52
2005	3.13	−0.31	—
2010	3.10	−0.03	−0.34
2015	3.10	0.00	—
2020	2.62	−0.48	−0.48

（二）家庭的内在结构

家庭的内在结构是指家庭内部的运作机制，是对内部互动关系的描述，反映家庭成员之间的相互作用和相互关系。家庭的内在结构是家庭的主要内涵，是社会的投射和缩影，即小社会。家庭权力结构、家庭角色、家庭沟通和家庭的价值观形成了家庭的内动力。每个家庭都有其传统和特点，由于这些构成了不重复的家庭。家庭的内在结构包含四个方面内容。

1. 家庭权力结构

家庭权力结构是医生进行家庭评估和家庭干预时的重要参考资料，反映了权力在家庭内部的分布情况，即谁是家庭的决策者，以及做出决定的时候家庭成员之间的相互作用方式。随着时代的变迁，家庭权力结构除了受到家庭所在社会传统习俗影响外，其形成还受到情感和经济的因素影响。专制的家庭权力形式正在向自由、民主的家庭权力形式转变。家庭的权力结构可以分为以下的四个类型。

（1）传统权威型：以社会传统文化规定或确认家庭的权威，如传统公认的父亲或长子作为一家之主，而不考虑他的社会地位、职业、收入、健康等方面。

（2）工具权威型：把负责供养家庭、掌握家庭经济大权或者有一定社会地位的人看作家里的权威。如提供家里经济主要来源的长兄。

（3）情感权威型：在家庭感情生活中起决定作用的人，主宰家庭大权，其他的家庭成员对他（她）的感情而承认其权威。如母亲、妻子。

（4）分享权威型：家庭成员均可分享权力、共同决策、共同承担家庭义务，以个人的兴趣和能力为家庭贡献力量。这是最理想的家庭权力类型，民主、平等的氛围有利于个人的健康成长和家庭的发展。这也是现代社会比较推崇的类型。

2. 家庭角色

家庭角色是家庭成员在家庭中的特定身份，代表着他（她）在家庭中所承担的职能，反映出他（她）在家庭中的相对位置，与其他成员之间的相互关系。角色是社会对个人职能的划分，指出了个人在社会中的地位和位置，代表着每个人的身份。在家庭中，每个成员都扮演着各自的家庭角色，且没有选择的余地，即其身份是固有的。每个角色都代表着一套社会标准和行为模式，人们也依其标准和行为模式去衡量和评价角色。每个人可以同时有几种不同的角色，如一个人可以是家庭中的儿子、父亲，同时是学校里的学生、学长，或单位里的中层干部、下属等。根据时间的推移，不同阶段角色也不同，如一个女孩从出生到长大，她将经历从女儿到母亲到奶奶（外婆）的角色转变。由于角色的转变，产生了角色期待、角色学习、角色冲突、角色认知的内涵与机制。对家庭角色的认识，可以帮助我们科学评价家庭角色的扮演是否成功，了解家庭成员如何调试不成功的角色，如何适应角色的变换。

（1）角色期待：角色指个人在特定的社会环境中相应的社会身份和社会地位，亦称社会角色。家庭角色是社会角色的一种。角色期待是家庭对成员所期盼的特定行为模式。角色期待包含复杂的综合转变，如对社会和家庭的认知、情感态度转变、实践体验等。家庭对其成员的角色期待都有传统的规范，如传统的"母亲"角色被赋予了情感和慈爱的形象，她的主要职责是生育和抚养子女，做女性行为的典范；传统的"丈夫"角色则被认为需要负责养家糊口、做出家庭重要决策等。"儿童"的角色被认为是被动和服从，包括完成学业、孝敬父母及实现父母愿望等。不同家庭对其成员的角色期待并不相同，因此形成了不重复的角色。角色期待也会随时代变迁而发生改变，如以前由父亲来养家糊口，而现在城市家庭中多由父母双方共同养家。在有的家庭中，母亲甚至成为主要经济支柱和来源。儿童的健康成长与家庭的角色期待密不可分，健康的角色期待对个体起到关心和促进成长的积极作用，是自我成长的动力；异常的角色期待可能会使人出现病态人格。家庭的角色期待对成员社会化至关重要。既符合家庭期待，又符合社会规范的角色，才应该是理想中受人期待的角色。

（2）角色学习：是一种综合性的学习，是在人与人互动和角色互补中进行，符合社会学习的机制和规律，常因周围环境的积极反应而强化和巩固；也会因周围环境的消极反应而否定或修饰，是社会学习的主要内容之一。包括学习角色的责任、特权、义务、态度和情感等，具有终生性，也有学得好坏之分。传统的角色模式也树立了效仿的榜样。例如，一个女孩子首先要学习做一个好女儿，长大结婚后要学习做一个好妻子、好儿媳、好母亲等。根据一个人的言行举止，识别其地位和身份，称为角色认知。如某人看起来像个军人、医生。角色的认知，同时伴随着角色评价。在家庭中，常常进行角色评价，良好的角色评价对家庭成员是一个鞭策，如母亲告诉哥哥、姐姐应多谦让弟弟、妹妹，帮助父母多承担家务、照顾弟弟妹妹等。父亲培养子女坚强的性格、教育子女要好好学习、努力工作等。不断学习和评价是进入合格角色和家庭成员社会化的重要过程。而角色学习并非单一的直线过程，比如你是父亲，但并不只是进行父亲的角色学习，还要学会扮演丈夫、儿子和职业角色、社会人等，因此角色学习是一个变化发展的过程。人生的角色学习是无止境的，并要不断地适应变化的角色，角色的规范也随着社会文化背景有所改变。如传统操持家务的女性，现在也是养家糊口的主力军；传统被动、服从的儿童现在也成了家庭平等的一员，享受与父母同等的评价。

（3）角色冲突：当个人不能适应其角色期待或角色转变时，导致个体的情绪紊乱、心理困惑、矛盾，甚至冲突。角色冲突可由自身、他人或环境对角色期待的差异而引起。例如，在实现男女平等进程中，女性参与政治、经济和社会发展，最普遍的问题是女性家庭的主妇角色和社会职业角色产生冲突。角色冲突常常会导致个人心理功能紊乱，严重时出现躯体功能障碍，甚至影响家庭正常的功能。角色冲突可在扮演一种或几种角色时发生，如：①不同的人对同一角色有不同的期待，如母亲和老师采用不同的是非标准，使孩子茫然不知所措。②实际人格与角色不符，如家长希望孩子将来从事医生、律师等与人打交道的那些职业，但孩子本身缺乏细致情感思维，在学习过程中易造成厌倦、别扭，甚至出现情绪紊乱。③同一个人扮演几个角色，如母亲的儿子、妻子的丈夫，当夹在母亲和妻子之间，如果缺乏角色的弹性则会导致困惑。④新旧角色转换，如从女儿转换成儿媳，常常会发生心理不适。

角色冲突会导致个人心理功能的紊乱，进而可能出现躯体功能障碍，甚至进一步影响正常家庭功能，因此家庭中健康的角色期待极为重要。建立良好的家庭功能，需注意以下几点：①家庭对某一成员的角色期待具有一致性；②角色期待能满足成员的心理需求；③角色期待符合社会规范和家庭内部的规定，被社会及家庭中其他成员所接受；④角色期待符合家庭成员自我个性发展，家庭成员能适应自己的角色模式，并承担各种不同的角色职责；⑤对角色的转变富有弹性，使得家庭的成员能适应角色转换。

家庭的内在动力极为复杂，应认识到各家庭成员良好的家庭角色是家庭健康的保障。重视家庭角色，帮助家庭成员认识角色，适时做好角色的转换，调适不良的角色，对早期预防心理伤害和家庭功能不良非常重要。

3. 家庭沟通

人与人的联系莫过于家庭成员间的密切交流。家庭沟通（family communication）是家庭成员间相互通过沟通感情、交换信息、调控行为并进行合作，是维持家庭稳定的有效手段，也是评价家庭功能状态的重要指标。家庭沟通有三个要素：信息发送者（sender，S）、信息（message，M）和信息接受者（receiver，R），构成 S–M–R 传递轴。这三者中的任何一个出现问题都会影响沟通的效果。发送者与接受者的沟通是通过信息传递的，发送者信息表达不清晰、错误、中断等，信息活跃（增多、灵敏、超前）、信息减少等，接受者对信息不能理解、不愿接受、理解错误等，都会导致不能达到良好的沟通效果而产生相应的问题。

家庭水平沟通根据内容分为情感沟通和机械性沟通，根据沟通方式分为直接沟通和掩饰或替代性沟通。沟通的内容属于情感性的称为情感沟通，比如"I love you""我今天很开心"等；属于一般信息或与居家生活动作有关的内容称为机械性沟通，如"快吃饭""去洗衣服"等。沟通的信息如果是直接的，如"今天晚上加班，不回来吃饭"就称为直接沟通；如果"隔壁又买了个大电视机"暗示自己家里的电视机没有隔壁好，影射责怪家庭中的其他成员挣钱的能力不够强，称为掩饰或替代性沟通。

观察家庭沟通方式的意义在于，通过它了解家庭功能的状态。在良好的家庭里，成员间的关系是亲密和睦的，语言不加掩饰、不拐弯抹角；而在家庭功能不良的家庭中，成员间的沟通通常是异常的，缺乏交流语言，语言掩饰、信息表达不清晰。一般来讲，情感沟通受损一般发生在家庭功能不良的早期；而当机械性沟通亦中断时，家庭功能则会出现严重障碍；掩饰或替代性沟通更容易出现在家庭功能不良的家庭中。很多时候缺乏沟通或沟通方式不良，是出现家庭问题的根本原因。

🌀 案例 4.1

某学校同宿舍的三位学生小红、小明和小蓝。小红和爸妈每三天一通电话，手机的无限畅聊包都用在家人身上；小明总觉得没契机和爸妈深谈，家庭话题仅限于衣食住行；而小蓝除了要钱外，基本不给家里打电话，他觉得自己即使在家也无话可说。经过调查发现：小红的家庭，每个人都能非常自由地表达内心想法，甚至家庭成员间经常会聚在一起八卦吐吐槽，小红的家庭尊重每个成员独特的信念和想法，强调人人平等，重视家庭成员的个人成长，所以小红的家庭中每个成员之间的关系非常的融洽，相互间的联系也很紧密。不难看出小红成长于一个分享权威型的家庭，家庭成员之间平时的沟通是通过情感沟通来表达的，沟通的信息是清晰的，方式是直接坦率的，家庭功能是良好的。小明成长于传统权威型的家庭，父亲作为家庭的权威，收入和职业都不如小明的母亲，家庭成员之间的情感的沟通没有那么多，多数时候是机械性沟通。而小蓝成长于工具权威型的家庭，父亲负责供养家庭，掌握经济大权，小蓝的父亲需要家庭其他成员对他绝对地服从。从小时候开始，不管小蓝说什么或者做什么，最终总是以"我吃的盐比你走的路还要多"作为结束，小蓝的家庭成员之间的沟通不是坦率和直接的，往往需要经过一些修饰，很多信息是不清晰的，久而久之小蓝不喜欢回家，回家了也不喜欢说话。

4. 家庭的价值观

价值观是看待事物所持的态度，引导着人的行为。家庭的价值观是指家庭判断是非的标准及对某件事情的价值所持的态度。个人价值观的形成，受传统观念、文化背景和个人信仰的影响；而家庭的价值观，受着家庭传统习俗的影响，且根深蒂固。家庭是社会的基本组成单位，每个人在家庭中接受人生最初始的教育历程，许多知识的获得、人格的养成都是在家庭中奠定基础的。因此，良好的家庭传统对成员的成长、发展起着重要的作用。家庭也是人类发展互动关系中的第一个社会世界，人生早期在与父母的人际互动中，受到来自父母的教导，价值观也在有意无意地被传递着，这些来自家庭的价值观将会影响个体日后的观念、态度和行为。家庭的生活方式、教育方式、保健观念与健康行为等，都受家庭价值观的影响，成为家庭生活的一部分。健康和疾病观直接关系到成员的就医行为、遵医行为、实行预防措施和改正不良行为等方面，因此对维护家庭健康至关重要。如果一个家庭认为生死由天，那么很难说服家庭成员实行促进健康的行动。因此，医生有必要了解病人所在家庭的价值观，特别是家庭的疾病观、健康观，这样才能确认健康问题在家庭中的地位，进而与家庭成员一起制订控制或解决健康问题的具体方案。

三、家庭的功能

家庭的功能（family function）是指家庭作为社会的一个基本单元本身具有的应该发挥的效能，是家庭在人类生活和社会发展方面所起的作用。家庭作为人和社会的主要连接点，同时与两个方面发生联系，具有满足家庭成员个人和社会最基本需要的功能。家庭也是个体与社会联系的最基本的单位，有其自然的和社会的属性。评价家庭功能也是了解家庭是否满足其成员在生理、心理及社会各方面要求的过程。家庭的功能可以分为许多方面，并且会随着社会文化的发展而变化，有些功能退化直至消失；有些则得到强化，但某些最基本的功能始终存在，它满足了家庭成员在生理、心理及社会各层次的最基本的需要。这些功能可以归纳为6个方面。

1. 情感的需求

家庭成员以姻缘和血缘为纽带，生活在一起并维系着彼此的亲密关系，通过成员之间的相互支持、关怀，满足爱和被爱的需要。对于每个家庭成员而言，各种心态的形成、个体的发展、感情的激发与发泄、品德和情操的锤炼、爱的培植和表现以及精神的安慰和寄托，都离不开家庭成员之间的感情交流。

2. 性和生殖的需求

家庭是生育子女繁衍后代的基本单位。正是由于这一家庭功能，人类和社会才得以持续发展。同时，家庭还满足了人对性的需要，具有调节和控制性行为、抵御家庭以外的性侵犯的功能。

3. 抚养和赡养功能

抚养孩子、赡养老人是家庭不可推卸的责任和义务，满足家庭成员的衣、食、住、行等基本生理需要是家庭的第一重任。如我国现阶段部分地区老年人缺乏必要的社会福利性支持，在经济、生活照顾及精神慰藉方面对子女仍有较强的依赖性。

4. 经济的功能

家庭是一个经济联合体，家庭提供和分配物质资源，首先要满足家庭成员对衣、食、住、行等各方面的基本需要；其次还要提供家庭的经济支持，为家庭成员提供学习、医疗保健等各种支持。

5. 赋予家庭成员地位的功能

父母合法而健全的婚姻，给子女提供了合法的地位。家庭成员一出生就自然而然得到了相应的地位，如新出生的男婴立即就被赋予了"儿子""孙子""外孙"的地位。

6. 社会化功能

社会化是指一个人通过学习群体文化学习，承担起社会角色，把自己融入群体和社会中的过程。家庭正是孩子社会化的主要场所，家庭具有把其成员培养成合格的社会成员的社会化功能。孩子从家庭成员中学习语言、社会行为、沟通技巧和对正确与错误的理解等，从而树立起正确的人生观，以适应社会。人的身心发育特别是心理发育的关键时期主要在家庭中度过，这个时期如果丧失了家庭提供的支持和关爱，会对成年后的个体产生多方面的影响。

四、家庭生活周期

家庭生活周期（family life cycle）是指家庭遵循社会与自然的规律所经历的生产、发展与消亡的过程。1997 年 Duvall 根据家庭在各个发展时期的结构和功能，将家庭生活周期分为 8 个阶段，即新婚期、第一个孩子出生、有学龄前儿童、有学龄儿童、有青少年、孩子离家创业、空巢期和老年期（退休）。根据家庭生活周期的不同阶段提供周全、可预测的服务，已成为全科医疗有别于其他专科医疗的特色（表 4-2）。

表 4-2　家庭生活周期及主要面临问题

阶段	平均长度（年）	定义	家庭问题	保健重点
新婚期	2（最短）	结婚、妻子怀孕	性生活问题 生育问题 交流与沟通问题 适应新的社会关系	婚前健康检查 性生活指导 生育指导 心理咨询
第一个孩子出生	2.5	最大孩子介于 0～30 个月	父母角色的适应 经济压力问题 照顾幼儿的压力 母亲健康问题	母乳喂养 哺乳期性指导 新生儿喂养 预防接种 婴幼儿营养与发育

笔记

续表

阶段	平均长度（年）	定义	家庭问题	保健重点
有学龄前儿童	3.5	最大孩子介于30个月~6岁	儿童身心发育问题 孩子上幼儿园问题	合理营养 监测和促进生长发育 疾病防治 形成良好的习惯 防止意外事故
有学龄儿童	7	最大孩子介于6~13岁	儿童身心发展问题 离家上学问题 适应学校环境问题	除"有学龄前期儿童"的保健内容外，还引导正确应对学习压力合理进行社会化
有青少年	7	最大孩子介于13岁至离家	学习问题 性问题 异性交往和恋爱	防止意外事故 健康生活指导 青春期教育和性教育 防止早婚和早恋
孩子离家创业	8	最大孩子离家至最小孩子离家	父母开始有孤独感 更年期问题 疾病开始增多 重新适应婚姻关系 照顾高龄父母	心理咨询 消除孤独感 定期体检 更年期保健
空巢期	15	父母独处至退休	重新适应两人生活 计划退休后的生活 疾病问题	防止药物成瘾 意外事故防范 定期体检 改变不健康生活方式
老年期	10~15	退休至死亡	适应退休生活 经济收入下降 生活依赖性增强 面临老年病、衰老、丧偶、死亡	慢性病防治 孤独心理照顾 提高生活自理能力 提高社会生活能力 丧偶期照顾 临终关怀

实际上，并非每个家庭都要经历上述 8 个阶段。如独生子女的家庭一旦子女离家上学，家庭就会进入空巢期。家庭也可以在任何一个阶段开始或者结束，如一个人离婚后再婚。在家庭生活周期各阶段中出现任何重大生活事件，如乔迁新居、生子、患病等，都会对家庭成员的身心健康产生影响。因此，全科医生在为患者提供健康照顾时，除掌握人体正常的发育过程外，还要了解其所在家庭的发展过程和生活周期。全科医生可以根据家庭的不同发展阶段，预测和识别家庭在特定阶段可能或者已经出现的问题，及时地提供咨询和健康教育，采取必要的预防和干预措施。如家庭处于孩子离家创业期，包含从最大的孩子至最小的孩子离家这段时期，家庭面临的主要问题是，父母与孩子之间的关系变成了成人间的关系，这个时候保健的服务重点是，不宜过多约束成年子女，应以精神支持辅助子女为主；随着子女的离

家，逐步感到孤独，此期保健重点是心理健康咨询、鼓励发展社交及培养兴趣爱好；年龄逐步增加面对更年期来临和慢性疾病增加，全科医学重点需要进行宣教、定期体检、更年期的保健。

第二节 家庭资源与家庭危机

一、家庭资源

家庭资源（family resources）是家庭为了维持基本功能，在应对压力事件或危机状态时所需要的物质和精神上的支持，包括家庭内部资源和家庭外部资源。个人和家庭在其发展过程中总会遇到各种压力事件，严重时可导致家庭危机，此时家庭和个人就会寻求帮助，以应对困难、度过危机。家庭资源充足与否，直接关系到家庭及其成员对压力和危机的适应能力。全科医生一般通过与患者家属会谈或家访，了解患者的家庭资源情况，评估内、外资源的丰富程度，起到协调者的作用。家庭资源可通过 ECO-MAP 图进行评估。

1. 家庭内部资源

家庭内部资源（FAMLIS）主要包括经济支持、情感支持等 6 个方面。

（1）经济支持（financial support，F）：是指家庭提供物质生活条件、负担医疗保健和社会生活费用的能力。

（2）维护支持（advocacy，A）：是指家庭对家庭成员的名誉、地位、权利和健康等的维护和支持。

（3）医疗处理（medical management，M）：是指家庭促进家庭成员健康的能力，做出防病、治病决策的能力，照顾患病成员的能力，以及家庭成员自我保健的能力。

（4）情感支持（love support，L）：是指家庭给其成员提供满足情感需要、精神慰藉及相互关心的能力。

（5）信息和教育（information and education，I）：家庭给家庭成员提供医疗信息及其各种防病治病建议，以便家庭成员进行抉择。

（6）结构支持（structure support，S）：家庭可以在家庭住所、家庭设施和布置等方面做出适当的变化或调整，以适应患病成员的需求。

2. 家庭外部资源

家庭外部资源（SCREEEM）包括社会资源、文化资源等 7 个方面的内容。

（1）社会资源（social resources，S）：亲朋、好友、同事、领导、社会团体等的支持。

（2）文化资源（culture resources，C）：是指文化教育、文化传统和文化背景的支持。

（3）宗教资源（religious resources，R）：是指宗教信仰、宗教文化、宗教团体的支持。

笔记

（4）经济资源（economic resources，E）：是指来自家庭之外的收入，如赞助、社会福利、保险等的支持。

（5）教育资源（educational resources，E）：与教育制度、教育方式和接受教育的机会等有关的支持。

（6）环境资源（environmental resources，E）：是指与居住场所周围的自然环境和社会环境有关的支持，如社区设施、空气、水、土壤等。

（7）医疗资源（medical resources，M）：医疗保健机构、卫生保健制度及卫生服务的可用性与可及性等。

二、家庭生活压力事件

家庭是释放情感、提供资源的重要场所，家庭成员在遇到问题时可以从其家庭获得支持，但同时家庭也是各种生活压力事件的主要来源。生活压力事件包括家庭生活压力事件、个人生活压力事件、工作生活压力事件和经济生活压力事件四类，可能造成家庭成员强烈的心理刺激和伤害，甚至难以愈合，严重影响家庭的内动力。压力很难测量大小和研究，目前最好的办法是观察重要生活事件对人的影响及其在疾病发生、发展中的作用，以此反映压力的程度，且令人高兴的生活事件同样可以产生压力。因抗压能力的不同，同样的生活事件对不同的家庭或个人会产生不同的压力。Holmes 和 Rahe 在 1967 年的研究中发现，被调查者将 43 个最常见的生活事件按压力感的大小和调适的难易度排出顺序，结果发现前 15 个最具压力的生活事件中有 10 个是家庭生活压力事件（表 4-3）。这一研究说明家庭成员绝大多数压力来源于其家庭内部。使用该评分量表要考虑不同社会文化背景的影响。

在不同的社会文化背景中，各种生活事件的压力大小的评分是不一样的。在我国，家庭生活压力事件大体可以分成以下几种性质。

（1）地位的改变：如突然贫穷或富有、失业、领不到工资、拥有名望或特权、政治失意、失去耕地或房屋等。

（2）失落：如离婚、出走、被抛弃、分居、孩子或配偶死亡、私奔、不停变换工作等，不但失去而且让人有无望的感觉。

（3）家庭负担加重：如长期或严重疾病、经济压力（上学、买房、看病）、意外怀孕、收养、继父/母带来兄弟姐妹、长期外出打工、留学、工作竞争、照顾老人等。

（4）道德行为问题：如家庭暴力、少年犯罪、酗酒、吸毒、成员犯罪、通奸、亲子鉴定、辍学、病态人格等。

全科医生在其实际诊疗过程中应考虑病人的个体差异，并观察重要生活事件的性质对病人的影响及其在疾病发生和发展中的作用，来反映压力的程度。

三、家庭危机

家庭危机（family crisis）是当家庭压力超过家庭资源导致家庭功能失衡的状态，能否发生取决于生活事件的性质、大小、资源的多寡，决定因素则是事件的性

表4-3 生活压力事件评分量表

家庭生活事件	评分	个人生活事件	评分	工作生活事件	评分	经济生活事件	评分
配偶死亡	100	入狱	63	被开除	47	经济状况的较大变化	38
离婚	73	较重的伤病	53	退休	45	抵押贷款1万美元以上	31
分居	65	性功能障碍	39	较大工作调整	39	抵押品赎回权被取消	30
亲密家属死亡	63	好友死亡	37	换职业	36	抵押贷款1万美元以下	17
结婚	50	杰出的个人成就	28	职责较大变化	29		
夫妻和解	45	开始/停止上学	26	与上司矛盾	23		
家庭健康大变化	44	生活条件较大变化	25	工作条件变动	20		
怀孕	40	生活习惯较大变化	24				
家庭新增成员	39	转学	20				
与妻子大吵	35	搬家	20				
子女离家	29	娱乐的较大变化	19				
姻亲矛盾	29	宗教活动较大变化	19				
妻子开始外出工作	26	睡眠习惯较大变化	16				
妻子停止外出工作	26	饮食习惯较大变化	15				
家庭团聚的变化	15	放假	13				
		圣诞节	12				
		轻微的违法行为	11				

质。家庭危机大致分为两种：耗竭性危机和急性危机。对于小的生活事件，通过家庭的努力解决后，家庭功能可保持正常，恢复良性机制。严重的压力事件导致家庭中枢失助、失衡时，家庭功能可处于瘫痪状态，进入病态危机。家庭危机出现后，通过一定的病态调试，会暂时处于一种病态的平衡状态。当一些慢性的压力事件逐步积累到超过个人和家庭的承受限度时，家庭便会出现耗竭性危机，家庭功能将会进入彻底的失衡状态。全科医生与家庭关系密切，当家庭危机发生时，医生应当把重点放在患者身上，但是对家庭的潜在需要也不应该忽视。

家庭功能失衡必将影响家庭的和谐稳定，一个家庭出现以下情况可能是家庭功能失衡的重要信号：①婚姻、性生活的不协调；②一个家庭成员出现多重异常表现，又俗称"厚病历综合征"，表现为某个家庭成员反复就医但无法确诊的现象；

③多个家庭成员出现多种异常表现；④有孩子出现异常行为，如突然中断同家人的正常交流、说谎、逃学、离家出走等；⑤患者很难相处，如遵医嘱性很差、难以管理的病人；⑥妊娠期间或产后出现异常行为；⑦家庭成员有吸毒或酒精依赖现象；⑧丈夫、妻子或孩子有被性虐待或家庭暴力的迹象；⑨精神障碍；⑩易患疾病；⑪易紧张或焦虑；⑫主诉有慢性疲劳或失眠。

家庭危机产生的原因各不相同：①家庭压力事件常引发家庭危机，但导致家庭危机的并非都来自家庭的压力事件；②家庭的异常互动模式、不成功的角色、不完整的结构、病态人格等，也可导致家庭危机；③家庭危机的概率与社会因素相关，情感、经济、价值观的突变导致家庭危机事件增多；④亚婚姻灰色地带，使得爱情忠贞成为泡影；⑤稳定家庭在市场经济中也存在危机的风险。引起家庭危机的常见原因可以分成四类：家庭成员增加（结婚、孩子出生或意外怀孕等），家庭成员减少（亲人去世、外出工作或子女离家出走等），不道德事件（违反社会公德、对配偶不忠等），社会地位改变（家庭生活周期进入新阶段、加薪、降职、失业等）。

全科医生与遭遇意外的家庭关系密切。家庭危机发生时，如严重疾病往往会给家庭中的成员带来危机。从长远来看，疾病对家庭其他成员的影响远远大于对患者本人的影响。全科医生应尽可能多地让家庭成员参与进来，在疾病急性期就开始，必要时可以举行家庭会议。让家庭成员成为持续治疗的基础，尤其是在预料到一种长期的疾病即将发生时；时刻关注家庭成员的态度变化是非常有用的，例如他们对患者的愤怒和怨恨。如果发现维持家庭稳定的因素发生严重改变，可能就需要请求相关专家的帮助。

全科医生在开展医疗活动时，要考虑健康问题与家庭各因素之间的相互关系和相互作用，积极动员和有效利用家庭内外资源，将"以家庭为单位的健康照顾"应用到个体和家庭医疗照顾的全过程中去。而开展以家庭为单位的健康照顾，首先需要全科医生与家庭建立一种相互信任、相互合作的关系；然后再根据家庭的具体情况灵活运用家庭系统理论，选择相应的照顾方式，为服务对象及其家庭服务。

第三节　家庭对健康和疾病的影响

家庭与健康有着十分紧密的联系，两者相互作用、相互渗透、相互影响。作为社会的基本单位，家庭的各种因素，如遗传、健康观念、生活方式与行为习惯、知识结构与教育文化背景、遵医行为等，都对健康的维护和疾病的康复产生直接或间接的作用。全科医生平时所照顾的有着各种心理、生理症状及表现的病人，并不是完全孤立存在的个体，而是生活在一个个与之息息相关的不同的家庭背景中的。不仅是家庭对个人健康和疾病的发生、发展有着重要的作用，反过来任何家庭成员的疾病也会影响其他家庭成员的健康，进而影响整个家庭的功能。因此，要提供周全的家庭照顾，全科医生必须了解家庭，剖析家庭的文化、功能和其内在的机制，引导"家庭健康观"，这不仅有利于维护家庭关系，有益于家庭及其成员的健康，对维护社会稳定、促进社会发展也具有举足轻重的意义。

一、家庭系统理论

家庭系统理论将家庭看成一个完整的单位，看成一个系统，家庭成员是系统的组成成分，每个成员之间都是相互作用的。家庭系统理论是一种较好的解释家庭对健康和疾病作用机制的学说。它的发展过程大致分为三个阶段：第一阶段，医生（尤其是精神科医生）及其研究者（特别是社会学家和流行病学家）开始认识并研究家庭因素，如家庭结构、婚姻、沟通类型及丧偶等，如何影响个体的心理和生理健康；第二阶段，在一些家庭治疗专家的理论实践基础上，初步形成了关于家庭问题的产生、个体治疗与家庭整体治疗的区别的理论框架和知识体系；第三阶段，在医学学科内产生并发展了家庭系统理论，这也是家庭医学产生的起点。家庭生活周期是一个循序发展的过程，起自男女的结合，终于夫妻衰老死亡。家庭除进行生物及行为的正常传递外，还会出现不可预测的躯体、心理、社会问题及危机。我们应关注家庭对个体健康的影响及个体健康对家庭的冲击，把家庭看做一个整体，提供以家庭为单位的照顾。

二、家庭影响健康和疾病

（一）家庭与健康

家庭可通过多形式、多途径对其每位成员的健康产生影响，影响程度远远超过其他任何社会关系。家庭对健康的影响可表现在遗传、儿童生长发育和社会化疾病传播、成人发病率和死亡率、疾病康复、求医行为、生活习惯与方式等多方面。

1. 家庭生活、行为习惯与健康

慢性病的诱因常包括不良的生活习惯、饮食习惯、行为和心理等，而这些诱因多来自家庭，如高盐和（或）高糖饮食、喜食肥肉、缺乏运动、卫生习惯不佳、大炖大煮、鲜炒生食、紧张行为等，不良行为与习惯在平时慢慢影响着人的健康。

2. 婚姻与健康

夫妻相亲相爱、家庭关系稳定，家庭凝聚力较强。良好的婚姻状况能融洽家庭氛围，促使其成员生理心理平衡、子女健康成长。不幸的婚姻（包括离婚、分居或寡居等）对家庭成员都有冲击，带来负面情绪。高度负面情绪常会越过生理阈值，而引发疾病的危险，如导致焦虑、疲劳、睡眠困难、偏头痛、溃疡病、心理退缩等。重建的双核心家庭，往往带来角色的压力，情绪耗尽、透支健康。有针对离婚、寡居、丧偶家庭的调查发现，此类家庭死亡率比婚姻家庭高很多。家庭破裂是影响健康的重要危机，而且对孩子健康成长有广泛影响，可导致倒退、发育迟缓、行为问题、学习失败、焦虑、抑郁、厌倦、犯罪、性乱、自杀等。

3. 家庭对生长发育及社会化的影响

生长发育是儿童成长的基本环节，家庭通过喂养、教育、行为引导等方式直接或间接地影响儿童生理、心理的生长发育。大量研究表明，"病理"家庭与儿童躯体、行为方面的疾病有着密切的联系。患儿非发作性惊厥与低社会阶层、精神疾患、父母亲情剥夺和不良保健有关；意外事件及安全伤害的发生与父母防范意识淡薄有关；儿童尿床与低社会阶层、父母照顾不良有关；神经质孩子可与患神经质的母亲有关；人格障碍也多与家庭环境及家庭教养有关；富足家庭能满足儿童所需的营养及关爱，长期营养缺乏会影响生长发育。父母亲情的剥夺与自杀、抑郁、社会病理人格相关。人一般在3~5岁时奠定人格基础，据此可以说父母造就了儿童的人格。家庭不良互动模式是家庭问题的起因，人际沟通不良也常在家庭的互动中形成。

4. 家庭经济与健康

由于经济状况不同形成了富有与贫穷两极分化的家庭，经济对健康的影响与年龄有关，年龄越小相关性越大。营养过剩可导致肥胖，肥胖儿童是糖尿病、心脑血管病等慢病人群的后备军。饮食不节制可致成人脂肪肝、胰腺炎等。而营养供给不足使儿童发育迟缓，产生营养不良症。因病致贫、贫病交加导致家庭挫败，不利于家庭成员的健康发展。

5. 家庭关系不良与健康

研究发现，父母长期处于高应激状态对子女智力和行为都有影响。家庭暴力对躯体和精神有严重影响，可使家庭相关成员留下心理创伤，恶性循环使子女精神紧张、表现异常。家庭照顾及心理支持缺乏或丧失，安全感、关爱等随之改变，会使子女身心憔悴、自尊下降，出现多动、说谎、逃学、偷窃、攻击、酗酒、滥用药品、离家出走、过早性行为、犯罪、自杀等行为。

（二）家庭与疾病

家庭与很多疾病的产生、发展与转归有关，反过来疾病也会对家庭结构和功能产生影响。

1. 家庭与遗传病

每个人都是其基因型与环境相互作用的产物，有些疾病就是受到家族遗传因素和母亲孕期各种因素的影响而产生的。有家族性遗传病（血友病、β- 地中海贫血、先天性聋哑、多指畸形、家族性克汀病等）在一些家族中常见；许多慢性病（如高血压、糖尿病等）也有家族遗传倾向；持续焦虑的母亲所生的孩子常有神经系统不稳定，神经质人格在家庭反复出现，人格品质常遗传给下一代。

2. 家庭与感染

传染性疾病在家庭中更易传播。如肝炎、幽门螺杆菌感染、艾滋病呈家庭聚集现象；0~5岁以下儿童呼吸道感染及其严重程度与不利的家庭因素有关；3~7岁孩子发生哮喘与父母的抑郁焦虑相关；孩子发生的皮肤或肠道感染与不良居家环境、过分拥挤、缺乏母亲照顾有关。

3. 家庭与慢性病

慢性病的长期照顾往往需要依靠家庭，病人的生活质量及预后与家庭照顾密切相关。据调查，获得足够家庭关照的糖尿病患儿病情更容易得到有效控制；而家庭关注度不足的患儿并发症多，容易中途夭折。

4. 家庭与疾病预防

研究认为，动脉脂质沉积从两三岁就开始出现，到成年出现症状时已是不可逆的变化，可见疾病预防应从家庭做起，从良好的生活方式、健康的心理行为起步，方能保障家庭成员的健康。家庭功能良好、相互作用模式正常，可有效预防心理疾病。

5. 家庭与疾病康复

家庭的支持对各种疾病尤其是慢性病的治疗和康复有很大的影响。Anderson 等人在 1981 年发现糖尿病控制不良与低家庭凝聚力和高冲突度有关。家庭成员的监督和帮助是糖尿病患者饮食控制的重要因素，家人的漠不关心可导致最严重的糖尿病失控。高血压、脑卒中后遗症等慢病病的康复，更与家人的支持密不可分。此外，家庭权力结构类型与健康价值观等，都将影响疾病的演变和转归。比如非分享权威型的家庭中，居权力中心地位的成员的健康观念在一定程度上决定了患病成员的疾病发展与康复效果。

第四节　家 庭 评 估

家庭评估（family assessment）是完整家庭照顾的重要组成，对家庭资料综合分析，得出个体或家庭问题的解决途径。其目的是了解家庭结构、家庭所处的家庭生活周期阶段、家庭资源和家庭功能等，进一步分析家庭存在的健康问题／疾病，以及在照顾病人健康问题／疾病过程中，可以利用的家庭资源。家庭评估内容主要有：家庭基本资料、家系图、家庭圈、生态图、家庭关怀度指数、家庭亲密度和适应度等。

一、家庭基本资料

家庭基本资料包括家庭环境、家庭各成员的基本情况、家庭经济状况、家庭健康生活（家庭生活周期、家庭生活事件、生活方式、健康信念等）等。收集家庭基本资料是全科医生做家庭评估最常用、最简单的方法。由于全科医生对患者是长期的健康照顾，有着良好医患关系，因此对家庭评估基本资料的收集既准确又方便。家庭基本资料内容如下：

（1）家庭环境：家庭所在小区的地理位置、周边环境（空气、绿化、噪声、辐射等）、居家条件（居住面积、居住设施、卫生条件等）、邻里关系、社区服务状况（服务设施、可及性等）等。

（2）家庭成员基本情况：家庭成员的姓名、性别、年龄、角色、职业、教育、婚姻、主要健康问题等。

（3）家庭经济状况：主要经济来源、收入情况、支出情况、消费观念等。

（4）家庭生活周期：家庭所处的生活周期阶段。

（5）家庭生活事件：包括家庭已经发生、正在发生、未来可能发生的家庭生活事件。

（6）家庭角色：家庭中每位成员扮演的家庭角色类别，及其胜任的程度。

（7）家庭沟通：家庭成员之间的沟通情况。

笔记

（8）家庭资源：包括家庭外部资源和家庭内部资源，资源丰富程度、利用情况、原因等。

（9）家庭价值观：家庭对健康的认识，是否具备或实施家庭保健及自我保健等。

二、家系图

家系图（family genogram，family tree）是以符号的形式来描述家庭结构、医疗史、家庭成员的疾病有无遗传、家庭关系及家庭重要事件等资料的树状图谱。家系图不但能描述家里的人口组成结构，还能准确地表达家庭成员的基本状况，如辈分、年龄、性别、健康及职业状况等，由此可以反映家庭中的病患、劳动力、经济水平及可以利用的资源等情况。家系图一般由医生绘制，通过家系图医生可以很快掌握大量的家庭基本资料，同时家系图相对比较稳定，短时间内变化不会太大，所以家系图可以作为家庭基本资料存于健康档案中。

家系图的制作应遵循以下原则：①家系图一般至少包括三代人。②可以从最年轻的一代开始往上追溯，也可以从病人这一代开始上下展开，包括夫妻双方的父母及兄弟姐妹等家庭成员的情况。③不同性别、角色和关系，用不同的结构符号来表示。④长辈在上，晚辈在下；夫妻之间，男在左女在右；同代人中，年龄大的在左，年龄小的在右；可在每个人的符号旁边注上年龄、出生或死亡日期、遗传病或慢性病等资料，还可以根据需要在家系图上标明家庭成员的基本情况和家庭中的重要事件。⑤用虚线标出在同一处居住的成员。⑥家系图中的符号要简明扼要。

家系图一般在 10 ~ 15 min 内即可完成，其内容可以不断积累和完善，在全科医学中有较高的使用价值。通过家系图可以使医生快速了解、评估家庭情况，快速识别家庭成员中的危险因素，并进行高危病人的筛查，促进家庭生活方式的改变，加强病人教育等。家系图范例和规范符号见图 4-1。

三、家庭圈

家庭圈（family circle）是由某一家庭成员绘制的关于家庭结构与家庭关系的圈形图，反映其对家庭关系的主观认识、情感倾向和家庭成员间亲疏关系等，是一种主观评价的方法，同一家庭内部的不同人员认知不一致。在图中，家庭以大圈表示，成员以小圈表示，可用箭头符号标注绘图者。小圈的大小代表家庭重要性的大小，小圈的距离代表与其亲密程度，绘图者将自己绘于大图的中心位置，其他成员按亲密程度绘于周围，也可将自己生活中其他角色绘于图中（如朋友、狗、猫等）。家庭圈随着个人观念的改变而变化，因此须标注绘图时间，情况变化后需要重绘，以便医生获得新的资料，并进行下一步咨询。家庭圈有利于医生探讨家庭的互动关系及家庭的动态表征。家庭圈范例参见图 4-2。

笔记

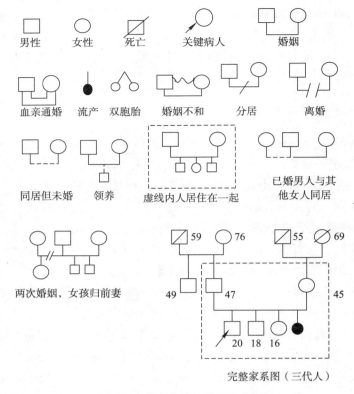

图 4-1　家系图常用符号及范例

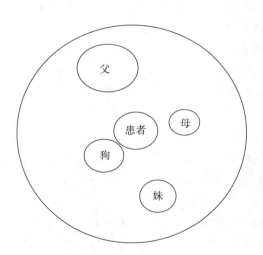

图 4-2　家庭圈范例

家庭中父亲是权威，与家庭成员间距离都较远；患者在家庭中属于被关注，和狗的距离最亲近；
其次和母亲关系比较近；母亲在家庭中地位最低；妹妹也不亲近

四、生态图

生态图（ECO-MAP 图）是评估家庭外在资源的一种方法，把家庭作为社会大系统一部分，评估家庭与外界社会环境之间的互动关系，用图来反映家庭外在资源有关成分有无及多少，记录各种资源成分与家庭的联系强弱。图中，圈的大小表示资源的多少，不同的连线表示联系的强度。该图以社会的观点进行家庭评估，有助于指出家庭所处社会环境的基本特质，亦可用于治疗（图4-3）。

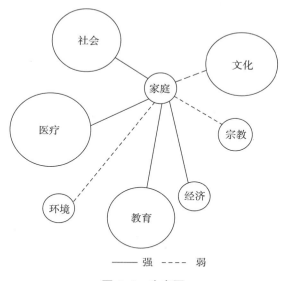

图4-3 生态图

五、家庭关怀度指数

家庭功能评价是家庭评估中很重要的一项内容，家庭关怀度指数（APGAR）是 Smilkstein 于 1978 年研究设计的评价家庭功能的问卷，主要用来测定家庭成员对家庭功能的主观满意度，因为问题较少，评分容易，可以粗略快速地评价家庭功能，因此比较适宜在基层工作中使用。APGAR 量表的名称和含义见表4-4，具体内容详见表4-5。该评价尤其适用于有心理问题或家庭问题的患者。

该量表共分为两个部分：第一部分为 APGAR 评估量表，专用于检测个人对家庭的满意度。本表采用封闭式问答共 5 个题目，每个题目有 3 个答案："经常""有时"和"几乎"，分别记为 2 分、1 分和 0 分。将 5 个问题的得分相加，总分 7~10 分表示家庭功能良好、4~6 分表示家庭功能中度障碍、0~3 分表示家庭功能严

表4-4 APGAR 量表的名称和含义

名称	含义
适应度（adaptation，A）	家庭遭遇危机时，利用家庭内、外资源解决问题的能力
合作度（partnership，P）	家庭成员分担责任和共同做出决定的程度
成长度（growth，G）	家庭成员通过互相支持所达到的身心成熟程度和自我实现的程度
情感度（affection，A）	家庭成员间相爱的程度
亲密度（resolve，R）	家庭成员间共同相聚时光、金钱和空间的程度

表 4-5　APGAR 量表

内容	经常 （2分）	有时 （1分）	很少 （0分）
当我遇到问题时，可以从家人那里得到满意的帮助 （补充说明：　　　　　　　　　　　　　　　　）			
我很满意家人与我讨论各种事情以及分担问题的方式 （补充说明：　　　　　　　　　　　　　　　　）			
当我希望从事新的活动或者发展时，家人都能接受且给 予支持 （补充说明：　　　　　　　　　　　　　　　　）			
我很满意家人对我表达感情的方式及对我情绪的反应 （补充说明：　　　　　　　　　　　　　　　　）			
我很满意家人与我共度时光的方式 （补充说明：　　　　　　　　　　　　　　　　）			

重障碍。另外，通过分析每个问题的得分情况，可以粗略了解家庭功能障碍的基本原因，即哪一方面的家庭功能出现了问题。第二部分较为复杂，是了解测试者与家庭其他成员的个别关系，采用开放式的问答能获得更多的资料。测试者将每个家庭人相处的亲密程度分为良好、普遍、不好三个等级回答，第二部分不在此叙述。

在使用 APGAR 评估量表时应注意两个问题：首先是需要将本量表通俗化和本土化，但又不能失其精髓；其次是正确对待该表的测评结果，注意其时效性和主观性的特点。

六、家庭亲密度和适应度

家庭亲密度（family cohesion）是指家庭成员之间的情感联系，具体表现为家庭成员之间相互支持、相亲相爱融洽和谐的关系。家庭亲密度是家庭的动力，亲密度异常往往是家庭功能不良的原因。异常亲密度家庭分为纠缠型、联结型、分离型、破碎型。

家庭适应度（family adaptability）指家庭成员的适应力及家庭对生活压力事件的反应和调试能力，即家庭体系随家庭环境和家庭不同发展阶段出现的问题而相应改变的能力。可分为混乱型、灵活型、结构型、僵硬型。

家庭适应度和亲密度评估量表（family adaptability and cohesion evaluation scale, FACES）是由 Olson 于 1979 年提出来的，分为三种，分别用于成人家庭、有青少年的家庭和年轻夫妇双人家庭。问卷有 30 个问题，每个问题的答案为"从不""很少""有时""经常"和"总是"，分别记为 1、2、3、4、5 分。表 4-6 为 FACES Ⅱ成人问卷。

笔记

表 4-6 FACES Ⅱ

内容	从不 （1分）	很少 （2分）	有时 （3分）	经常 （4分）	总是 （5分）
1. 遇到困难时，家人能相互帮助					
2. 在家里，每个人都能自由发表意见					
3. 同外人讨论问题，比家人容易					
4. 做出重大的家庭决定时，每个家庭成员都能参加					
5. 家庭成员能融洽的相聚在一起					
6. 在为孩子定规矩时，孩子也有发言权					
7. 家人能一起做事					
8. 家人能一起讨论问题，并对做出的决定感到满意					
9. 在家里，每个人都能各行其是					
10. 家务活由家庭成员轮流承担					
11. 家庭成员相互了解各自的好友					
12. 不清楚家里有哪些家规					
13. 家庭成员在做决定时同其他家人商量					
14. 家庭成员都能畅所欲言					
15. 我们不太容易像一家人那样共同做事					
16. 解决问题时，孩子的建议也予以考虑					
17. 家人觉得互相很亲密					
18. 家规很公正					
19. 家庭成员觉得同外人比同家人更亲密					
20. 解决问题时，家庭成员愿意尝试新的途径					
21. 各家庭成员，都尊重全家共同做出的决定					
22. 在家里，家人一同分担责任					
23. 家人愿意共同度过业余时间					
24. 要改变某项家规极其困难					
25. 在家里，各家庭成员之间相互回避					
26. 出现问题时，我们彼此让步					
27. 我们认同各自的朋友					
28. 家庭成员害怕说出心里的想法					
29. 做事时，家人喜欢结对而不是形成一个家庭群体					
30. 家庭成员有共同的兴趣和爱好					

　　评价的具体步骤：先将受试者所回答问题的分数用表 4-7 的方法算出适应度和亲密度得分，然后根据表 4-8 找出得分对应的适应度和亲密度的性质，最后可判断

表 4-7 适应度和亲密度的计算方式和步骤

适应度	亲密度
1. 第 24、28 题得分之和	1. 第 3、9、15、25、29 题得分之和
2. 用数字 12 减去步骤 1 的结果	2. 用数字 36 减去步骤 1 的结果
3. 其余偶数题得分之和（第 30 题除外）	3. 其余所有奇数题及第 30 题得分之和
4. 步骤 2 和步骤 3 的结果之和	4. 步骤 2 和步骤 3 的结果之和

表 4-8 适应度和亲密度得分的转换表

适应度	0～39 分	40～45 分	46～54 分	55～70 分
	僵硬	有序	灵活	混乱
亲密度	0～50 分	51～59 分	60～70 分	71～80 分
	破碎	分离	联结	缠结

出所评估家庭的适应度和亲密度。

家庭的适应度和亲密度均与家庭功能存在着一定的联系，当适应度和亲密度两者达到平衡合适的程度时，家庭功能处于最佳状态。适应度描述了家庭重组结构及变化的能力，变化过少家庭系统呈僵硬状态，变化过多家庭系统呈混乱状态。亲密度描述了家庭成员之间的感情联系和家庭成员各自的自主性，家庭成员间过度疏远，亲密度极低，成员之间关系弱，而自主性过度，则家庭系统呈破碎状态，即通常所说"一盘散沙"；如果家庭成员之间感情联系过度紧密，亲密度极高，成员之间的依赖性过强，而自主性不足，家庭系统呈缠结状态。

第五节 家 庭 照 顾

家庭照顾（family care）是全科医生及其团队在医疗实践中充分考虑服务对象的社会、家庭背景，家庭对患者疾病和治疗的作用，以及通过对特定家庭的评估、咨询、干预等手段使家庭正常发挥其应有功能，维持家庭的正常发展，为家庭成员的幸福和患者的治疗与康复创造良好条件。家庭照顾的方式主要有家庭访视、家庭咨询、家庭病床及家庭康复等。由于医生业务水平、时间、兴趣的差异，以及病人期望的不同，全科医生/家庭医生在行医过程中与家庭的联系程度也不同。Doherty和 Baird 于 1986 年将家庭医生的服务分为 5 个等级（表 4-9）。

在许多西方国家，行医时间不长的家庭医生仅提供 1～2 级水平的家庭医疗，大多数全科医生/家庭医生提供 3～4 级水平家庭医疗保健，而接受家庭治疗专门训练的医生可提供最高的 5 级服务。

笔记

表 4-9　家庭照顾的服务等级

级别	内容
1. 对家庭的考虑最少	与家庭只讨论生物学方面的问题
2. 提供医疗信息和咨询	诊治中考虑家庭因素，能简单地识别家庭功能紊乱并转诊
3. 同情和支持	同家庭的讨论中强调压力和情感对疾病和治疗的作用
4. 评估和干预	同家庭讨论，帮助他们改变角色和相互作用模式，以便更有效地适应压力、疾病和治疗
5. 家庭治疗	定期同家庭会面，改变家庭内与身心疾病有关的不良相互作用模式

一、家庭预防

作为医生应该认识到家庭 是重要的压力来源，也是重要的资源，而且是预防疾病的重要资源。家庭是实施各级预防措施的良好场所。对家庭的照顾始终贯彻三级预防，并在家庭的参与下实施（表 4-10）。

表 4-10　家庭三级预防的实施

预防级别	预防内容
一级预防	生活方式相关问题指导 健康维护 家庭生活教育
二级预防	医患共同监测健康，心理咨询 鼓励及时就医，早发现、早治疗 监督遵医性、治疗及管理
三级预防	对慢性病成员持续性管理，监督遵医性，指导适当的活动能力 对慢性病人带给家庭的变化，指导全体成员参与并做出相应调整 对重症或临终家庭，提供团队合作和家庭照顾

二、家庭访视

（一）概念

家庭访视（home-visiting）简称家访，是全科医生提供人性化、连续性、协调性、综合性、可及性照顾的重要服务方式，是全科医生主动服务于个体和家庭的重要途径。体现了以家庭为背景的情境性照顾，保持了与家庭的密切往来，提供了居家式的服务。家访使得全科医生掌握患者及其真实客观家庭背景，帮助找到问题的真正原因，做出正确的判断或诊断；能够接触未就诊的患者和健康家庭成员，接触早期的健康问题或做全面的评估个人的健康危险因素，便于早发现、早预防、早诊断、早治疗；能够满足残疾人、老年人、长期卧床患者、不愿意住院患者等特殊患者及其家庭对医疗保健的需求；能够为家庭照顾患者提供便利的指导，仔细观察和督促患者的遵医行为，提高疾病康复率和患者的生活质量；能够真切了解患者对治疗的反应和对医生态度、质量的建议，有利于构建和谐的医患关系。

案例 4.2

患者，男性，52岁，职员。半年前发现情绪低落，对工作、生活失去信心，经社区全科医生检查，诊断为"抑郁症"，转诊到多家医院精神卫生科反复治疗，效果欠佳。最终社区全科医生家访时发现，患者老伴情绪很亢奋，经检查发现患者的老伴是一位隐匿的、没有被诊断过的"甲亢"病人。随着患者家属甲亢症状逐渐被控制，患者的抑郁症也很快得到缓解。

该案例是非常典型的由于家庭成员间病情的相互影响，造成了患抑郁症一方病情一直得不到控制。

（二）适应范围

（1）某些急症病人。

（2）行动不便者。

（3）有心理社会问题的病人。

（4）不明原因的，不遵医嘱的病人。

（5）初次接诊的新病人。

（6）患多种慢性病的老人。

（7）临终的病人及其家庭。

（8）有新生儿的家庭。

（9）需要做家庭结构和功能评估者。

（10）需要实施家庭咨询与治疗者。

（三）种类

（1）评估性家访：对家庭进行评估，常用于家庭问题或心理问题的病人及对老年病人家庭环境的考察。

（2）连续性家访：对患慢性疾病的病人或者是家庭病床提供连续性的照顾，以及临终患者照顾或其他患者需要定期随访。

（3）急诊性家访：目的是临时处理患者或家庭的紧急情况，多为随机性。

（4）随机性随访：医生的意见及追踪。

三、家庭咨询

家庭咨询是一种面对面的交往过程，咨询者在这个过程中，需要运用自己的沟通交流技巧和相关专业知识来帮助人们认识问题，做出明智的决定，最终有效地解决问题。家庭咨询的对象不是家庭中的某一个人，而是整个家庭。

在我国，全科医生及其团队常见的家庭咨询包括以下内容：家庭遗传学咨询，包括婚姻、生育限制等，如遗传病在家庭中发病的规律、预测家庭成员患病可能性等；婚姻咨询，包括夫妻间相互适应、感情、性生活、生育、角色问题等；家庭关系问题，涵盖各个生活周期，包括婆媳关系、父子关系、母女关系、继父母与领养

笔记

子女关系等；家庭生活周期问题，包括不同生活周期阶段及不同阶段变化过程中的问题及健康照顾重点；子女教育和父母与子女的关系问题；患病成员的家庭照顾问题，关注家庭的反应与作用；严重的家庭功能障碍，关注沟通问题、重大事件。

全科医生及其团队要面对的常常是一种家庭关系的问题，紧张的家庭关系是由多方面因素综合造成的，结果往往会引发家庭冲突。如果家庭处于功能障碍的状态，或者外部的干扰超出了家庭本身的应对能力，比如突如其来的中年夫妇的失独之痛引发的家庭危机，很有必要由全科医生及其团队实施家庭咨询及家庭治疗来提供必要的专业的帮助以解决问题。

四、家庭治疗

家庭治疗是一种综合性的、广泛的家庭关系治疗，通过采取有效的干预措施，影响家庭动力学的各个方面，从而使家庭建立新型的相互作用方式，改善家庭关系，最终维护家庭的整体功能。家庭治疗兴起于西方社会学界，也逐渐引起了我国学者的关注。

家庭治疗包含家庭咨询内容，比家庭咨询更为广泛和全面，当家庭功能发生障碍、家庭关系产生危机、家庭咨询无法处理时，就需要家庭治疗实施来解决问题。家庭治疗过程包括 5 个基本的方面：会谈、观察、家庭评估、干预和效果评价。在家庭治疗过程中，通过以上内容交替进行可逐渐达到改善家庭功能的目的。

医生开展家庭治疗需要经过专业的、系统的家庭治疗训练。有些国家在全科医学继续教育或会员资格项目中设有专门的关于该方面的训练项目，时限一般为 1~2 年。目前，家庭治疗并未成为全科医生及其团队训练的必须内容，但是全科医生及其团队需要掌握家庭治疗的基本框架和基本原理，这也是构建家庭咨询服务的重要基础。近年来，精神和心理问题日益成为困扰人们健康的主要问题，参与家庭治疗需要拥有资深的心理学阅历和掌握一定的精神分析方法，营造有益于身心的环境，构建成良好的家庭氛围。全科医生方便进行家庭照顾，全科医生更懂得家庭。

五、临终关怀

根据家庭生活周期变化规律，家庭将经历产生、发展与消亡，而临终是生命的最后旅程，也是一种家庭危机。在这个阶段病人即将离开世界，一般指老人的死亡，但事实上可能发生在任何年龄甚至儿童。

临终关怀一词译自英文 hospice care，原意是济贫院、招待所，在中世纪欧洲，原指宗教团体为朝圣者修建的休息、添加粮食及水的驿站，甚或对中途临终的祈祷。到 1865 年，英王查理的姐姐将家捐献给临终者作为特别护理，1967 年桑德斯博士创办了英国第一家圣克里斯多福临终关怀医院，此后，临终关怀在这所医院得以发展和推崇。它体现了人类的仁爱、同情和奉献精神，并使生命的照顾得以完美。临终关怀以综合、人性化、居家式的服务及提高临终生命质量为宗旨，提供身心一体的照顾，使临终者安然度过最后的时光。

我国于 1988 年在天津医学院成立了第一个临终关怀研究中心。当前，面对我

笔记

111

国社会的老龄化，社区医疗也将承担临终关怀服务的功能。全科医生是管理临终关怀治疗的理想人选，因为全科医生有可及性（患者和家属方便得到医生的服务），了解患者及其家庭，并能把握相关的社会心理影响因素。全科医学服务的一个关键特点，就是能够在患者家里实施临终关怀治疗，使患者保持独立和尊严。应该有人担负起临终关怀治疗团队的责任，最适合的专业人选是让人信赖的全科医生。

很多临终患者的家属想知道下面问题的答案：①出现了什么问题？②医生能够提供什么方法？③我能够承受吗？我还能活多久？④你会照顾我吗？⑤我可以在家里得到照顾吗？全科医生要诚实地给出些问题的答案，不要对患者撒谎，也不要将任何事情脱口而出。很多临终患者碰到的一个共同的问题是疼痛。医生应对疼痛做出判断，并做出针对性的处理。

（一）总疼痛

临终病人复杂的身心痛苦绝非仅限于肉体，桑德斯博士从社会角度审视生命末期的感受，提出了总疼痛（total pain）的概念。总疼痛是指躯体疼痛（骨浸润痛、呼吸困难、便秘）、心理疼痛（死亡恐惧、再见不到亲人等）、社会疼痛（离婚、失业、亲人早逝等）、灵魂疼痛（自责、内疚、悔过等）和经济疼痛（谁来养活孩子、偿还债务等）等多种疼痛的总体感受。这一概念充分反映了躯体和心灵交织于一体的折磨。因此，缓解临终者的疼痛不仅是用单一的止痛药，还包括心理、社会的支持及止痛药的联合应用。

（二）联合止痛

联合止痛是指实施治疗、心理看护、社会支持的综合措施。主要包括止痛药物、神经封闭、麻醉、医护呵护、居家团队合作及支持等。

1. 止痛

（1）疼痛因素分析。对疼痛应进行如下分析：①引起加剧或缓解疼痛的主要因素；②疼痛性质和特点；③疼痛涉及的部位；④疼痛的时间与规律；⑤疼痛对病人生活、情绪的影响，以及病人的反应；⑥伴随及并发的表现。

（2）疼痛管理原则。判断病因；简单治疗；对症状和治疗做出恰当解释；有规律地做案例分析；定时给药，而不是临时决定；确定止痛药的临界剂量；提供必要的躯体治疗，例如穿刺术、胸腔穿刺管引流、神经阻滞等；提供密切的监护服务。

（3）止痛药分类及 WHO 提出的止痛阶梯（表 4-11）。缓解疼痛是姑息性治疗

表 4-11　WHO 止痛阶梯

阶梯	药物
一阶梯：非阿片类药，治疗轻度到中度的疼痛	阿司匹林、对乙酰氨基酚、非类固醇类抗炎药物等
二阶梯：阿片类药，治疗持续性或加重性疼痛	吗啡、可待因、哌替啶等
三阶梯：疼痛升级，在辅助止痛的药的基础上，增加阿片类药物的剂量或效力	抗抑郁药、抗惊厥药、局麻药、皮质类固醇、神经安定类药、辣椒素等辅助止痛

笔记

的最重要功能之一，要让患者通过缓解疼痛而得到安慰。

2. 心理社会支持

临终关怀需要多学科的专业队伍，包括医生、护士、药剂师、法律顾问、协调人员、志愿者等。他们协同努力满足临终者及其家人的心理、生理、社会和经济等方面的需要。当一个深爱的人去世后，亲人们将经历悲伤，有很多人被此压垮，家庭也将经历危机。临终关怀服务应关注以下几点：

（1）耐心倾听、彻底实施：对于生物医学无法治疗的病人，心理、社会支持极其重要。耐心倾听病人意愿并彻底去做，会给他们的心灵带来无限安慰，明显提高其生命质量。尽量减少病人的孤独感，避免临终者与家人隔离。临终病人希望得到休息、平静和尊严，需要心灵呵护，应避免侵袭性、墨守成规的治疗。

（2）尊重病人的权利：临终关怀是一种姑息性治疗和照顾，在家中或医院环境中的服务都有效，重要的是尊重病人的选择。大多数临终病人一般会经受感受性适应和死亡过程反应的5个阶段：否认期、愤怒期、商讨期、抑郁期、接受期。根据病人的意愿应如实告知病情，但要注意：①根据病情发展逐渐告知实情，像脱敏治疗一样进行心理脱敏，增加病人的承受力。②对治疗预后抱乐观态度，给予心理支持，唤起患者对战胜疾病的希望和毅力。③以语言和情感交流提供保持保守的推测。

（3）尊重生命质量甚于数量。临终关怀不是盲目延长生命时间（数量），而是更强调提高短暂的生命质量，旨在为临终患者营造一个舒适有意义、有尊严、有希望和温暖的生活空间，使其在有限的时间里减少痛苦折磨、与家人共度温暖时光、得到细微的关怀、平静安详地迎接死亡。国外多采用消极疗法，强调其精神护理：①让病人感觉舒服，因为没有痛苦，才有生命质量。②灵性，对所有人来说，精神是人生最重要的一部分，在面对不可避免死亡时，精神就愈发重要。医生和照顾者要警觉地捕捉患者的精神需要，察觉患者的思维混乱状况，向患者伸出心灵之手。最简单的方法就是耐心倾听，用肢体语言与心灵沟通。③细心体察，认真对待细小的环节与要求，悉心看护病人。利用现有资源给患者提供心理调适，能让患者从疾病晚期的生理、心理和社会阴影中解脱出来。④宁静，过日常平静的生活，和家人在一起，环境安静。

（三）帮助临终病人的家庭

临终关怀除了围绕临终者的服务外，还包括对其家庭的照顾。

（1）团队人员为家庭提供支持，如对患者家属帮助、指导和治疗。

（2）了解最悲伤者是谁，极力照顾者是谁，他们是否也有健康问题，为其提供帮助，尤其是丧偶、丧子的亲人。

（3）提醒家庭应为病人做些什么，满足最后遗愿，选择最后度过地点，安排居丧等。

（4）鼓励家人发泄，释放长期的压抑情绪。

（5）安排邻居、亲友中有相同体验的人，与难以解脱的成员进行交流。

（6）暂时脱离原来的环境，避免睹物思人。

人生不是所有伤痛都能被医治，有的需要情感的弥补，有的需要社会性支持，而有的需要通过时间流逝来淡化。如美国《自然死法案》规定对临终者不施以增加痛苦且拖延死期的治疗。临终关怀是社会的需求，也是人类文明发展的标志。

家庭是一个特殊的社会团体，具有独特的特点和功能，实施以家庭为单位的健康照顾是全科医疗人性化的体现，也是基层医疗的基本要求。家庭和健康之间的关系是双向的，家庭可以影响健康，健康也可以影响家庭。

在医疗实践中充分考虑服务对象的家庭背景和社会背景，考虑家庭对疾病发生、发展与康复的影响，通过对特定家庭的咨询、评估、干预等手段，尽量让家庭发挥其应有的正常功能，尽力满足患者及其家庭正常发展的需要。以家庭为单位的健康照顾是全科医学的基本理论和基本的方法，也是全科医学区别于其他专科医学的特征之一。全科医生在评价服务对象的健康问题时，应充分考虑到家庭的因素，以家庭为单位提供健康照顾，在为患者制定预防和管理方案时，也应充分利用家庭的资源。一个训练有素的全科医生应具备为各年龄段家庭成员提供健康照顾的基本知识和技能。

思考题

1. 什么是家庭？家庭有哪些类型？
2. 家庭生活周期有几个阶段？划分的依据有哪些？
3. 家庭对健康和疾病的影响有哪些？
4. 简述家系图的绘制与解读。
5. 家庭照顾中三级预防的主要内容有哪些？
6. 家庭访视类别有哪些？

（陈　曦　蒋建平）

数字课程学习

Ⓟ 教学 PPT

第五章　以社区为范围

学习提要

1. 社区的概念与组成要素，发展社区医学的深远意义，建立以社区为范围健康照顾的思维模式。

2. 以社区为导向的基础医疗把单一的临床治疗方式扩大到对社区人群的管理，重视群体健康及普遍的公共卫生问题。

3. 影响社区人群健康的因素包括环境因素、生物因素、生活方式及行为因素、健康照顾系统等。

4. 使用社区调查及社区诊断手段，以有效、群体参与的方式促进社区康复，培养全科医生开展以社区为范围进行人群健康照顾的能力。

思维导图

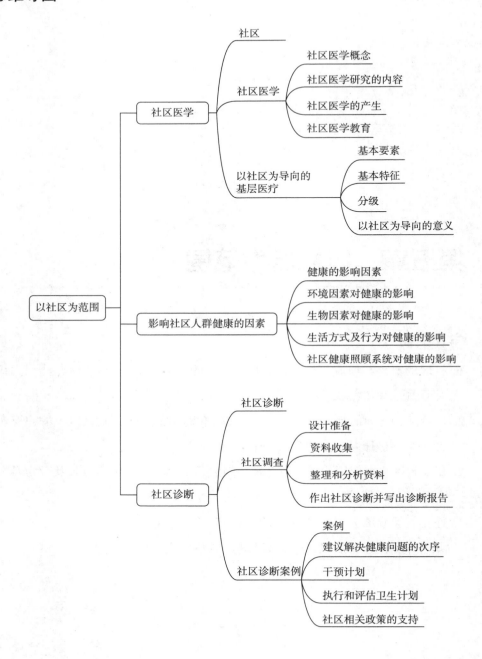

因生活的需要使人群居住在一定的地域，形成了活动的范围——社区。人类在历史更迭、种群繁衍及长期的生活经验中，总结出社区卫生的重要性，为了保护生存的环境不受瘟疫肆虐，维护群体健康，由此产生了社区医学。其理念为：社区如同人类个体，会有各种健康问题，需要像对病人一样进行分析、诊断和治疗，以消除影响人群健康的因素，营造良好的社

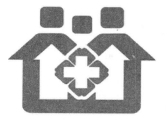

图 5-1　社区卫生服务标志

区环境。人们在社区生活时可以保持心情舒畅，享有保健和健康，从而使社区成为友谊和温暖的大家庭（图 5-1）。

第一节　社区医学

社区医学是一门 20 世纪初兴起的新兴学科，1977 年第 30 届世界卫生大会提出了"人人享有卫生保健"的目标，1978 年《阿拉木图宣言》确定了推进初级卫生保健是其实现的唯一途径，使社区医学得以发展。

一、社区

（一）定义

社区（community）是伴随着人类的出现而产生的，在上古氏族社会就有了社区的雏形，人群是构成社区的重要元素。社区的概念由德国社会学家腾尼斯（F. Tonnies）1881 年首次提出，他定义社区是"以家庭为基础的历史共同体，是血缘共同体和地缘共同体的结合"。1936 年，美国芝加哥大学的社会学家罗伯特 E. 帕克（Robert Ezra Park）将社区的基本特点进行概括。英文 community 的原意是公社、团体、共同体、同一地区的全体居民。"社区"一词是由社会学家费孝通等于 1933 年引入我国的，他定义社区为"社区是若干社会群体（家庭、氏族）或社会组织（机关、团体），聚集在某一地域里所形成的一个生活上相互关联的大集体"。不同的学者、不同的学科对社区定义的理解有不同定位和倾向，比较权威的是 1978 年世界卫生组织提出的社区定义，社区是以某种经济的、文化的、种族的或某种社会凝聚力，使人们生活在一起的一种社会组织或团体。

世界卫生组织认为，一个具有代表性的社区，其人口为 10 万～30 万，面积在 5 000～50 000 km²。社区可以大到一个国家，小到一个街道。在我国则一般认为社区是指城市里的街道、居委会或农村的乡镇、村。社区有共同的利益需求和服务，如交通、学校、经济交往等，同时面临共同的问题，如环境卫生、教育、医疗设施等。长居社区的人群，产生共同的习俗及生活方式。为了达到共同的目标，社区必须组织起来相互合作、集体行动、共同发展。不同的社区，具有特征性的文化背景、生活制度和管理机制，形成了人们的健康观念和行为模式。

（二）社区的类型

社区分为地域型社区和功能型社区。地域性社区以一定的地理范围为基础，生

笔记

活在此范围的居民享受共同的基础设施服务，可划分农村社区、集镇社区和城市社区三种类型。功能型社区以共同的特征为基础，例如有共同的兴趣、爱好、价值观等，由此而聚集在一起，形成有相互联系的机构或组织，如经济型社区、文化型社区、旅游型社区等。

（三）社区的要素

（1）一定数量的人群：人口为 10 万 ~ 30 万。

（2）一定的地域空间：面积 5 000 ~ 50 000 km^2。

（3）一定的生活服务设施：分为面向全体居民的服务和面向特殊群体（如老年人、残疾人）的服务。

（4）特定的生活方式和文化背景：长期生活在同一地域的居民具有共同的文化背景、生活方式和认同意识。

（5）一定的管理机构和生活制度：街道委员会、居民委员会、业主委员会等。

二、社区医学

（一）社区医学概念

社区医学（community medicine）是确认和解决有关社区群众健康照顾问题的一门科学。通常应用流行病学及医学统计学方法进行社区调查，并经由社区诊断（community diagnosis）发掘出和确定社区群众中的健康问题及其在医疗保健照顾方面的需求，继而拟订出社区的健康计划，动用社区内的资源，通过社区医疗保健工作改善群众的健康问题，适时地对实施的健康计划进行评估，以达到预防疾病、促进健康的目的。社区医学的特点是：把人群中个体的普遍卫生问题，归纳到群体的机制，并与他们的家庭、社区和社会联系起来去认识、分析和处理卫生问题。

（二）社区医学研究的内容

（1）社区诊断。

（2）培养全科医生，推行全科医疗。

（3）实现社区初级卫生保健。

（4）建立健全三级医疗预防保健网。

（5）建立社区合理的医疗保健制度。

（6）开展健康教育，做好各年龄段的人群保健等。

（三）社区医学的产生

社区医学是伴随着社区的形成而产生的。16 世纪文艺复兴时期工业迅猛发展，大批手工业者形成的新社区由于生产生活条件极差，厂房住房简陋，生产废水、生活污水、粪便垃圾四处排放，导致了各种传染病的流行和职业病发生，对人群健康造成了极大危害。当时部分有远见卓识的医生发现了这些社会性的问题，他们纷纷进入社区并针对人群所处的生产、生活条件和环境进行调查研究。

1534 年，瑞士医生帕拉斯尔萨斯（Paracelsus）根据对铜银矿山工人的职业病考察结果，出版了《水银病》一书；1700 年，意大利的拉马兹尼（Benardins Ramazzini）深入调查手工业工人的劳动场所，出版了《论手工业者的疾病》，书中

笔记

描述了 52 种职业工人的健康与疾病状况；1840 年，法国医生路易斯·里纳·菲勒米（Louis Rena Villermi）对纱厂工人卫生条件进行了研究，促进 1841 年"童工法"的诞生；1848 年，鲁道夫·魏尔肖（Rudolf. Virchow）对当时正在流行斑疹伤寒的西里西亚（Silesian）地区居民人口年龄分布、居住条件、环境卫生进行了流行病学调查，都强调了环境和社会因素对健康的影响。

19 世纪上半叶，英国的霍乱猖獗流行，事实证明单靠医院或某一位医生的努力已经不能控制疾病的发生，单纯的治疗不能解决面临的难题，必须从个体防治转向社区防治，称为"公共卫生"。到 20 世纪初叶，公共卫生逐渐进入以社区为服务单位的趋势，强调不同社区的不同需求及自主性，改称"社区保健"。20 世纪 60 年代，社区保健与流行病、社会医学等结合，改称"社区医学"。英国率先使用"社区医学"这一名词，并进行一系列以社区为基础的研究。

（四）社区医学教育

随着科技进步及工农业发展，都市化建设影响社区人群健康的因素增多，如环境污染、意外伤残、心因性疾病、人际交往障碍、快节奏生活压力等。世界卫生组织向各国提出，卫生人员的培训必须与社区卫生服务需要相适应。

20 世纪 70 年代中期，社区医学教育（community medical education）在以英国爱丁堡大学为代表的世界上许多国家医学院校形成了完整的教学体系，为社区培养新型医师。社区医学教育是根据社区卫生保健的需求和可利用的资源，以个人、家庭和人群的健康促进、疾病预防、治疗和康复为重点，培养从事社区卫生人才为目标的教育活动。社区医学教育的要求包括：①社区医学教育要围绕社区卫生保健需求设计培养目标。②选择与社区有关的疾病理论、技能等作为必修课程，如预防医学、流行病学、妇幼保健、卫生宣教等方面的基本理论知识和技能。③深入社区实习基地，了解社区情况，包括人口结构、地理、社会环境、文化、民俗等。④训练社区调查、社区诊断，提出干预措施，有处理实际问题的能力。⑤掌握社区常见病、多发病的诊断治疗技能。

社区医学教育是突出社区大卫生的管理和人群疾病防治的定向教育，培养从事初级医疗保健的专门人才。有许多发展中国家及发达国家的偏远地区仍延续社区医学的照顾模式。而发达国家的环境卫生、传染病等问题已基本解决，服务已转向以个人和家庭的身心问题为主的家庭/全科医疗模式，比较有代表性的是美国、加拿大和澳大利亚的家庭医学和以英国为代表的全科医学。

社区医学教育从 20 世纪 50 年代起在我国萌芽，90 年代以后迅猛发展，经过 60 多年的实践，已经由在大中城市开展以在职人员转型培训为重点的全科医师转岗培训过渡到大专院校医学生毕业后的全科医师规范化培训为主。在全国范围内建立起较为完善的全科医学教育体系，形成一支高素质的以全科医师为骨干的社区卫生服务队伍，适应卫生改革与社区卫生服务发展的需要。

三、以社区为导向的基层医疗

以社区为导向的基层医疗（community oriented primary care，COPC）是指将社

区医学的理论和方法与临床技术相结合，在基层医疗过程中重视社区、环境、行为等因素与个人健康的关系，形成以个人为单位、治疗为目的的基层医疗与以社区为范围、重视预防保健的社区医疗相结合的模式。最初是在 20 世纪 30 年代由以色列 Sidney L. Kark 提出的，强调健康问题与社区的生物性、文化性、社会性等特征密切相关，应该把服务的范围从单一的临床治疗扩大到社区，以流行病学的观点提供完整的照顾。COPC 通过社区诊断发现问题，动员基层医疗和社区的力量，实施以社区为范围的健康目标，提供的照顾是具有可及性、综合性、负责性、持续性与协调性的服务，不仅提供治疗性服务，也提供预防性服务。COPC 的实施需要团队合作和社区参与，是全科医师提供完整的社区健康照顾的重要手段。COPC 的基本要素、基本特征、分级和意义如下。

（一）基本要素

COPC 超越了医疗为病人服务的模式，以积极的健康观，防治一体的服务过程，提供社区导向的连续性综合医疗。其 3 个要素为：基层医疗单位（街道医院、乡镇卫生院）、特定的人群（社区）、解决问题的过程。

（二）基本特征

以社区为导向的基层医疗服务一般具有以下特征：

（1）将社区医学的基本理论与临床医学的实践相结合。

（2）通过社区诊断确定社区健康问题以及影响因素。

（3）设计可行的解决方案。

（4）基层医疗提供协调者的角色，运用社区资源实施社区健康项目并予以评价。

（5）提供连续性、可及性的医疗卫生服务。

（三）分级

0 级：只对就诊者提供非连续性的医疗，无社区概念，不了解所在社区的健康问题。

1 级：对所在社区的健康资料有所了解，缺乏第一手社区内个人资料。

2 级：对所在社区的健康问题有进一步了解，有间接的二手资料。

3 级：能掌握所在社区 90% 以上居民的个别健康状况，但缺乏有效的预防策略。

4 级：社区内每位居民均已建立档案，掌握所有健康问题，采取有效的预防保健和疾病治疗措施，具备解决问题和协调管理社区资源的能力。

0 级是原始阶段，4 级是理想阶段，也是 COPC 的目标。

（四）以社区为导向的意义

以社区为导向的服务，其意义有以下几点：

（1）只有通过提供以社区为范围的服务，才能全面了解人们健康问题的性质、形态和公众的就医行为。

（2）社区是健康隐患的重要背景。以社区背景观察健康问题，避免狭隘的疾病观。

（3）以社区为范围，医生既关心病人，也关注健康人群和求助者，方能将疾病预防、病患教育等内容包含其中。社区预防相比个体诊治对人群更具意义。

（4）以社区为范围的服务，能合理利用有限的卫生资源，动员群防群治，最大限度满足居民的健康需求。

（5）以社区为范围的服务，能有效地控制疾病在社区的流行。

（6）以社区为主体的基层医疗，是"人人享有卫生保健"的途径。

第二节　影响社区人群健康的因素

根据 WHO 关于健康的定义，一个人在躯体健康、心理健康、社会适应良好和道德健康四方面都健全，才称得上是完全健康的人。20 世纪中期之前，影响人类健康的主要问题是传染病，如中世纪在欧洲夺走 2 500 万人性命的"黑死病"。第一次世界大战期间爆发的"西班牙流感"，在 1918—1919 年曾经造成全世界约 5 亿人感染，2 500 万 ~ 4 000 万人死亡（当时世界人口约 17 亿人），最终导致第一次世界大战的结束。随着生物医学模式使传染病取得防治技术的突破，尤其是以青霉素为代表的抗生素的发明，使得传染病得到基本控制。科技发展给人们带来生活水平提高的同时，疾病谱也发生了转变，以高血压、糖尿病、肿瘤为代表的慢性疾病时代悄然而至。重新认识健康，了解影响健康的主要因素，有利于对慢性疾病的预防。

一、健康的影响因素

1957 年，呼吸系统疾病、急性感染性疾病和结核病是我国的主要死亡原因；同期，心脏疾病、脑血管疾病和恶性肿瘤分别为第五位、第六位和第七位主要死亡原因。到了 1975 年，脑血管疾病、心脏疾病和恶性肿瘤成为前三位死亡原因，呼吸系统疾病、消化系统疾病和肺结核紧随其后。一项包括成年中国人口代表性样本的大规模前瞻队列研究于 2005 年报道结果，发现男性的前五位死亡原因为恶性肿瘤、心脏疾病、脑血管疾病、意外事故和感染性疾病，女性的前五位死亡原因为心脏疾病、脑血管疾病、恶性肿瘤、肺炎和流感、传染性疾病。可以看出，影响居民死亡的疾病已经由单纯的生物因素导致的传染性疾病转变为由生物、心理、社会等综合作用的慢性非传染性疾病。行为生活方式因素已上升为影响人群健康的主要因素（表 5-1）。我国在 1981—1982 年对 19 个城乡进行了调查，也显示了相同的结果（表 5-2）。现代医学界认为，影响社区人群健康的主要因素包括环境因素、生物因素、生活方式和健康照顾系统。

表 5–1　美国调查 10 种主要死因与其主要影响因素之间的关系

死因	占总死因百分比 /%	生活方式和行为 /%	环境因素 /%	人类和生物学因素 /%	保健服务制度 /%
心脏疾病	38.8	54	9	25	12
恶性肿瘤	20.9	37	24	29	10

续表

死因	占总死因 百分比 /%	生活方式和 行为 /%	环境因素 /%	人类和生物学 因素 /%	保健服务制度 /%
脑血管疾病	9.8	50	22	21	7
其他意外	2.8	51	31	4	14
车祸	2.7	69	18	1	12
流感和肺炎	2.7	23	20	39	18
糖尿病	1.8	/	0	68	6
肝硬化	1.7	70	9	18	3
动脉硬化	1.6	49	8	25	18
自杀	1.5	60	35	2	3

表 5-2 我国调查四大因素与八种主要死因的关系（1 岁以上，男女合计）

死因	生活方式 /%	环境因素 /%	保健服务 /%	人类生物学 /%
心脏疾病	47.6	18.1	5.7	28.8
脑血管疾病	43.2	14.8	6.6	36.1
恶性肿瘤	45.2	7.0	2.6	45.2
意外死亡	18.8	67.0	10.3	3.4
呼吸系统疾病	39.1	17.2	13.3	30.5
消化系统疾病	23.8	17.0	28.4	28.4
传染性疾病	15.9	18.9	56.6	8.8
其他	8.7	19.6	18.9	52.9
合计	37.3	19.7	10.9	32.1

注：全国 19 个城乡点 1981—1982 年典型调查结果。

二、环境因素对健康影响

环境因素包括自然环境与社会环境，所有人类健康问题都与环境有关。污染、人口和贫困，是当今世界面临的严重威胁人类健康的三大社会问题。社区的地理位置、生态环境、住房条件、基础卫生设施、就业、邻居的和睦程度等都不同程度地影响着社区的健康。社会环境涉及政治制度、经济水平、文化教育、人口状况、科技发展等诸多因素。良好的社会环境是人民健康的根本保证。

（一）自然环境因素的影响

自然环境因素主要指地理和气候因素。某些传染及自然疫源性疾病，都有较严格的地域性和季节性，形成了疾病的流行社区。如血吸虫病的传播需要有钉螺作为中间宿主，所以长江流域等水网密集的地区是流行地区，而西北等干旱地区较少发生。又如布鲁菌病、包虫病流行于畜牧社区，是因为中间宿主牛羊成群的环境。蛔

笔记

122

虫病、蛲虫病流行于卫生环境差的农村社区，地方病是在特定的社区流行。

随着工业化的发展，空气污染、温室效应等导致气候发生变化，厄尔尼诺现象、拉尼娜现象频发。近些年气候变化对中国乃至全球影响突出，气候变化被认为是 21 世纪全球最大的健康威胁。据 WHO 保守估计，2030 到 2050 年间由于气候变化可能造成每年 25 万人死亡。全球气候变化给全球人类健康带来巨大的挑战，这些健康危险包括温室效应、土地沙化引起的食品和淡水供应问题，洪水泛滥引起的疟疾、腹泻等疾病问题。据研究，当夏季气温超过 34℃，死亡率急剧上升。1998 年上海经历了近几十年来最严重的热浪，热浪期间的死亡率是正常时的 2～3 倍。葡萄牙、日本、加拿大、埃及等国进行的类似研究也发现有相同的规律。

现代的城市社区，环境污染已成为影响健康的重大问题。雾霾天气作为严重危害人类健康的大气环境污染，困扰着我国大部分城市和地区，而其中的空气细颗粒物（特别是 PM2.5）是对人体健康造成严重威胁的重要致病物质。PM2.5 所含有的有毒有害（过敏）物质及细菌病毒等致病微生物，可诱发和加重人体的呼吸系统疾病、心血管系统疾病、癌症及代谢性疾病等，增加这些疾病的发病率和死亡率。PM2.5 是经呼吸道进入肺组织，再透过毛细血管进入血液循环，通过对人体的直接损害、炎性损害、刺激人体产生氧化应激、损害人体的免疫系统及使人体 DNA 发生变异等作用，对人体的健康造成危害。世界卫生组织估计悬浮微粒每年造成大约 80 万人过早死亡，排名全球死因第 13 位。

人们在改造环境的同时，也制造出诸多危害人们健康的因素。例如，在城市社区中，废气污水的排放、噪声、生活垃圾、食品污染、工业粉尘、复杂的化学原料，甚至杀虫剂等，已造成极大的公害，使疾病复杂化。据世界卫生组织 2016 年报道，世界上大约有 30 亿人仍然在明火和开放式炉灶中使用固体燃料在家进行烹饪和取暖。这种方式会造成高度室内空气污染，产生大量对健康有害的污染物，包括会渗透到肺部深处的微细颗粒。据统计，每年我国由于室内空气污染引起的死亡人数超过 10 万；同时，严重的室内环境污染也造成了我国每年超过 100 亿美元的经济损失。1986 年 4 月 26 日凌晨，乌克兰的切尔诺贝利核电站发生了爆炸，导致了核泄漏事故。事故当天累计有 600 多名消防队员和救灾人员赶到现场。由于接受了大剂量的辐射，最终共有 134 人被确诊为急性放射病，其中 28 人在随后 3 个月内去世。切尔诺贝利事故波及范围广，核辐射的污染范围在前苏联境内（俄罗斯、白俄罗斯和乌克兰）大约 14 万平方公里，影响的人大约有 600 万。影响时间长，至今在核电站附近的放射线强度仍不适合人类居住。在污染区内的人群中，各种癌症的发病率较正常人群明显增高，如甲状腺癌、白血病的发病率成倍增高。环境对健康的影响是不容忽视的，提高人们对环境的关注度、预防与治理能力刻不容缓。

（二）社会环境因素的影响

人不能脱离社会而生存，人与其他生物的本质区别是具有社会属性。人类的健康和疾病既受自然环境的影响，也受社会因素的作用。而随着经济的发展、人类社会的不断进步，危害人民健康的疾病从传染性疾病为主转向慢性非传染性疾病为主，人类所生存的社会环境因素对健康的影响日益突出。

社会环境因素是一个博大而空间化的概念，主要涵盖社区的文化背景、教育因素、经济发展和社会心理因素。

1. 文化背景

社区的文化背景决定着人群的健康信念、就医行为和对健康维护的态度，影响着群体的生活行为方式和自我保健的态度。社区的社会文化包含思想意识、风俗习惯、道德法律、宗教及文化教育等。

文化是一种思考和行为的范型，它贯穿于某一民族的活动中，并使得这一民族与其他民族区别开来。文化包括物质文化和精神文化，而社区的文明程度更多地体现在精神文化上，包括教育、科学、艺术、道德、法律、风俗习惯等。文化在某种程度上影响着社区居民对健康的认识，对健康维护的态度，也影响着社区居民的生活方式、行为方式等。社区文化主要从环境文化、制度文化、行为文化、精神文化对居民健康产生影响。其中精神文化是核心，是社区独具特征的意识形态和文化观念，包括社区精神、社区道德、价值观念、社区理想、行为准则等，它是社区成员价值观、道德观生成的主要途径。因此，要利用社区文化对居民健康进行积极引导，使其行为符合社区整体的行为和目标。

风俗习惯是特定区域内居民历代传承、共同遵守的行为模式或规范。每个国家都有固定的风俗习惯，对人群健康产生不同的影响。如回族除了不吃猪肉外还不吃死物，即死于非命的牲畜，如病死、冻死、砸死等；不吃血液，即凡有血动物的血液都不吃，主要是怕血液中含有的病菌，这些风俗对于预防某些饮食引起的疾病起到了积极的作用。SARS、新型冠状病毒感染的肺炎出现使人们开始反思生活中的一些不良习惯，如西方人进餐以分餐的方式，我国居民进餐喜欢围坐一桌共同分享菜肴。共餐虽然在一定程度上能够增进感情、交流思想，但是这种进餐方式容易传播疾病，不利于人们的健康。由于SARS、新型冠状病毒感染的肺炎主要通过呼吸道传播，疫情的暴发，使人们养成了外出戴口罩、勤洗手的习惯。我国有许多的传统风俗，我们应该取其精华、去其糟粕。对于不利于人们健康的风俗除了采用法律法规等强制性措施外，更应该采取说服教育的方式，使人们自觉摒弃不良风俗，维护自身健康。

2. 教育因素

教育对健康的作用机制十分复杂，但教育无疑可以影响人的健康状况。教育至少从两方面对个人健康状况产生影响：一方面，教育会提高人们对健康的认识，自觉选择有利于健康的生活方式，并且会通过加强体育锻炼、戒烟戒酒、食用绿色健康食品等保持身体健康。在日常生活中，意识到自身患病会积极寻求医疗卫生服务，以提高自身健康水平。另一方面，随着受教育程度的提高，人们会获得较多的就业机会，获得的劳动收入也相对较多，可以改善家庭收入和物质生活水平，人们可以投入更多的时间、金钱等以改善自身健康。

3. 经济发展

经济是重要的社会因素之一，经济发展对健康的影响既有有利的一面，又有不利的一面。一方面，经济发达国家，生产力水平高，科学技术先进，物质生活丰富，人们的生活工作条件、卫生状况、保健水平都将随着经济水平的提高有显著改善。在疾病谱上表现为传染性疾病、寄生虫病和地方病的发病率明显下降。同时，居民健康水平的提高，可以增加劳动力供给，提高劳动生产率，促进社区生产力提高，推动经济持续发展、促使人群丰衣足食。但是居民健康水平也会制约经济的发展，不发达地区经济落后，人们的生活环境恶劣，人群自我保健意识滞后，造成营养缺乏性疾病、传染性疾病等发病率高，病死率高，人均预期寿命低，严重制约着经济的发展。另一方面，经济发展在促进人类健康水平提高的同时，也带来了新的健康问题。如工业化和现代化的进程不断加快，人类生态环境遭到了严重的污染和破坏；大量合成化学物质渗透在人们生活中，无疑会对健康产生不利影响。随着经济的发展，不良的生活方式如吸烟、酗酒、吸毒、不良饮食睡眠习惯已成为人口的主要死因。随着社会竞争越来越激烈，工作、生活节奏的加快，紧张、刺激和工作压力对身心健康产生了不良影响，行为心理健康问题成为现代人突出的健康问题。

4. 社会心理因素

根据 WHO 的定义，心理健康不仅指没有心理方面的疾病，而且指一种良好的福利状态，即个体能够认识自身潜能、应对生活压力、富有成效地进行工作，并对所在社区有所贡献。心理健康强调两个方面：一方面个体心理的最佳功能状态，这种状态是在活动中体现出来的；二是强调适应，即心理活动能够很好地适应社会及自然环境，从而可保持心理健康、预防心理异常或疾病。心理因素常与社会环境联系在一起，对人体的健康，疾病的发生、发展和防治具有重大影响。肯定、积极的情绪可以提高体力和脑力劳动的效率，使人保持健康，有助治疗疾病。环境的不良刺激影响人的情绪，产生消极、不良的情绪，如焦虑、抑郁、恐惧、愤怒等，甚至精神疾病、自杀。长期的不良刺激导致心因性疾病，如溃疡病、高血压、心脑血管病等。心理因素也是癌症的致病原因，研究表明癌症发生前病人多有焦虑、失望、抑郁或压制愤怒等情绪，不良情绪通过机体的神经 – 内分泌 – 心理影响健康。

我国政府高度重视社会环境因素对居民健康的影响，并将文化、教育、经济、社会心理上升为国家健康战略，如在"健康中国 2030"中进行明确的部署：在文化方面，要加强居民的精神文明建设，大力发展健康文化，使居民自觉地移风易俗，形成良好的生活习惯。在教育方面，把健康教育纳入国民教育体系，让健康教育贯穿所有教育阶段，使其成为素质教育的重要内容。在经济方面，推动健康领域基本公共服务均等化，维护基本医疗卫生服务的公益性，促进社会公平公正，减少因经济的不平等造成的健康不平等。在社会心理方面，加强对抑郁症、焦虑症等精神障碍性疾病的干预，加大对重点人群心理问题的健康管理，做到早发现，及时提供帮助。

三、生物因素对健康的影响

（一）传染性疾病

随着医疗技术的发展，抗生素的发现，预防接种的推广，传染性疾病的防治得到突破，一系列传染性疾病得到控制，但是在一些地区仍不时发生，例如乙型肝炎、丙型肝炎在各地仍有发生，导致慢性肝炎—肝硬化—肝癌，严重危害居民的健康。近几年结核病也呈上升趋势，多发于青少年及老人，尤其以农村地区最为严重。细菌性痢疾、流感、血吸虫病、疟疾、狂犬病、出血热、感染性腹泻等时有发生；风疹、水痘、流行性腮腺炎、炭疽、布鲁菌病亦有发病；烈性传染病霍乱、鼠疫也有报道；新生的 H5N1 禽流感及疯牛病、新型冠状病毒感染的肺炎等，依然威胁着世界不同地区的健康。2019 年底出现的新型冠状病毒，一出现就显现出了它的高传染率和致死率。由于抗生素的不规范使用，各种耐药菌感染不断出现，甚至出现了对各种已知抗生素耐药的"超级细菌"。现今传染性疾病有 30 余种，威胁着世界 1/2 的人口，对于传染性疾病的预防和管理，是社区医生不可忽视的责任。

（二）慢性疾病

慢性非传染性疾病和退行性疾病，已经成为当代人群的主要疾病谱。目前，慢性疾病是造成世界范围内死亡和伤残的最主要原因。在我国，2020 年慢性疾病状况报告显示：城乡各年龄组居民超重肥胖率继续上升，有一半以上的成年居民超重或肥胖。2019 年，我国因慢性疾病导致的死亡占总死亡 88.5%，其中心脑血管病、癌症、慢性呼吸系统疾病死亡比例为 80.7%，可见慢性疾病成为威胁我国居民健康的主要疾病。高血压、心脑血管病、肿瘤、糖尿病、慢性阻塞性肺疾病、风湿病、红斑狼疮等慢性疾病，使人们长期遭受疾病折磨，严重地影响生活质量，降低人们的幸福感。慢性疾病既是一组高发病率、高致残率和高死亡率的疾病，严重耗费社会资源，危害劳动力人口健康的疾病，也是可预防、可控制的疾病。因此，如何提高人们对疾病预防的认识，做到早发现、早诊断、早治疗，成为预防慢性疾病的关键。

（三）年龄、性别、遗传性疾病

年龄、性别和遗传因素对个体健康状况产生重要影响。在新型冠状病毒感染的肺炎患者中，男性的比例大于女性，而具有合并症的老年男性，感染率更高。随着年龄的增长，对于一些疾病的患病风险会增加，并且不同年龄组易患疾病的种类不同，如高血压、糖尿病，随着年龄的增加发病率升高。由于男性和女性生理结构上的差异，对一些疾病的患病情况也不同，如女性尿路感染的发病率远高于男性。随着医学技术的发展，对遗传因素的认识越来越多，其中遗传性疾病给健康带来严重危害，据估计人群中有 25%～30% 受遗传病的危害，单基因遗传病占 10%，多基因遗传病占 14%～20%，染色体引起的约占 1%，但却造成了严重的疾病或畸形。Mckusick VA 编著的《人类孟德尔遗传》一书指出，1966 年认识的单基因病有 1 487 种，1986 年至今已达 4 023 种。遗传疾病造成弱智儿童，给家庭和社会带来了沉重负担。许多常见病如精神病、糖尿病、动脉粥样硬化、恶性肿瘤都与遗传相关。近亲结婚导致遗传病，在偏远社区、山区并未完全消亡。在社区卫生服务中应传播婚前检查、生育指导、围生期保健、宫内诊断等信息，以预防遗传病的发生。

四、生活方式及行为对健康的影响

生活方式是指人们长期受一定文化、民族、经济、社会、风俗、家庭影响而形成的一系列生活习惯、生活制度和生活意识，是人们在日常生活中所遵循的各种行为习惯，包括饮食、起居、娱乐方式和参与社会活动等。人类在漫长的发展过程中，虽然很早就认识到生活方式与健康有关，但由于危害人类生命的各种传染性疾病一直是人类死亡的主要原因，就忽视了生活方式因素对健康的影响。直到19世纪60年代以后，人们才逐步发现生活方式因素在全部死因中的比重越来越大。养成良好的生活习惯对于健康非常重要。生活方式是在维持生存、延续种族和适应环境的变化中形成的行为模式，因此，传统的生活习惯是较难改变的，但也不是不能改变的。世界卫生组织曾列举了18种最不健康的生活方式，包括吸烟、高脂高热量饮食、过量饮酒、缺乏运动、长期过劳、情绪不佳、酒驾、不洁饮食、药物依赖或药物成瘾、对有毒废物不处理、失眠或睡眠少于7 h、有病不就医、不遵医嘱服药、高糖高盐饮食、家庭或婚姻生活不和谐、纵欲、社会行业适应不良和迷信及赌博行为。世界卫生组织的一项研究结果提示：个人的健康和寿命有60%取决于自己，15%取决于遗传，10%取决于社会因素，8%取决于医疗条件，7%取决于气候的影响。"生活方式疾病"被世界卫生组织列为21世纪威胁人类健康的"头号杀手"。大量研究表明，许多慢性疾病发病率增高，与不良的生活方式及不健康行为密切关联。因此，以采取全人群策略和高危人群策略促进健康，改变已知慢性疾病的生活方式。慢性疾病重在一级预防，即针对其病因及危险因素，这是赋予社区医疗的艰巨任务，因大医院和专科运作无法做到。据统计，改变人们的生活方式可起到70%的作用，而医疗技术只起到30%的作用。全科医生应重视矫正群体的偏离行为，目前我国社区主要存在以下的不良行为。

（一）吸烟

吸烟是当今世界人类健康的最大威胁。世界卫生组织把吸烟称为"20世纪的瘟疫"，全球每年因吸烟导致的死亡人数高达600万，超过因疟疾、艾滋病、结核导致的死亡人数之和。我国是世界上最大的烟草生产国和消费国，目前我国每年死于吸烟相关疾病的人数达100万，如果对吸烟流行状况不加以控制，预测进入2025年后，中国每年将有200万人死于吸烟，2050年死亡人数将突破300万。据调查，我国吸烟人群超过3亿，另外约有7.4亿不吸烟人群遭受二手烟的危害。烟草的烟雾中含有约4 000种化合物，含有70余种致癌物。烟草成分对肺、血管、脑组织有严重危害，一些成分是致癌物质。吸烟者患肺癌的危险性比不吸烟者大2~28倍，80%以上的肺癌与吸烟（包括被动吸烟）有关。此外，在长期吸烟者中，卵巢癌、膀胱癌、口腔癌等发病率也很高。通过控烟，可以预防肺癌、食管癌、口腔癌及喉癌、膀胱癌、胰腺癌，以及支气管炎、肺气肿、冠心病等，降低发病率、致残率及死亡率。吸烟已成为我国的公共卫生及文明问题，然而戒烟是一项漫长而艰巨的工作，从20世纪70年代末到80年代末，西方国家男性吸烟率下降了一半。中国疾病预防控制中心的调查结果显示，2018年中国15岁及以上人群吸烟率为26.6%，其中，男性吸烟率超过50%，女性吸烟率超过2%。与既往调查结果相比，吸烟率呈现下降趋势。全民性的健康教育活动，同时禁止公共场所吸烟，是减少危害的有效措施，尤其是保护被动吸烟者的健康。对青少年进行吸烟危害的健康教育极其重要，尤其应对中小学学生加强教育，通过他们制约家庭吸烟，阻断下一代吸烟行为。香烟，永远也不要尝试！这是最彻底的戒烟方式。

（二）酗酒

2010年世界卫生组织报告指出，全球有20亿饮酒者，每年约250万人因酗酒导致死亡，酗酒是全球健康危害的第三大风险因素。大量饮酒对身心危害极大，急性者导致酒精中毒、出血、斗殴、损伤、车祸和意外死亡等；慢性者有酒精慢性中毒综合征、酒精性肝硬化、心血管病和神经精神疾患。过度饮酒的孕妇会发生胎儿酒精综合征，表现为低体重、低智能、生长发育不良。同时酒精也有致癌作用，世界卫生组织早已把酒精列为一级致癌物，长期酗酒同时大量吸烟有协同性致癌作用，是成年人死亡的重要原因。现代大量长期饮酒的偏离行为越来越多，是脂肪肝、酒精性肝硬化的重要原因。因此，通过社区健康教育方式，提高饮酒的文明意识，以避免酗酒带来的健康隐患和不良后果。

（三）饮食不合理

合理的营养是由食物中摄取的各种营养素与身体对这些营养素的需要达到平衡，既不缺乏，也不过多。缺乏某些营养素会引起营养缺乏症，如缺碘会引起地方性甲状腺肿，缺铁引起缺铁性贫血等。而某些营养素过多则会引起其他疾病，如摄入过多碳水化合物和脂肪会导致肥胖症、糖尿病、心脑血管疾病等。在全球经济飞速发展的背景下，营养不良与营养过剩已成为全球营养失衡的双重负担。经济的两极分化，产生了富有和贫穷社区，但都起始于饮食不当。随着中国的经济发展，营养缺乏导致的疾病较前减少，但营养过剩所导致的疾病发病率逐年增高，如我国18岁以上成年人当中高血压发病率已达20%以上，2型糖尿病患病率为10.4%。富有社区人群缺乏合理饮食的认识，一味追求营养，使肥胖儿童明显增多，他们将成为未来心血管病、高血压、糖尿病的"后备军"。贫穷社区，饮食单一，还限于高盐提味，以咸菜、腌菜、辛辣及以粮为主，缺少新鲜水果蔬菜及肉类的摄入，是贫血、维生素缺乏、佝偻病、高血压等疾病和体质虚弱的原因。膳食不均衡及不良饮食习惯是慢性疾病高发的诱因，社区卫生服务应根据不同社区的饮食习惯弊端针对性地宣教，建立均衡、健康的饮食习惯。提倡饮食合理，不暴饮暴食、偏食和忌食，以合理膳食去除隐患、促进健康。

（四）体育锻炼缺乏

"生命在于运动"。体育锻炼能促进中枢神经系统及其主导部分大脑皮质的兴奋性增强，从而改善神经系统的均衡性和灵活性，提高大脑皮质的分析综合能力，以保证机体对外界不断变化的环境有更强的适应能力；促进有机体的生长发育，提高运动系统的功能，还可以提高神经系统对肌肉的控制能力；促进内脏器官功能的提高，促使心肌发达，心脏功能增强；提高人体呼吸系统的功能，使肺活量增大，氧交换能力增强，呼吸效能提高；还能增强人体自身的免疫系统，提高对一般性感冒和传染病的免疫力。研究证明，冠心病、高血压都与缺乏运动有关，肥胖是不运动的结果。世界卫生组织在《2002年世界卫生报告》中指出，静坐或体力活动不足是引起残疾和死亡的前10项原因之一。据有关资料显示，久坐行为会影响心肺健

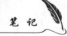

笔记

康、降低免疫力，与人们是否有运动习惯没有关系。现代交通工具发达和网络的普及，改变了人们的生活方式，使户外运动大大减少，极不利于健康。号召社区群体参与、康健身体，活跃社区文化生活，是卫生服务的内容。

（五）药物滥用

随着医疗事业的发展，医疗需求不断增高，但医疗缺乏秩序化，使药物滥用较为普遍。随着网络的发展，人们患病时求助于各种渠道，得到各种药品。滥用药品可造成药物的依赖及副作用，甚至造成疾病。目前，在我国药物滥用的形势严峻，滥用人群涉及不同年龄阶段、不同社会阶层。而吸毒则是更加严重的问题，近年来以海洛因为主的阿片类传统毒品的滥用情况死灰复燃，而以冰毒、氯胺酮为主的新型毒品的滥用情况也日渐严重。鸦片、海洛因、可卡因、摇头丸等易成瘾的毒品，不仅使人丧志、丧德、丧失生命，而且容易传播艾滋病、梅毒、乙肝等传染性疾病。由于吸毒导致卖淫、抢劫、贩毒等犯罪行为不断发生，对个人、家庭、社会造成严重消极影响，严重影响社会道德和社会治安。

（六）性行为不良

卖淫嫖娼等行为可引起艾滋病、梅毒、淋病、尖锐湿疣等性病传播，严重损毁人的健康。根据疾控部门权威数据统计，目前性传播已成为我国艾滋病传播主要途径，其中男男性行为者是我国当前艾滋病新发感染的主体人群。截至目前，艾滋病没有有效的预防药物和根治药物。艾滋病不仅对个体的身心健康造成威胁，影响感染者的工作生活，感染者可能因患病被歧视，也可能会引起社会恐慌。因此要在社会上积极宣传，科学地介绍性病预防知识，主动使用预防性病的安全措施，拒绝不良的、不安全的性行为。

（七）网络成瘾及使用手机过度

随着科学技术的发展，互联网已成为人们获取信息、相互沟通、学习、娱乐的重要平台。通过连接网络实现各种功能的智能手机，更是成为很多人生活中不可缺少的一部分。中国互联网络信息中心（CNNIC）发布的第四十七次《中国互联网络发展状况统计报告》显示，截至 2020 年 12 月，我国网民规模达 9.89 亿，互联网普及率达到 70.4%，超过全球平均水平。其中，手机网民规模达 9.86 亿，手机网民在整体网民中占比高达 99.7%。手机的智能化一方面能够满足我们日常生活的很多需求，使我们的生活变得便捷，但是另一方面，越来越多的人过度使用手机，减少了人与人之间的交流，甚至有手机成瘾的倾向。研究表明，手机成瘾不仅对个人学习和人际关系造成负面影响，还会降低个体对生活的满意度，产生抑郁、焦虑甚至自杀的倾向。因此，在日常生活中，我们在享受网络提供的便捷服务的同时，也要正确地对待网络，充分发挥网络的积极作用，克服网络的消极作用，避免网络成瘾。

不良的生活方式严重影响居民的健康，已经引起政府的高度关注。政府已将戒烟、限酒、体育锻炼等方面要求上升为国家的政策要求，在"健康中国 2030"中进行明确部署：强化戒烟服务，到 2030 年，15 岁以上人群吸烟率降低到 20%。加强限酒健康教育，控制酒精过度使用，减少酗酒。体育锻炼方面，完善全民健身公共服务体系，广泛开展全民健身运动，加强体医融合和非医疗健康干预，促进重点人群体育活动，以此提高全民身体素质。针对药物滥用方面，大力普及有关毒品危害、应对措施和治疗途径等知识。加强全国戒毒医疗服务体系建设，早发现、早治疗成瘾者。加强戒毒药物维持治疗与社区戒毒、强制隔离戒毒和社区康复的衔接。建立集生理脱毒、心理康复、就业扶持、回归社会于一体的戒毒康复模式，最大限度减少毒品社会危害。在不良性行为方面，强化社会综合治理，以青少年、育龄妇女及流动人群为重点，开展性道德、性健康和性安全宣传教育和干预，加强对性传播高危行为人群的综合干预，减少意外妊娠和性相关疾病传播。

五、社区健康照顾系统对健康的影响

社区的健康照顾系统是指社区的卫生、医疗和卫生人力的统筹安排，人群的健康状况与社区的健康照顾系统密切相关。通过提供以社区为范围的服务，才能合理利用有限的医疗卫生资源，在动员社区内外医疗和非医疗资源的基础上，最大限度地满足社区居民追求健康生活的要求。人群能否得到有效的健康照顾，与社区有无高水平的全科医生及医疗的可及性密切相关，是确保常见病、多发病能否在社区得到合理治疗的关键。

社区健康照顾机构对人群健康影响的大小，体现于人们在那里是否能够得到及时、有效的治疗，或在社区是否被推诿、耽误救治，且治疗措施的花费是否与病人的经济合拍及承担能力相关。当前我国社区健康照顾的瓶颈，是缺乏高品质的家庭医生/全科医生和有效的廉价药物，以及真诚的卫生服务态度。对此"健康中国2030"规划纲要将基本医疗卫生服务的目标定位到 2030 年，15 min 基本医疗卫生服务圈基本形成，每千常住人口注册护士数达到 4.7 人。需进一步落实医疗卫生机构用人自主权，形成能进能出的灵活用人机制，落实基层医务人员工资政策，建立符合医疗卫生行业特点的人事薪酬制度，创新医务人员使用、流动与服务提供模式，积极探索医师自由执业、医师个体与医疗机构签约服务或组建医生集团等。

第三节 社 区 诊 断

社区诊断是通过多种途径、方式收集社区相关资料，用科学、客观的方法对社区主要的公共卫生问题及其影响因素进行分析，以了解所辖社区居民健康状况，制定和实施社区综合防治计划，提升社区健康水平，且上一次的社区诊断将作为下一步社区诊断的依据和基础，形成周而复始的运作过程。

一、概述

（一）社区诊断概念

社区诊断（community diagnosis）将疾病的诊断研究从个体提升到群体，运用社会学、人类学和流行病学的研究方法对一定时期内社区/地区的主要健康问题及其影响因素、社区医疗资源的供给与利用及社区/地区综合资源环境进行客观、科

学的确定和评价；发现和分析问题，提出优先干预项目，为制订有针对性的工作计划提供依据，不断消除社区内疾病的共同隐患、维护社区群体的健康，具有革命性意义。

1. 社区诊断和临床诊断的不同

临床诊疗以病患个人为对象，对病人先确定诊断，再根据诊断结果制订治疗方案而后开出治疗处方，最终才能取得最佳的临床治疗效果。

社区诊断以社区群体为对象，对社区整体健康状况进行诊断，发现和分析问题，确定干预的先后顺序，以达到群体改善健康问题，提升健康水平的目标。

社区诊断与临床诊断的差异见表 5-3。

表 5-3 社区诊断与临床诊断的差异

	社区诊断	临床诊断
对象	人群、社区	个人
问题	卫生状况	症状
方法	文献法、调查、统计分析	病史、检查
结果	发现社区卫生问题	确定病名
	找出问题存在的原因	找出病原
	形成社区诊断报告	进行疾病个人诊断
	制订干预计划、措施	处方或治疗方案
	效果评价	效果评价

2. 社区诊断的特点

（1）诊断对象的特殊性：社区诊断针对的是群体及相关环境，以社区人群及其生产、生活、活动的环境为对象，以促进社区人群整体健康素养，提升健康水平为目的。

（2）诊断内容的多样性：诊断内容包括社区人群的健康状况，如人口学信息、疾病信息、死亡信息、健康素养水平、医疗服务需求等；社区的自然环境和社会环境。

（3）诊断过程的复杂性：诊断过程需使用的方法包括社会医学、流行病学、卫生统计学、卫生经济学、卫生法学、健康教育学等相关学科方法的综合运用。

（4）诊断步骤的循环性：从社区诊断/评估开始，到制订社区卫生计划，再到社区卫生计划的执行，进行社区卫生计划实施情况的评估，最后再进行社区诊断/评估，这是一个循环往复的过程（图 5-2）。

3. 社区诊断的目的

（1）发现并确定社区主要健康问题及其产生的可能原因和影响因素。

（2）总结并评价社区卫生资源，重点是卫生资源状况、供给与利用效率。

（3）分析居民健康素养、健康需求及对社区健康服务的满意度。

（4）分析发展社区健康工作的政策、环境及社区资源的支持特征。

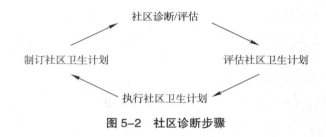

图 5-2　社区诊断步骤

（5）分析并提出本社区优先要解决的卫生问题及干预的重点人群。

（6）为制订社区健康工作规划和效果评价提供基础数据。

4. 社区诊断的意义

（1）针对社区主要的健康问题及居民最关心的问题，充分利用现有的卫生和社会资源，制定适宜的社区健康干预计划和措施，从而促进居民健康水平的提升。

（2）社区诊断报告的使用者不仅包括政府、卫生行政部门及卫生专业机构的领导者、组织管理者和技术指导者，还包括街道、社区卫生服务机构的领导者和具体的执行者。因此，社区诊断既是宏观上政府决策，科学制订社区健康工作规划，合理配置卫生资源的必要前提和重要依据，也是微观上合理组织社区健康服务，提供优质高效卫生服务的必要条件和重要保证。

5. 社区诊断的原则

（1）政府主导原则：社区诊断作为基础性的公共健康管理项目，必须坚持以政府为主导。各级政府主管部门要将社区诊断工作纳入公共卫生计划，保证该项工作的计划安排、经费投入与组织协调到位。

（2）科学规范原则：社区诊断主要以街道社区为范围，其内容、方法、程序和标准要坚持科学、规范的原则，以求取得全面、客观和可靠的结果。

（3）可行适宜原则：社区诊断应根据诊断内容，结合社区实际，注重诊断的程序与方法的可行性和适宜性，使资料易于获得，资料的分析方法简易且结果可信，能以最低成本发挥最大效益。

（4）客观实用原则：社区诊断应该实事求是地反映本社区真实情况，应具有针对性和特异性，要显示本社区的特点，通过诊断提出本社区的主要健康问题，制订相应的健康工作计划，适时地提出健康服务发展的明确目标和策略措施，真正达到诊断的目的。

（5）周期循环原则：社区诊断是对本社区在某一个时间段的调查研究，随着社会经济和卫生事业的发展，社区健康服务的供方能力、居民需求和社区环境正在发生变化，因此，社区诊断应是一项循序渐进、周而复始的基础工作，具有持续性和周期性，一般 5 年进行一次。

二、社区调查

（一）设计准备

社区诊断原则上以行政区（县级市）为单位计划部署，以街道社区为范围具体实施。在具体实施前需要进行科学安排、周密设计，制订实施方案，确定资料收集、整体与统计分析的方法及时间进度安排，并进行充分的组织和物资准备。

1. 组织设计

（1）制订工作计划：区县政府应对本辖区的社区诊断工作作出统一计划安排。一般 5 年为一个周期，原则上辖区内所有社区都应同步进行，如果限于财力、人力或技术条件等方面存在的困难，可因地制宜，确定诊断工作实施的社区范围及计划开展诊断工作的比例和社区个数。

（2）确定开展社区：如果部分社区开展社区诊断工作，应在政府计划安排下，进行全区统一安排。将本辖区的街道社区按照经济水平和居民人口特点等进行分层分类，有代表性地抽取开展社区诊断的街道社区。

（3）统一组织安排：对实施社区诊断的社区实行统一组织部署，有利于政府支持保障和监控督导，也有利于广泛开展社区动员。

2. 制订方案

实施方案的主要内容包括：确定社区诊断的内容、对象和抽样方法；确定资料的收集方法、资料汇总与统计分析方法；组织领导；实施步骤、进度及保障措施。特别强调要明确时间进度安排、制订经费预算方案和监测质控方案。

（1）明确时间进度安排：从设计启动到完成报告，全部时间大多控制在 4 个月之内。居民卫生调查的最佳时间一般考虑选择在 5 月份或 9 月份气候适宜的时间进行，现场调查的时间不宜太长，应控制在 1 个月之内。

（2）制订经费预算方案：经费保证是社区诊断顺利开展的重要前提，制订经费预算方案应对每一项工作的花费和来源进行明确的说明。一般社区诊断经费包括劳务补贴、培训费用、宣传组织费用、印刷费用、设备和材料配置费用等；预算项目按照诊断流程，主要包括计划设计、调查人员培训、现场调查、数据整理和计算机录入、统计分析以及诊断报告的撰写等方面。

（3）制订监测质控方案：监测质控是保证数据真实可靠的关键步骤，必须要保证方案设计、调查人员培训、调查过程与汇总统计等各个环节的工作质量。

1）诊断方案设计阶段：社区诊断方案的设计必须科学，在正式确定之前一定要经过严格论证和检验，并经过预调查，以保证方案的实用性和可行性。

2）实施准备阶段：在准备阶段，应严格培训参加的工作人员，每一调查人员必须经过基础培训和相关分工项目的强化培训，考核合格后才能开展工作。

3）实施阶段：①成立不同项目的负责人，对相关内容的实施进行监测和督导。②对现有资料的收集，尽可能保证资料的完整性和可靠性。③现场调查中，实行二查制度，即在当时的调查结束后及时检查，如有疑问要重新核实，有错误及时更正，有遗漏及时补填；当天的调查结束后，由调查小组负责人进行第二次核查，如发现有遗漏、疑问和错误，及时进行调查回访。

4）资料整理与分析阶段：在资料的整理、录入与统计分析阶段，应加强监控，进行数据核查和纠错，保证录入准确、统计无误。

3. 前期准备

（1）组织准备：在实施社区诊断前，应成立相关的组织队伍。按照工作职责，工作小组可以分为：

1）资料收集组：一般由办公室或社区科等业务科室的技术人员组成，建议1～2人。现有资料收集组的职责是具体负责收集各类现有资料，包括社区人口学、环境与卫生资源情况。

2）现场调查组：成员可由社区卫生技术人员和居委会主任、志愿者等人员组成。一般需设多个调查组，调查小组的数量根据样本量大小和调查时间安排等具体情况而定，建议每个小组2～3人。卫生服务调查组的职责主要是对社区卫生服务机构和被抽中的社区居民按照调查要求落实现场调查中的各项工作。

3）信息统计组：主要是由熟悉计算机操作和基本的卫生统计学知识的专业技术人员组成，一般为2～3人。汇总统计组的职责是负责资料的收集、审核和计算机录入工作，有时可以按照要求提供分析结果。

4）质量控制组：一般是由技术负责人、现场调查组的组长和专职人员构成。质量控制组的职责主要是负责诊断过程的工作质量，发现问题及时纠正，同时负责社区诊断工作的评估验收以及总结报告工作。

（2）人员培训：调查人员的素质是保证调查成功的关键因素。为了保证资料收集的可靠性和准确性，对调查人员的培训是必不可少的。培训的内容包括：社区诊断的目的意义，基本原则和主要内容；资料收集方法、调查指标的含义与填写说明；调查技术与询问技巧，以及针对调查可能出现的问题找出解决的办法等。

（3）社区动员：是把社区诊断的项目目标转化为社区成员广泛参与的过程。有效的社区动员，可以保证资料收集工作的顺利进行。通过社区动员可以获得各级领导的支持，建立和加强各部门的合作，动员社区、家庭和个人的参与。社区动员的对象具体包括街道办事处领导、社区干部（居委会主任）、社区居民以及社区内有关单位（社区内学校、企事业单位等）。

（4）物资准备：所需的设备物资主要包括调查表及相关表格、身高体重计、血压计、计算机、各种耗材、交通工具及其他所需设备等。

（二）资料收集

1. 确定所需的资料

资料收集是社区诊断的重要内容，应尽可能全面收集资料。依据目的来决定收集资料，范围须以生物－心理－社会医学模式为依据，将影响健康的生物因素、环境因素、行为生活方式及卫生服务皆考虑在内，所需资料包括以下几个方面：

（1）环境状况

1）自然环境：自然环境包括地理位置、地形、气候地貌、矿产资源、江河湖泊、耕地、病媒昆虫密度等，地理条件和安全饮用水普及率，卫生厕所使用率，空气、水、土壤污染情况，家庭及工作、学习环境的卫生状况等。

2）社会环境：社区风俗习惯、文化教育、政治、宗教、公众道德修养、经济水平和产业结构，人群的消费观念，家庭结构及功能，人口流动、社会秩序、社团

笔记

活动及其影响等；社区的地域标志，大型企业、宾馆、集市和重要国家机关、事业单位等。

（2）人群健康状况

1）社区人口学资料：包括人口的数量（户籍数、居住人口、流动人口）、人口构成（年龄、性别、职业、婚姻、民族、文化程度、经济构成等，以及重点人群和高危人群的分布和特征，如老年人、儿童、育龄妇女、残疾人等的情况）、人口出生（出生率、生育率等）、人口自然增长（人口自然增长率）。

2）主要疾病患病情况：如各种疾病的发病率、患病率、疾病构成、疾病严重程度、残疾率等。

3）死亡指标：如总死亡率、年龄别死亡率、婴儿死亡率、死因构成和死因顺位等。

4）社区居民的行为生活方式：通过居民调查收集的日常生活行为，如饮食营养、吸烟、饮酒、参加体育锻炼等健康相关危险因素情况；还包括居民的消费行为、求医或遵医行为等。

5）社区居民的自我保健意识：通过调查了解其卫生知识知晓情况以及自我保健态度等。

（3）卫生服务状况

1）卫生服务资源：包括社区卫生总资源和社区卫生服务机构资源。具体来看，包括人财物等方面，如人力资源，包括医生、护士、保健人员、医技人员等各类卫生技术人员的数量和构成；物力资源，如可利用的医疗卫生机构的情况、各种服务设施等；财力资源，如卫生服务投入经费，人均公共卫生服务经费等。

2）卫生服务利用资料：包括从医疗机构获得的资料，如门诊人次数、住院人次数、住院日数等；从居民调查获得的资料，如两周就诊率、两周未就诊率、年急诊急救率、年住院率、人均年住院天数、未住院率以及影响居民就诊和住院的因素等。社区居民对卫生服务利用的满意度也是比较重要的资料，对就诊环境、技术、设备、态度等方面满意度情况的了解有助于促进卫生服务质量的改进。

3）卫生服务可及性资料：由社区地理、经济、文化等因素决定的居民对卫生服务的利用状况。如基本卫生服务的覆盖面、居民到最近医疗机构的距离等。

2. 资料来源

收集资料的方法很多，既可以利用现有的资料，也可以通过定量或定性调查的方法收集资料。一般来讲，首先在现存资料中寻找所需要的资料，在充分利用现有资料的基础上，如果还不能够完全得到所需的资料，就必须要考虑进行专项调查。按调查对象的不同，专项调查可以分为居民调查和机构调查。

（1）收集现有资料

1）统计报表：我国有很多的规范化统计报表制度，常规报表是其中一种，它是依照国家相关规定，将有关的数据资料按照一定的格式要求定期逐级上报。如我国建立出生、死亡、妇幼保健、法定传染病等级报告制度。一般收集资料的时限为上1~2个年度，收集过程中要注意资料的全面性、可靠性和准确性。

2）经常性的工作记录：医院、社区卫生服务机构、疾病或死亡监测点等部门在日常工作中的记录也是比较典型的常规数据收集形式。临床上有很多关于个人健康的记录资料，如住院病历、门诊病历等，监测点则可以收集一定地理范围内连续的人群的发病死亡、健康及其影响因素、卫生保健等数据。而社区卫生服务机构建立的社区人群健康档案，不仅从社区、家庭和个人水平上记录了居民的健康状况，还通过周期性的记录反映了居民健康状况的改变。

3）其他：除了以上比较常见的几种常规数据收集形式外，以前做过的调查也可以为社区卫生服务诊断提供数据或作为参考，但要注意这些调查的重点和要求。各种统计年鉴也可收集到卫生工作与人群健康的全面系统资料中。

（2）专项调查

1）社区居民调查

① 调查目的：通过社区居民调查可以获得人群健康状况相关资料，如社区人口学、主要疾病患病情况和疾病相关危险因素、居民卫生知识水平和自我保健态度等；以及居民对卫生服务的需求和利用情况及相关影响因素资料。除此之外，还能获得服务对象对卫生服务尤其是社区卫生服务的满意度情况。

② 确定目标人群的总体和样本：人群的总体因迁入、迁出、出生、死亡、户口空挂等情况在不断变化，因此要针对全体社区居民的抽样是不可能的。因此，要认可社区（公安局或居委会）现有的居民户籍簿，视其为总体，以家庭为单位进行抽样。

③ 调查方法和内容：对社区居民的调查，可以通过家庭入户面对面问卷调查法收集居民健康状况和卫生服务需求及利用等定量资料；对社区居民的满意度调查，可以通过电话访谈（如孕产妇），也可以通过深入访谈法和专题小组讨论等方法（如老年人、低保人群、残疾人等）收集社区居民对社区卫生服务机构提供的各类服务在可及性、舒适性、技术性、安全性、经济性等方面以及总体评价上的满意程度。

2）社区卫生服务机构调查：主要通过问卷调查法获得社区卫生资源状况，卫生服务的项目和能力以及提供基本医疗和公共卫生服务的具体情况。

（三）整理和分析资料

在对收集到的资料进行分析之前，应先进行质量评价，评价数据的可靠性、完整性和准确性。通过对数据的整理、逻辑检错、垃圾数据处理等，把数据整理成为可供分析的资料。通过整理，有时可以直接发现社区存在的问题加以利用，但大多数信息还有待于进一步地归纳、整理进行分析。

社区诊断收集的资料有定量的资料也有定性的资料。对定量资料可以进行卫生统计描述，用统计指标、统计表、统计图等方法，对资料的数量特征及其分布规律进行描述。对定性的资料主要采用归纳综合法、索引分析法等进行分析。除此之外，还可以使用较为复杂的分析方法，如人群健康状况评价、健康危险因素评价、生命质量评价及卫生服务综合评价等方法进行综合分析。

（四）作出社区诊断并写出诊断报告

在对资料进行汇总统计的基础上，就可以发现社区存在哪些问题，并把所发现的问题反馈或报告给不同的机构和部门，为下一步的社区干预打下良好的基础。进行社区诊断要求写出社区诊断报告。社区诊断报告是对一定时期内某一特定社区的主要健康问题及其影响因素，以及疾病、资源、环境等进行客观地、科学地描述和评价，从而实施干预措施，逐步解决社区主要卫生问题的综合性报告。社区诊断报告的撰写要真实、可靠、实事求是，要有针对性和适宜性。报告一般应具备以下5个要素：

（1）背景：调查的目的及组织实施过程。

（2）资料：来源和方法包括资料收集对象、方法、数据理方式或方法。

（3）结果：从社区环境、社区卫生资源、社区人群等方面进行综合性分析。

（4）讨论：①通过分析明确主要的社区卫生问题，包括问题的影响范围或涉及人群大小及问题的严重程度；引起问题的主要原因、次要原因，哪些原因是可变原因、哪些是不可变原因；相关卫生资源和卫生服务的提供和利用情况；通过社会动员解决该问题的可能性等。②针对主要问题结合社区实际确定优先干预项目。③对解决问题的策略和方法提出意见和建议。

（5）结论：在讨论的基础上，从社区居民、社区卫生服务机构、社区环境三个方面作出明确结论。

三、社区诊断案例

（一）案例

1. 社区基本情况

（1）地理位置：地处市中心，东起中河北路，西至环城西路，南为庆春路，北至环城北路，区域面积 2.55 km^2。

（2）自然地貌：平原地区。

（3）绿化健身：城市绿化，广场及社区居民健身场地。

（4）气候：四季分明。

（5）饮用水：自来水。

（6）居住条件：绝大多数为城市楼房，建于 1990 年。

（7）生活环境：辖区以商业、商务、居住为主，无空气、水、土壤、噪音、辐射污染源，居住生活环境符合城市卫生标准。

（8）卫生条件：辖区内有完善的环卫机构，负责垃圾的清运，卫生监督和管理。

（9）传染性动物：辖区内执行严格的动物赡养管理制度，未发现动物源性传染病。

2. 社区人口学特征及发展趋势

截至 2020 年底，居民户籍人数 113 748，家庭总户数为 28 160，其中男性 57 643 人，女性 56 105 人，男女性别比为 102.7：100；60 岁以上老年人数 20 326，占总人口的 17.86%，0—6 岁儿童 4 378 人，占总人口的 3.85%。

对 60 岁以上健康档案资料进行分析，管辖区域人群疾病谱前五位依次为高血压、糖尿病、心脏病、冠心病、气管炎（表 5-4）。

表 5-4 2020 年某地区慢性疾病疾病谱

疾病名称	合计		男		女	
	人数	百分比 /%	人数	百分比 /%	人数	百分比 /%
高血压	6 522	53.23	3 354	53.98	3 168	52.46
糖尿病	1 896	15.48	952	15.32	944	15.63
心脏病	1 122	9.16	555	8.93	567	9.39
冠心病	596	4.86	319	5.13	277	4.59
气管炎	569	4.64	296	4.76	273	4.52
胃炎	559	4.56	269	4.33	290	4.80
胆结石	392	3.20	179	2.88	213	3.53
胆囊炎	219	1.79	101	1.63	118	1.95
支气管炎	192	1.57	99	1.59	93	1.54
白内障	185	1.51	89	1.43	96	1.59

3. 主要死亡原因统计表（表 5-5）

表 5-5 2020 年某地区死亡顺位表

顺位	疾病名称	人数	占死亡比率 /%
1	心血管疾病	120	26.79
2	肿瘤	105	23.44
3	呼吸系统疾病	51	11.38
4	内分泌系统疾病	11	2.46
5	损伤、感染	11	2.46
6	消化系统疾病	9	2.00
7	泌尿系统疾病	9	2.00
8	意外事件	8	1.79
9	老死	7	1.56
10	不详	3	0.67
11	血液及造血器官疾病	2	0.45
12	其他各种原因	112	25
合计		448	100

4. 社区调查

该地区 2020 年 7—10 月进行了居民健康状况抽样调查，调查方法为问卷调查结合一般体格检查，问卷内容包括个人基本情况、健康状况、家庭情况、生活方式与行为习惯等情况。

笔记

本次共调查了 300 户共 1102 位居民，其中男性 579 人，女性 523 人，男女比例 1.11：1。健康问题主要是高血压、糖尿病、脑卒中、冠心病、高脂血症等慢性病，共计 521 人（47.3%），同时合并两种或以上慢性病人数 178 人（34.2%），主要分布在 60 岁以上老年人群中。调查显示，412 人（37.4%）缺乏体育运动，234 人（21.2%）有吸烟习惯，199 人（18.1%）有饮酒习惯，286 人（26.0%）超重。

（二）建议解决健康问题的次序

根据收集的资料分析目前健康状况，首要工作加强慢性病尤其是高血压、糖尿病、恶性肿瘤的综合防治，其次针对重点人群高脂血症等做好健康宣教，以及加强各类传染病的群防群控工作。主要行为危险因素依次为体育锻炼不足、肥胖、吸烟、饮酒。以此建议解决健康问题的次序：①缺乏体育锻炼问题。②不良的生活习惯问题。③慢性病防治管理问题。④合并多种慢性病的问题。

（三）干预计划

把慢性病干预、综合防治体系纳入社区整体规划，积极进行社区干预。

（1）针对患者情况，开展健康体检，完善健康档案。

（2）社区卫生服务机构通过日常门诊和随访，从行为改变到服药规范、自我管理倡导。

（3）开展健康教育，合理膳食、控制体重、适当运动、心理平衡、改善睡眠、限盐、控烟、限酒、科学就医、合理用药等健康生活方式和可干预危险因素的健康教育。

（4）慢性病综合干预，提高慢性病病人对慢性疾病的疾病知晓率、服药率及自我控制率，促进社区康复。

（5）加强公共卫生服务工作，完善三级预防体系。

（四）执行和评估卫生计划

落实卫生计划，评估执行的效果，并制订下一步计划。

（1）健康宣传普及推广情况。

（2）社区资源利用，其他医疗机构（包括防疫）配合情况，社区支持情况。

（3）慢性病诊断水平及治疗效果，患者的经济承受能力。

（4）各类患病率，健康素养水平变化。

（5）下一步计划：通过以上实施后的效果评估，结合当前社区突出健康问题，制订下一轮社区卫生计划。

（五）社区相关政策的支持

（1）社区是否出台鼓励体育锻炼，减重的政策。

（2）街道社区是否改善社区公共活动场所不足的问题。

社区是以某种经济的、文化的、种族的或某种社会凝聚力，使人们生活在一起的一种社会组织或团体。社区分为地域型社区和功能型社区。社区的要素包括一定数量的人群、地域空间、生活服务设施、特定的生活方式和文化背景及管理机构和生活制度。社区医学是确认和解决有关社区群众健康照顾问题的一门科学。以社区为导向的基层医疗（COPC）是指将社区医学的理论和方法与临床技术相结合，形成以个人为单位、治疗为目的的基层医疗与以社区为范围、重视预防保健的社区医疗相结合的模式。COPC 的 3 个要素为：基层医疗单位、特定的人群、解决问题的过程。COPC 共分为 0 ~ 4 五个等级。

当今社会，影响社区人群健康的主要因素包括环境因素、生物因素、生活方式和健康照顾系统。人群疾病谱转变为以慢性病为主。重新认识健康，认识社区生态环境的隐患及影响健康的因素，有利于对慢性病的预防。掌握影响社区人群健康的因素，才能更好地发现疾病的病因，并进行针对性治疗。社区卫生工作者需要对整个社区的健康状况进行诊断，所作的诊断不是针对个人，而是针对群体，即社区诊断。社区诊断与临床诊断的主要区别是临床诊断以病人个体为对象，以疾病诊疗为目的，而社区诊断运用社会学、人类学和流行病学的研究方法，以促进社区健康、可持续发展为目的，关注社区环境的支持背景，找出存在的健康问题，为下一步制订地区群体干预计划提供依据。

思考题

1. 社区的要素包括哪些？
2. COPC 是什么？COPC 的基本特征有哪些？
3. 社区医学是如何产生与发展的？
4. 以社区为导向的基层医疗和单一的临床治疗模式有何区别？

（蒋天武）

数字课程学习

Ⓟ 教学 PPT

第六章　以预防为先导

学习提要

1. 全科医生在提供预防服务方面具备很多优势，以预防为先导的疾病管理中采取基于疾病自然史的临床预防策略、基于社区全人群和高危人群预防策略。

2. 临床预防医学服务的意义、一般原则，其内容与方法包括健康咨询、筛检、免疫预防等。

3. 引导社区居民开展以预防为先导的自我保健，社区居民自我保健的内容与方法，社区居民自我保健的管理和维护。

思维导图

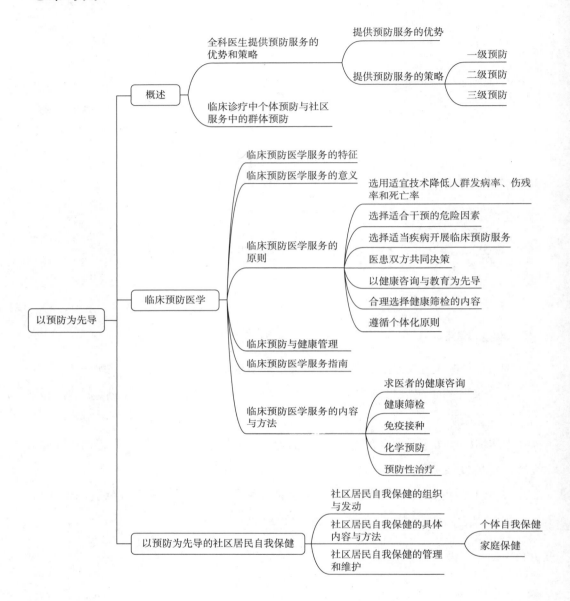

笔记

✦ 案例6.1

患者，王某，男，74岁，退休工人，身体偏胖，饮食口味偏重，平时运动较少，自认为身体健康，很多年没来过医院。今年因家属反复要求而参加体检，根据体检结果初步诊断为：高血压病（2级）、2型糖尿病、高脂血症、动脉粥样硬化，10年心血管病风险评估高危。也是在家属的强烈要求下依据体检结果到三甲医院专科看过两次专家门诊，不定期到社区卫生服务中心就诊，但是血压、血糖、血脂控制不满意。

全科医生应具备预防医学观念，将预防保健措施应用于诊疗服务中，体现全科医生开展以预防为导向健康照顾的可行性和优势。预防医学是从医学科学体系中分化出来，应用现代医学及其他科学技术手段，采用"环境－人群－健康"模式，以人群为研究对象，以预防为主要思想指导，运用现代医学知识和方法研究环境对健康影响的规律，制订预防人类疾病发生的措施，实现促进健康，预防伤残疾病以达到控制疾病、延长人类寿命为目的一门科学。随着医学模式的转变，预防医学日益显示出其在医学科学中的重要性。

全科医生除常规临床诊疗和护理工作外，还应开展临床预防医学、健康教育和健康促进、自我保健的组织和管理，以及以预防为导向的慢性病综合防治，真正成为居民健康"守门人"。全科医生应树立预防为主理念，自觉采用以预防为先导的医疗保健原则，针对个体和群体开展预防医学服务，并引导社区居民开展自我保健，激发广大群众主动解决健康问题的潜能，顺应医学发展规律，把全面、协调、便捷和可持续的照顾模式融入医学服务中。

第一节 概 述

一、全科医生提供预防服务的优势和策略

在以人为中心的医学服务模式指导下，全科医生可以将临床预防医学服务的理念融入日常工作中，以健康与病史档案的建立为基本工具，将个人预防与群体预防相结合，以提高全人群的整体健康水平为目标，提供连续性、协调性与综合性的服务。将预防保健融入到每一次诊疗服务中的方法，使全科医生在提供预防服务方面具有明显优势。

（一）提供预防服务的优势

1. 全科医生的特殊角色

全科医生在提供连续性服务的过程中，有机会了解个人、家庭和社区的背景信息，结合健康维护计划，可以全面地开展健康危险因素评价，从而实施个体化健康干预。基于健康档案和连续性健康照顾，全科医生对于在什么时间、什么场合、对哪些人、利用什么资源、提供什么样的预防服务方面具有明显的优势。全科医生与

居民及其家庭成员的融洽关系，有条件激励个人、家庭改变不良的行为方式和生活习惯，建立正确的健康信念模式和健康消费观念，并促使个人及其家庭为自己的健康负责。

2. 有连续性服务的优势

全科医学的一个核心特质是连续性服务，对全科医生来说是一个持续性的责任，可以防止过度狭窄地关注一个问题，将一个完整的患者放在他们的生活环境中去整体考虑。患者也更容易相信这种连续性服务可以促进医疗质量的提高。医生与患者接触了解程度越深，越容易发现疾病的早期症状和体征，对一些因情绪和社会因素所导致的疾病，可以通过对个人、家庭和社会原因的深入了解得到有效的预防或早期解决。

3. 基于全科医学独特的教育理念

全科医生具备在社区中系统提供包括连续性、综合性、协调性和个体化等特征在内的医学服务，准确的病史采集、以问题为导向的档案和全程化的照顾模式，为各种医疗服务场合进行健康促进、疾病预防、健康维持、咨询及患者教育打下良好基础。

4. 基于相对固定的服务人群

全科医生服务于相对固定的人群，在社区中能同时接触到疾病发生和发展不同阶段的健康人、未就诊的和就诊的病人，易于随访了解病人的健康状况和行为改变情况，有条件同时提供临床预防服务。病人对医生的建议有较大的依从性，使预防医学产生理想的整体效应，还可节省卫生资源。

（二）提供预防服务的策略

疾病从发生、发展到结局的全过程称为疾病自然史。其中有几个明确的阶段：病理发生期；症状发生前期，从疾病发生到出现最初症状或体征；临床期，机体出现形态或功能上的明显异常，从而出现典型的临床表现；结局，疾病可以发展至缓解、痊愈、伤残或死亡。早期诊断、干预和治疗可以改变疾病的自然史。

疾病的危险因素在疾病发生、发展过程中扮演着重要的角色，同样人的健康问题也是一个从接触危险因素、机体内病理变化逐渐进展，最后导致临床疾病发生、发展的过程。根据危险因素在疾病发生发展过程以及对健康影响的特点，把预防策略按等级分类，称为三级预防策略。

1. 一级预防

一级预防又称病因预防，是针对致病危险因素对抗体产生危害之前就采取的预防性措施，也称为根本性预防。为了保障人民健康，国家颁发了一系列法规或条例以预防有害健康的因素。一级预防包括针对健康个体的措施和针对公众健康的社会性措施。

（1）针对个体健康所采取的措施，如个人的健康教育，注意合理营养和体育锻炼，培养良好的行为和生活方式；有组织地进行预防接种，预防疾病，提高人群免疫水平；做好婚前检查和禁止近亲结婚，预防遗传性疾病；做好儿童、孕妇的卫生保健；某些疾病的高危个体服用药物来预防疾病的发生，即化学预防。

（2）针对公众健康所采取的措施，如制定和执行各种与健康有关的法律及规章制度、有益于健康的公共政策、利用各种媒体开展的公共教育；防止致病因素危害公众的健康，提高公众健康意识和自控能力；清洁安全饮水的提供，针对大气、水源、土壤的环境保护措施；食品安全；公众体育场所的修建；禁止吸烟等。

2. 二级预防

在疾病的临床前期做好早发现、早诊断、早治疗的"三早"预防工作，以控制疾病的发展和恶化。早期发现疾病可通过普查、筛检、定期检查、高危人群重点项目检查及设立专科门诊等方式。达到"三早"的根本方法是宣传、提高医务人员诊断水平和建立社会性高灵敏而可靠的疾病监测系统。对于某些有可能逆转、停止或延缓发展的疾病，则早期检测和预防性体格检查更为重要。对于传染病，除了"三早"，尚需要做到疫情早报告及患者早隔离，即"五早"。

3. 三级预防

对已患有某些疾病的人，采取及时的、有效的治疗措施，防止病情恶化，预防并发症和伤残；对已丧失劳动能力或残疾者，主要促使功能恢复、心理康复，进行家庭护理指导，使患者尽量恢复生活和劳动能力，能参加社会活动并延长寿命。

对不同类型的疾病，有不同的三级预防策略。但任何疾病，不论其致病因子是否明确，都应强调一级预防。有些病因明确的疾病，采取一级预防；有些病因是多因素的疾病，则要按其特点，通过筛检，及早诊断和治疗会改善预后，除针对其危险因素进行一级预防外，还应兼顾二级和三级预防。对那些疾病和危险因素都不明，又难以觉察预料的疾病，只能实行三级预防这一途径。

对传染性疾病来讲，针对个体的预防同时也是针对公众的群体预防。如个体的免疫接种达到一定的人群比例后，就可以保护整个人群。而传染性疾病的早发现、早隔离和早治疗，阻止其向人群的传播，也是群体预防的措施。有些危险因素的控制既可能是一级预防，也是二级、三级预防。如高血压的控制，就高血压本身来讲，是三级预防，但对脑卒中和冠心病来讲，是一级预防。

对于许多慢性病来讲，健康危险因素的影响是长期累积造成的。健康生命全程路径，就是研究孕期、婴幼儿期、青少年期及成年期接触各种因素对健康的长期影响。

按健康生命全程路径的概念，采用预防措施越早，其保护和促进人群的健康效益就越大。我们可以通过把人生划分为几个明确的阶段，针对这些不同年龄组的人群在不同的场所中实施连续性预防服务措施，积极地、有针对性地开展预防，就可以有效避免危险因素对健康的危害，延长生命和改善生活质量；并且能有效地获得有针对性的卫生服务，达到高效节省的促进人群健康的目的。

三级预防措施的落实，可根据干预对象是群体或个体，分为社区预防服务和临床预防服务。社区预防服务是以社区为范围，以群体为对象开展的预防工作。临床预防服务是在临床场所，以个体为对象实施个体的预防干预措施。社区预防服务实施的主体是公共卫生人员，而临床预防服务的主体是临床医务人员。

二、临床诊疗中个体预防与社区服务中的群体预防

慢性病是一类起病隐匿、病因和发病机制复杂、进展缓慢、可防可控、难以治愈的疾病的统称，包括慢性非传染性疾病（non-communicable disease，NCD），如心脏疾病、脑卒中、肿瘤、呼吸疾病和糖尿病等。我国居民的死因构成中，排在前列的分别是恶性肿瘤、心脑血管病、呼吸系统疾病。而吸烟、少动、酗酒和不合理膳食构成了我国慢性病发病四大类危险因素。

慢性病的个体预防，是全科医生在以预防为先导疾病管理的理念指导下，采取基于疾病自然史的临床预防服务策略，也是社区全人群和高危人群预防策略的基础。慢性病的社区预防策略包括高危人群策略和全人群策略。

高危人群策略主要是通过风险筛查工具发现疾病风险高的个体，在高危人群中针对致病危险因素采取干预措施，降低其未来发病风险。全人群策略，不需要确定哪些个体是高危的，而是针对人群中危险因素暴露程度采取措施，降低整个人群危险因素的暴露水平。全人群策略可以使大多数人受益，即使个体因预防而获得的收益微不足道，但给整个人群带来的累积收益非常可观。同时，整个人群的暴露风险降低，促使某些高危个体移出危险区域，可以降低慢性病患病率。

在实际工作上，这两种策略相辅相成，作用于疾病致病的不同环节。高危人群策略关注的主要是疾病初期，针对性强，效果明确，易被理解和接受，可操作性强。而全人群策略主要关注的是疾病超早期的环节，涉及的因素通常是很多疾病共同的根本原因，覆盖的人群面广，干预措施更具根本性且成本低廉，是实现全人群健康的必经之路。

第二节　临床预防医学服务

临床预防医学是预防医学的重要组成部分，是在临床场所对健康者和无症状"患者"的健康危险因素进行评估，然后实施个体的干预措施来预防疾病和促进健康。服务的对象可以目前没有任何主诉，没有表现出相应的症状和体征，但可能较易罹患严重威胁生命的特定疾病。这要求医生在接诊时，对健康危险因素进行针对性的评估、干预。

一、临床预防医学服务的特征

临床预防医学服务是以临床医务工作者为主体，在临床环境下开展的防治结合为主要特点的综合性医疗卫生服务；以个体预防的方式进行，主要针对慢性病危险因素的个体化评估和干预；涉及三级预防，并更注重一级和二级预防的结合。

二、临床预防医学服务的意义

临床预防是医生的重要工作之一，也是贯彻执行国家卫生工作预防为主的方针政策的体现，在全面提高居民身心健康方面有重要作用，临床预防工作总体是低投

入高回报的，因此有着极大的社会效益和经济效益。

（1）有助降低疾病发病率和死亡率。大力开展健康教育，纠正人们的不良生活方式，可使全人群的疾病发生率和死亡率显著降低。在人群中进行健康咨询、筛检试验和健康检查，通过早发现、早诊断和早治疗，对不良生活方式和行为进行干预，能有效地控制慢性病的发生和发展。

（2）有助改善生命质量。对冠心病、糖尿病等慢性非传染性疾病患者开展临床预防工作，进行健康教育、行为干预可有效延缓病程、减少并发症，提高临床疗效，通过加强监测并及时调整治疗，可以显著改善病人生命质量。

（3）有助专科医生加强预防意识。临床预防服务措施的开展可以加强临床专科医生的预防意识，使专科医生直接感受到预防工作的价值，有利于促进双向转诊，合理利用卫生资源，并有助于合理控制医疗费用。

（4）有助提高社区卫生服务的质量。社区卫生服务强调卫生工作适应社区的特点，要求服务的区域化、系统化和综合化，在具体的工作方法上需要临床和预防的紧密结合。临床预防服务是一种有效的预防服务模式，有助于社区卫生服务的开展。

三、临床预防医学服务的原则

（1）选用适宜技术降低人群发病率、伤残率和死亡率。在社区卫生服务过程中，尽量采用有效的预防措施，实施一、二级预防，以提高居民健康水平，降低疾病发生率。

（2）选择适合干预的危险因素。危险因素的选择应参考以下标准：①危险因素在人群中的流行情况；②危险因素对疾病影响的大小。综合考虑两者，一个相对弱的危险因素如果流行范围广，则比一个相对强但流行范围小的危险因素更值得关注。

（3）选择适当疾病开展临床预防服务。疾病的选择应参考以下标准：①将疾病的严重性和危害性作为优先考虑因素；②将临床预防医学服务是否具有确切效果作为关注重点。

（4）医患双方共同决策。开展临床预防服务，要求扩大全科医生的职责范围并强调病人的作用，使病人能主动维护自身的健康。医生可以通过健康咨询和健康教育的方法提高病人的自觉性，让病人自觉地承担健康责任。

（5）以健康咨询与教育为先导。健康咨询和健康教育是发现可疑病患、提高疾病筛检效果的重要手段。通过健康咨询和健康教育，可以使某些表面上看似健康的人提高警觉，有助于早期发现疾病线索，提高疾病的早期诊断率。

（6）合理选择健康筛检的内容。全科医生应根据个体化原则有针对性地对患者进行健康筛检，并进行全程管理。

（7）遵循个体化原则。医生应综合考虑患者的年龄、性别、行为生活方式和存在的危险因素，决定选用适宜的临床预防方法。

四、临床预防与健康管理

临床预防和健康管理两者关系密切。临床预防服务是健康管理的一部分，他们的核心思想都是以健康为中心，对影响健康的各种相关危险因素进行评价、干预和控制，变疾病的被动治疗为主动的健康干预，最大限度地促进健康。

临床预防服务是在临床场所由医务人员来实施的，强调的是临床与预防相结合；而健康管理注重以管理学和经济学的思维理念、方法对健康危险因素进行检测、评估和干预的系统管理过程，并涉及疾病预防、保健、临床诊疗、康复等多个领域。从事健康管理工作的除了医务人员外，还有健康管理师等。

五、临床预防医学服务指南

全科医生提供临床预防医学服务时，不仅要确保干预的有效性，还要确保其安全性，以避免在此过程中造成伤害，因此所需达到的证据阈值应高于治疗。对于预防而言，如果干预的安全性和有效性并非基于高质量证据，最好等更有力的证据出现，并先把精力集中在已有的许多获有力证据支持的干预上。

医学文献中可见的证据金字塔见图 6-1。高质量的系统综述和 Meta 分析位于顶端，提供最高质量的证据。临床指南基于高质量的证据，但往往因为专科医生是某一特定问题方向的专家，因此制定的指南不能很好地指导全科医生提出预防建议。在以循证为预防之本原则的指导下，世界范围内的全科医学专家针对以上问题开展工作，提出了自己的预防建议。如美国家庭医生学会（AAFP）、美国预防服务工作组（USPSTF）。

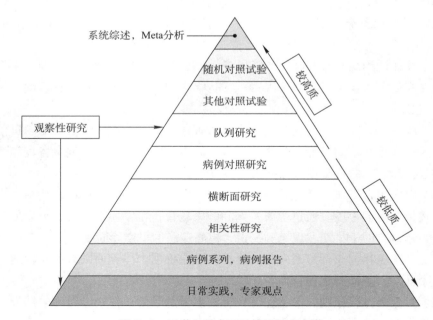

图 6-1 医学文献中可见的证据金字塔

笔记

六、临床预防医学服务的内容与方法

（一）求医者的健康咨询

求医者的健康咨询包括通过收集患者的健康危险因素，与患者共同制订改变不健康行为的计划，督促患者执行干预计划等，促使他们自觉地采纳有益于健康的行为和生活方式，消除或减轻影响健康的危险因素，预防疾病、促进健康、提高生活质量。建议开展的健康咨询内容包括：劝阻吸烟，倡导有规律的身体活动，增进健康饮食，保持正常体重，预防意外伤害和事故，预防包括人类免疫缺陷病毒感染等传染性疾病。

健康咨询的主要原则和方法如下：

（1）根据咨询对象的健康观念和态度来确定健康咨询的内容和方式。健康信念与患者的健康行为密切相关，全科医生应了解患者健康信念和健康期望，针对患者的观念和态度，确定个性化咨询内容和方式。

（2）充分告知干预措施的目的、预期效果及产生效果的时间。如果干预措施不能很快见效，需要告诉患者什么时候可以看到行为改变对健康的益处，避免其失去信心而影响遵医行为。此外应充分估计干预措施本身的有效性和负面影响，如果可能出现副作用，患者不仅应该知情，而且要有防范预案。

（3）制定具体行动方案，促进新的健康行为的形成。为患者提供具体行为指导，帮助患者选择不良行为的替代方案，采用确定目标，逐步推进的方式，提高其主观能动性，增强其改变不良行为的信心，从而达成最终目标。

（4）营造建立健康行为的环境。医生在对患者落实计划的随访中，需注意营造建立健康行为的环境，将行为改变融入日常生活中。

（5）获得患者明确的承诺。询问患者如何实施健康促进计划，要求其做出明确承诺，如什么时候开始实施运动计划、如何做、什么时候达到什么目标等。并且要和患者共同评估行为改变中可能遇到的障碍，一起制订解决方案。

（6）体现人性化的咨询方案。咨询的形式和方法应根据病人的需求进行个性化的定制，医生需要综合运用多种形式的健康咨询、教育等保持与患者的沟通，个性化开展咨询。

（7）采用团队协作的工作方式。包括全科医生、社区护士、专科医师、公共卫生医师、营养师和其他医疗人员的团队有利于获得患者的信任，保证顺利完成服务的任务。

（8）随访与监测。一旦患者启动行为改变计划，医生需要通过预约就诊、电话随访、网络互动等方式了解其计划执行情况，监测相关指标，评价进展情况，及时处理可能出现的问题，调整方案。对已经取得的进步应及时给予鼓励，从而提高患者的依从性和咨询效果。

健康咨询的具体方法包括：个体教育法，群体教育法，文字教育法，形象化教育法和电子化教育法等。

（二）健康筛检

筛检指运用快速、简便的体格检查和（或）实验室检查及危险因素监测与评估等手段，在健康人群中发现未被识别的患者或有健康缺陷的人。

1. 筛检的原则

（1）选择发病率高、死亡率高、致残率高、疾病负担严重的疾病进行筛检，筛检的疾病已成为严重的公共卫生问题。

（2）选择的疾病要有足够长的易感期、发病前期或潜伏期，使包括早发现、早诊断、早治疗在内的二级预防措施有充分的实施空间和时间。

（3）对拟筛检的疾病要有安全、经济、方便、有效的筛检方法，同时该方法要有较高的敏感度、特异度和阳性预测值，病人易于接受，筛检出的可疑患者有能力接受进一步的诊断和治疗。

（4）筛检符合成本 – 效益分析，通过筛检早期发现的患者，要有确切的治疗和预防的方法。

2. 常见慢性非传染性疾病的筛检

（1）高血压筛检：依据《国家基本公共卫生服务规范（第三版）》（2017），①对辖区内 35 岁及以上常住居民，每年第一次到乡镇卫生院、村卫生室、社区卫生服务中心（站）就诊时为其测量血压。②对第一次发现收缩压≥140 mmHg 和（或）舒张压≥90 mmHg 的居民在排除可能引起血压升高的因素后预约其复查，非同日 3 次测量血压高于正常，可初步诊断为高血压；如有必要，建议转诊到上级医院确诊，2 周内随访转诊结果；对已确诊的原发性高血压患者纳入高血压健康管理；对可疑继发性高血压病人，应及时转诊。③建议高危人群每半年至少测量 1 次血压，并接受医务人员的生活方式指导。高血压高危人群包括：①血压高值；②超重和（或）腹型肥胖；③高血压家族史；④长期高盐饮食；⑤长期过量饮酒；⑥年龄≥55 岁。

（2）2 型糖尿病筛检：建议对社区内 35 岁以上常住居民进行筛查，在社区 2 型糖尿病高危人群每年至少测量 1 次空腹血糖，并接受针对性的健康教育咨询。2020年《中国 2 型糖尿病防治指南》建议 2 型糖尿病的筛检方法采用口服葡萄糖耐量试验（OGTT）检测空腹血糖和糖负荷后 2 小时的血糖，进行 OGTT 有困难的情况下可仅监测空腹血糖，但会增大漏诊的概率。针对高危人群，如果筛查结果正常，3 年后重复检查。2 型糖尿病发生的风险主要取决于不可改变危险因素和可改变危险因素的数目和严重度。在我国主要依靠机会性筛检（如在健康体检中或在进行其他疾病的诊疗时）发现高危人群。2 型糖尿病高危人群包括：有糖尿病前期；年龄≥40 岁；超重、肥胖（BMI≥24 kg/m²），男性腰围≥90 cm，女性腰围≥85 cm；2 型糖尿病病人的一级亲属；高危种族；有巨大儿（出生体重≥4 kg）生产史，妊娠糖尿病史；高血压（血压≥140/90 mmHg）或正在接受降压治疗；血脂异常 HDL–C < 0.90 mmol/L（35 mg/dl）及 TG≥2.22 mmol/L（200 mg/dl），或正在接受调脂治疗；心脑血管疾病病人；有一过性糖皮质激素诱发糖尿病病史者；多囊卵巢综合征病史者；长期接受抗精神病药物或抗抑郁症药物治疗的病人；静坐生活方式者。

笔记

其中年龄、家族史或遗传倾向、种族、妊娠糖尿病史或巨大儿生产史、多囊卵巢综合征为不可改变危险因素。

（3）血脂异常筛检：《中国成人血脂异常防治指南（2016年修订版）》针对以低密度脂蛋白胆固醇（LDL-C）或三脂酰甘油（TC）升高为特点的血脂异常是动脉粥样硬化性心血管疾病（ASCVD）的主要危险因素，根据危险因素强度不同，分层设置干预靶点和调脂治疗目标值，采取不同强度干预措施是血脂异常防治的核心策略，降低 ASCVD 患病风险。建议20岁以上的成年人至少每5年测量1次空腹血脂，包括 TC、LDL-C、HDL-C 和 TG 测定；对于缺血性心血管病及其高危人群，建议每3~6个月测定1次血脂；对于因缺血性心血管病住院治疗的病人应在入院时或24 h 内检测血脂；并建议40岁以上男性和绝经期后女性每年进行血脂检查。血脂异常的高危人群：①已有冠心病、脑血管病或周围动脉粥样硬化病者；②有高血压、糖尿病、肥胖、吸烟者；③有冠心病或动脉粥样硬化疾病家族史者，尤其是直系亲属中有早发冠心病或其他动脉粥样硬化性疾病者；④有皮肤黄色瘤者；⑤有家族性高脂血症者。

（4）骨质疏松症筛检：适合医生在社区筛检骨质疏松症的初筛方法有：国际骨质疏松症基金会骨质疏松症风险一分钟测试题、亚洲人骨质疏松症自我筛查工具（osteoporosis self-assessment tool for Asians，OSTA）、超声骨密度检测、X线摄片。根据我国《原发性骨质疏松症诊治指南（2017版）》，建议对以下人群进行骨质疏松症筛检：①女性65岁以上和男性70岁以上，无论是否有其他骨质疏松危险因素；②女性65岁以下和男性70岁以下，有一个或多个骨质疏松危险因素；③有脆性骨折史的成年人；④各种原因引起的性激素水平低下的成年人；⑤有影响骨代谢疾病或使用影响骨代谢药物史等。其中骨质疏松的危险因素包括：种族、高龄、女性绝经、母系家族史、低体重、性腺功能低下、吸烟、过度饮酒、饮过多咖啡、体力活动缺乏、制动，以及饮食中营养失衡、蛋白质摄入过多或不足、高钠饮食、钙和/或维生素 D 缺乏，有影响骨代谢的疾病和使用影响骨代谢的药物。双能 X 线吸收法测量骨密度值是目前公认的骨质疏松症诊断的金标准。

（5）乳腺癌自查和筛检：鼓励成年已婚女性每月一次进行乳腺癌自检，以提高妇女的防癌意识。建议医生向社区妇女传授乳腺自我检查技能，绝经前妇女应选择月经来潮后7~14天自检。《中国抗癌协会乳腺癌诊治指南与规范（2017年版）》建议，乳腺癌筛查是通过有效、简便、经济的乳腺检查措施，对无症状妇女开展筛查，以期早期发现、早期诊断及早期治疗。其最终目的是要降低人群乳腺癌的死亡率。筛查分为机会性筛查（opportunistic screening）和群体筛查（mass screening）。机会性筛查是妇女个体主动或自愿到提供乳腺筛查的医疗机构进行相关检查；群体筛查是社区或单位实体有组织地为适龄妇女提供乳腺检查。妇女参加乳腺癌筛查的起始年龄：机会性筛查一般建议40岁开始，但对于一些乳腺癌高危人群可将筛查起始年龄提前到40岁以前；群体筛查国内暂无推荐年龄，国际上推荐40~50岁开始。

（6）宫颈癌筛检：我国《子宫颈癌筛查及早诊早治指南》建议，任何有3年以上性行为或 21 岁以上有性行为的妇女都应进行子宫颈癌筛查。而性生活过早、有多个性伴侣、人类免疫缺陷病毒（human immunodeficiency virus，HIV）/人乳头状病毒（human papilloma virus，HPV）感染、免疫功能低下、吸烟、卫生条件差和性保健知识缺乏的高危妇女是筛查的重点。65 岁后患子宫颈癌的危险性极低，一般不主张对 65 岁以上的妇女进行子宫颈癌的筛查。一般人群每年进行一次筛查，连续 2 次宫颈巴氏细胞学涂片正常可改至 3 年后复查；连续 2 次 HPV 检测和细胞学正常可延至 5~8 年后复查。在经济发达地区，一般妇女筛查的起始年龄可考虑在 25~30 岁；经济欠发达地区，筛查的起始年龄可放在 35~40 岁。高危妇女人群的筛查起始年龄应适当提前，且最好每年筛查一次。

（7）结直肠癌筛检：筛检是预防和早期发现结直肠癌最有效的方法，常用的筛检方法是粪便潜血试验（fecal occult blood test，FOBT）或结肠镜检查。我国学者建议：①消化科门诊、社区全科门诊及健康体检者常规采用 FOBT 进行初筛，连续 3 次检查为宜，阳性者建议行结肠镜检查，阴性者每年行 1 次初筛检查。②询问受检者既往病史及家族史，判定其是否属于高危个体。高危个体应作为重点筛检对象，即使 FOBT 阴性，也建议其接受结肠镜检查。③对于有疑似结、直肠肿瘤症状的病人，即使 FOBT 阴性，若本人同意，也可行结肠镜检查。如下情况者为结、直肠癌高危人群：①有便血、大便次数增多、大便带黏液、腹痛等肠道症状的人群；②大肠癌高发区的中老年人；③大肠腺瘤病人；④有大肠癌病史者；⑤大肠癌病人的家庭成员；⑥家族性大肠腺瘤病；⑦溃疡性结肠炎；⑧克罗恩病；⑨有盆腔放射治疗史者。结肠癌的高危因素还包括动物脂肪及动物蛋白摄入过多、新鲜蔬菜及纤维素摄入不足以及体力活动缺乏等。

（8）前列腺癌筛检：直肠指检（digital rectal examination，DRE）联合前列腺特异性抗原（prostate-specific antigen，PSA）检查是目前公认的早期发现前列腺癌的最佳筛检方法。大多数前列腺癌起源于前列腺的外周带，DRE 对前列腺癌的早期诊断和分期具有重要价值。PSA 作为单一检测指标，与 DRE、经直肠前列腺超声比较，具有更高的前列腺癌阳性诊断预测率，同时可以提高局限性前列腺癌的诊断率和增加前列腺癌根治性治疗的机会。鉴于 DRE 可能影响 PSA 值，应在抽血检查 PSA 后进行 DRE。对 DRE 异常、有临床征象（如骨痛、骨折等）或影像学检查异常的男性也应行 PSA 检查。

（三）免疫接种

免疫接种是指将抗原或抗体注入机体，使人体获得对某些疾病的特异性抵抗力，从而保护易感人群，预防传染疾病发生。是一种已证实的可以控制甚至消灭疾病的一级预防措施，通过将疫苗、免疫血清、γ 球蛋白等接种于人体，使其产生主动免疫或被动免疫，从而获得对某种传染疾病的特异性免疫能力，提高个体或群体的免疫水平，预防和控制传染性疾病的发生和流行。疫苗是指为预防、控制传染疾病的发生、流行，用于人体预防接种、使机体产生对某种疾病的特异免疫力的生物制品。通过免疫预防，目前全球范围内已经消灭了天花的自然流行；脊髓灰质炎的发病下降 99%，使大约 500 万人避免瘫痪带来的痛苦。

1. 儿童免疫预防

我国于 1980 年正式参与 WHO 的 EPI（expanded programme on immunization）活动，1985 年我国政府宣布分两步实现普及儿童计划免疫。1988 年各省实现 12 个月龄和 18 个月龄接种率达 85% 目标，1990 年实现各县适龄儿童接种率达 85% 要求，实质上于 1990 年我国已达 90% 目标，并根据 WHO 推荐的免疫程序，1986 年卫生部重新修订了我国儿童计划免疫。

我国计划免疫工作的主要内容是"四苗防六病"，即 7 周岁及 7 周岁以下儿童进行卡介苗、脊髓灰质炎三价疫苗、百白破混合疫苗和麻疹疫苗的基础免疫及以后适当的加强免疫，使儿童获得对结核病、脊髓灰质炎、百日咳、白喉、破伤风和麻疹的免疫。2002 年进一步将乙肝疫苗纳入计划免疫范畴。

2. 成人免疫预防

2007 年《扩大国家免疫规划实施方案》将甲肝、流脑等 15 种疾病纳入国家免疫规划。以无细胞百白破疫苗替代百白破疫苗，将甲肝疫苗、流脑疫苗、麻腮风疫苗纳入国家免疫规划。2016 年又对脊髓灰质炎疫苗进行调整，用二价减毒活疫苗替代三价减毒活疫苗，脊髓灰质炎疫苗的第一剂次由灭活疫苗替代减毒活疫苗。目前国家免疫规划从儿童扩展到了成人，在重点地区或疫情发生时，免费对成人接种的疫苗有出血热疫苗、炭疽疫苗和钩端螺旋体病疫苗等。但新发传染病不断出现、一些传染病也有明显的年龄高移现象，致使成人中有些传染病的发病率增高，造成重大的疾病负担。成人免疫预防是解决上述问题的有效方法之一。

还有一些疫苗，虽然不在国家免疫规划范畴内，但可以根据身体状况以及预防疾病的需要，自愿选择、自费接种，常见的有带状疱疹疫苗、B 型流感嗜血杆菌疫苗、肺炎疫苗、流感疫苗、狂犬疫苗、HPV 疫苗等。

（四）化学预防

化学预防指对无症状的人使用药物、营养素（包括矿物质）、生物制剂或其他天然物质，提高人群抵抗疾病能力以防止某些疾病。对有既往病史者使用预防性化学物质不属于化学预防。目前常见的化学预防项目有对育龄或怀孕妇女和幼儿补充含铁物质来降低罹患缺铁性贫血等危险；补充氟化物降低龋齿患病率；孕期妇女补充叶酸降低神经管缺陷婴儿出生的危险；绝经后妇女使用雌激素预防骨质疏松和心脏病；使用小剂量阿司匹林预防心脑血管疾病。

阿司匹林预防：阿司匹林抑制血小板聚集血栓形成，降低缺血性中风和心肌梗死；强烈推荐医生与冠心病危险性增高等病人讨论阿司匹林的化学预防；讨论中需同时考虑收益与风险。适用于 40 岁以上男性、绝经期女性、具有冠心病危险因素的人群（高血压、吸烟、糖尿病、冠状动脉疾病早期发病的家族史），推荐使用低剂量阿司匹林。每天 75 mg 的剂量即可达到预防效果；如果血压没有控制，会减少使用阿司匹林的收益，并且增加出血风险；与其他抗炎药物合用增加出血风险；高龄患者患中风的危险因素增加，因此使用阿司匹林的收益也增加，但同时出血的危险也增大。是否接受阿司匹林化学预防也应遵守参与和共同决策的原则，应让病人明白如果是冠心病、血栓栓塞的高危人群，阿司匹林对健康的益处可能超过其导致出血的危险。日常建议多吃偏碱性食物、多饮水、选用肠溶片剂型。饭后服用或加服 H_2 阻滞剂能缓解阿司匹林引起的胃肠道不适。

近 50 年来，化学预防逐渐成为肿瘤学研究的一个重要领域。癌症化学预防是指利用天然的或合成的化学物质来阻止、延缓或逆转癌症发生、发展或者复发过程，达到降低癌症发病率和死亡率的预防策略。

（五）预防性治疗

应用治疗手段，预防某一疾病从一个阶段进展到更为严重的阶段，或预防从某一较轻疾病发展为另一较为严重疾病的方法。如早期糖尿病的血糖控制，包括饮食和活动等行为的干预以及药物治疗，可以预防将来可能出现的更为严重的并发症。

第三节　以预防为先导的社区居民自我保健

自我保健（self-health care）是指个人发挥主观能动性，维护和促进自身健康、提高对生理、心理、社会、环境适应能力的活动，是个体对自我健康负责的具体权利和义务体现。具体包括培养良好的生活习惯、锻炼身体增强体质、远离不良嗜好、减少危险因素暴露、疾病自我诊断与治疗、遵医行为及病后康复治疗等。

自我保健作为系统卫生保健服务的重要组成部分，越来越受到社会的重视。每个人都是自我健康的第一责任人，自我保健体现了自身对健康的认知水平及能力，体现了自身为适应不断变化的内外界各种因素的能力，体现了机体为达到最高健康状况的努力；某些疾病的危险因素只能依靠自我保健才能去除。此外，自我保健能发挥巨大的社会经济效益，合理利用并节省医疗卫生资源，使个体成为社会医疗卫生保健事业的主体。

🌀 案例 6.3

社区居民李大妈，64 岁。因不慎滑倒导致左膝盖关节痛 1 天前来就诊。1 天前李大妈走路时不慎跌倒，致右膝关节肿痛。来院行膝关节 CT 检查未发现明显骨折线。但医生阅片时发现患者骨皮质略薄，复查其健康档案，患者 49 岁已经绝经，退休后慢跑等户外活动减少，近一年经常感到肢体肌力及活动能力下降，存在骨质疏松风险。全科医生指导李大妈做了 OSTA 评分，并对预防骨质疏松的自我保健相关知识进行了宣教，制订了个体化的一级预防以及随访管理的具体方案。

一、社区居民自我保健的组织与发动

（一）加强基层卫生队伍的建设、监督和指导

要提高社区居民自我保健的能力，就需要加强其医疗以及健康知识的教育，这就需要一支具备健康教育知识、能力的训练有素的基层卫生保健队伍，各级各部门应重视对基层卫生服务单位医务人员的培训，监督并指导基层卫生服务单位规律、有效、广泛地开展社区居民的自我保健相关宣传、教育活动。

笔记

（二）因地因人开展自我保健教育

不同的社区、不同的人群，因其生活地域、社会环境、生活习惯、文化、饮食、年龄等方面的差异，常常面临不同的社区健康问题，因此自我保健的内容也各不相同。基层社区医生就应该在开展普适性的自我保健教育同时，针对不同人群，特别是儿童、青少年、孕产妇、老人、残障人士等，开展重点宣教。

（三）多形式多载体开展自我保健活动

相比非医务人员间的介绍，全科医生提供的信息常常更权威、更全面，所以基层医生应承担起主导开展社区居民的自我保健工作的重任，根据各自社区的特点、资源、人群对健康知识的认知水平，开展组织形式各异的宣传教育活动，例如：组织相同健康问题患者成立自助小组，通过电视、广播、网络、宣传板报、专题讲座、参观学习、讨论分析、读书读报、健康竞赛等各种载体开展自我保健活动。

（四）科学推进常态化自我保健活动

不同的年龄阶段有不同的健康问题，社区自我保健工作不可能停止，所以全科医生开展这项工作，也应遵循循序渐进、常态化开展的原则。全科医生应持续掌握社区健康问题的动态改变，了解居民的健康需求，制订工作计划，定期开展相关工作，做好随访，与社区居民建立起信任互助、紧密合作的关系。

二、社区居民自我保健的具体内容与方法

（一）个体自我保健

1. 生理调节

（1）坚持运动：按照个体化原则，结合自身的年龄、性别、体能、工作生活方式、有无基础疾病等情况，确定适合自己的运动方式和运动量，并根据运动后机体的反应作适当的调整。

（2）规律生活：人体的生理过程和内分泌代谢活动均有自然的节律，规律地生活并养成良好的习惯，可以使人体保持饱满的精神、充沛的体力、良好的心理状态，能更好地适应外界的各种变化。

（3）合理营养：根据人体生理的不同阶段、自身体重、活动强度、健康状态，确定合理的热量摄入，同时注重各种营养素的合理配比，减少有害物质摄入，防止营养不良和营养过剩的发生。

（4）保护自然环境：人体与自然环境是相互依存的，保护人类赖以生存的自然环境，是人类可持续发展的前提。

2. 心理调节

心理是人对客观物质世界的反应，人通过控制和调节自身的情绪来适应外界的各种压力事件的冲击。保持心理紧张的适度性，能使个体更好地适应社会，实现个人目标。实施调节的过程中应对自身有正确的认识，确定一个切合实际的目标，善于学习，适度发泄情绪并保持稳定，培养健康乐观的性格，保持积极向上的状态，维持身心健康状态。

3. 行为矫正

通过对促进健康行为的强化，负性评价危害健康行为，从而树立起目标行为的过程。如将行为矫正和各种健康促进活动相结合，可达到更好的效果。

4. 自我诊断

个体根据自身掌握的医学及健康知识，对自身的健康问题和各种生理心理变化所作出的判断。自我诊断的正确与否，与个体掌握的健康相关知识和技能以及是否能合理解读医疗机构的辅助检查结果密切相关，所以全科医生应积极开展教育指导活动，不断提高社区居民的自我诊断知识和技能。基本技能包括居民对自身血压、自我的心率、血糖自我的测定，成年女性对自身乳房的自我检查，肿瘤的早期身体变化，体适能的自我评判等。

5. 自我治疗

自我治疗是指个体在既有医嘱的指导或自主判断下选择治疗方法和治疗药物进行治疗的过程。自我治疗有其便利经济的优点，但也存在一定的医疗风险。全科医生应依据患者的个体情况（如经济、认知、家庭资源等）帮助居民选择合理的自我治疗，积极传授医学和健康知识，传授相关药物的知识、使用技能、不良反应识别和应对等内容。

6. 自我预防

自我预防是指个体及其家庭在疾病或意外伤害出现前，作出的心理、知识、技能、物质等方面的准备，并积极去除各种危险因素，养成良好的生活习惯的过程。全科医生可根据不同人群，开展个性化的培训，如心肺复苏、AED 使用、定期体检的意义等内容，指导家庭成员关注并记录自身的健康状况、合理设置家庭药箱等工作。

（二）家庭保健

家庭是组成社会的基本单位，家庭对其成员的健康以及疾病的发生、发展、预后都有重要影响，家庭的价值观直接影响了其家庭个体的日常行为、危险因素控制、就医行为和治疗依从性。家庭是导致生活压力事件出现的重要因素之一，家庭也是个体进行自我保健的基本场所。

1. 培养健康的生活方式

家庭成员的健康观念、防病意识、饮食结构喜好、运动爱好、生活习惯往往相互影响，加之相似的遗传背景，往往对个体生活方式造成巨大的影响。通过家庭保健可使家庭成员间相互监督，培养健康生活方式，纠正不良生活习惯，降低疾病风险。

2. 保持家庭心理健康

家庭主要依靠婚姻和血缘维系，成员间相互温暖、关怀，满足各自的情感需求，对维持家庭成员个体心理健康起到巨大作用。保持家庭内部和谐稳定，是维持家庭整体心理健康的重要条件。

3. 开展家庭健康教育

家庭是培养成员具备社会化功能的重要场所，个体主要在家庭学习群体文化，良好的家庭教育能从小培养其成员养成规律的生活起居、良好的生活习惯，掌握预

笔记

防疾病知识，正确的人生观、价值观、婚姻观等，成为合格的社会成员。

三、社区居民自我保健的管理和维护

（一）掌握和分析影响自我保健的因素

全科医生掌握影响社区居民选择自我保健的因素，有利于对居民提供正确的自我保健教育和指导，影响因素有：①个体的健康知识、经验和认知能力；②个体的性别、年龄、性格、社会文化、习俗、饮食结构、职业等背景信息；③个体自我保健的信念和执行能力；④获得自我保健信息资源的渠道和可靠性；⑤家庭资源和自我保健的可及性；⑥健康问题普遍性、严重性和复杂性。

（二）积极发动和教育指导居民自我保健

全科医生应努力提高居民的健康意识，包括心理健康意识，积极发动和教育指导居民开展自我保健。每个个体遇到的健康问题不尽相同，对问题认识和判断以及采取的自我保健措施也不一定恰当，不恰当的自我保健可导致延误治疗，所以全科医生应分析影响因素，对社区居民开展普适性和针对性的自我保健教育和指导，提高居民自我保健能力，掌握自我保健技能，积极应对社区常见病、多发病、慢性疾病的防控，降低医疗费用，提高卫生资源的合理应用。

（三）传播科学的自我保健信息

传统的自我保健信息传播途径有：①同事、同学、朋友、熟人、病友间介绍；②各种媒介的医疗广告；③电视、电台、网络传播的健康知识；④书籍、杂志的健康信息；⑤民间偏方、家传秘方等。通过这些传播途径获取的自我保健信息常常鱼龙混杂、良莠不齐，全科医生应主动承担起自我保健宣传教育的重责，充分利用社区资源，为健康居民提供保健知识，为患者提供疾病的防治、心理辅导及康复技能，使社区居民获得系统专业、形式多样、内容丰富、通俗易懂的自我保健信息。

（四）组织开展社区自我保健活动

全科医生开展社区调查，掌握社区主要健康问题，制订自我保健工作计划，组织开展各种形式的社区自我保健活动，传授自我保健知识和技能，积极促进社区内相同健康问题的居民组成"主题"自助小组（如高血压自助小组、减重俱乐部等），组织小组内成员定期活动，交流诊疗知识和经验、互帮互助，树立起个人是自我健康的"第一责任人"的理念，养成良好的生活方式、减少疾病的危险因素，获取更多的社会效益。

全科医生在健康照顾中应优先开展使社区居民受益最大、接受度最高的预防服务。临床预防医学服务需在相关指南、标准下进行，过度的诊断和治疗会带来不必要的危害，避免不必要的或有害的检查和治疗应成为全科医生预防工作的重要组成部分。健康照顾中降低疾病风险的工具包括行为纠正和化学预防。全科医生应将预防干预纳入临床系统中的常规工作，以确保最佳的预防保健效果。社区居民的自我保健是系统卫生保健服务的重要组成部分。

笔记

思考题

1. 简述全科医生进行预防服务的策略，需要掌握的内容和方法。
2. 常见慢性非传染性疾病筛检的主要内容有哪些？
3. 实施临床预防医学的原则有哪些？
4. 社区居民自我保健的具体内容和方法有哪些？
5. 社区居民自我保健的管理和维护的主要内容有哪些？

（陈　进　柴栖晨）

数字课程学习

ⓟ 教学 PPT

笔记

第七章　健康教育与健康促进

学习提要

1. 健康教育与健康促进的概念，健康相关行为的概念、分类与特点，老年人健康教育的基本内容，女性健康教育的基本内容，慢性病病人健康教育的基本内容，健康素养基本知识与技能，健康传播概念、分类、方法，健康教育的原则。

2. 健康的决定因素，儿童不同年龄阶段健康教育的基本内容，人际传播的概念与特点，大众传播的特点。

3. 健康传播材料种类。

思维导图

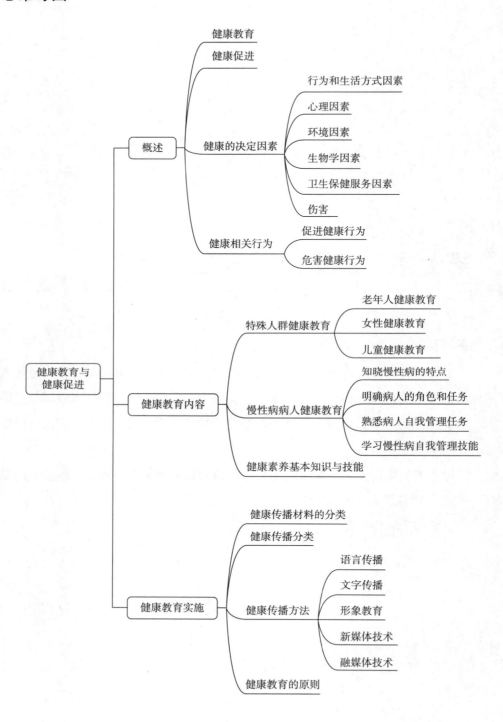

健康教育与健康促进

概述
- 健康教育
- 健康促进
- 健康的决定因素
  - 行为和生活方式因素
  - 心理因素
  - 环境因素
  - 生物学因素
  - 卫生保健服务因素
  - 伤害
- 健康相关行为
  - 促进健康行为
  - 危害健康行为

健康教育内容
- 特殊人群健康教育
  - 老年人健康教育
  - 女性健康教育
  - 儿童健康教育
- 慢性病病人健康教育
  - 知晓慢性病的特点
  - 明确病人的角色和任务
  - 熟悉病人自我管理任务
  - 学习慢性病自我管理技能
- 健康素养基本知识与技能

健康教育实施
- 健康传播材料的分类
- 健康传播分类
- 健康传播方法
  - 语言传播
  - 文字传播
  - 形象教育
  - 新媒体技术
  - 融媒体技术
- 健康教育的原则

笔记

160

第一节　概　　述

　　健康教育与健康促进作为健康管理的核心，也是健康管理的具体形式，通过有计划、有组织、有系统的健康教育与健康促进活动，促使人们自愿地改变不健康的行为和生活方式。《"健康中国 2030"规划纲要》指出"共建共享、全民健康"，是建设健康中国的战略主题。核心是以人民健康为中心，坚持以基层为重点，以改革创新为动力，预防为主，中西医并重，把健康融入所有政策，人民共建共享的卫生与健康工作方针，针对生活行为方式、生产生活环境以及医疗卫生服务等健康影响因素，坚持政府主导与调动社会、个人的积极性相结合，推动人人参与、人人尽力、人人享有，落实预防为主，推行健康生活方式，减少疾病发生，强化早诊断、早治疗、早康复，实现全民健康。

一、健康教育

　　WHO 把健康教育（health education）、计划免疫、疾病监测定为预防和控制疾病的三大措施之一。健康教育是卫生与健康服务工作的基础和先导，是普及健康生活、提高公民健康素养的主要工作和手段，同时也是健康管理的适宜技术。系统了解健康教育有关知识，对未来做好健康服务与管理很有必要。

　　一般认为，健康教育是通过有计划、有组织、有系统的社会教育活动，使人们自觉地采纳有益于健康的行为和生活方式，消除或减轻影响健康的危险因素，预防疾病，促进健康，提高生活质量，并对教育的过程和效果作出评价。健康教育的核心是教育人们树立健康意识、促使人们改变不健康的行为生活方式，养成良好的行为生活方式，以降低或消除影响健康的危险因素。通过健康教育，能帮助人们了解哪些行为是影响健康的，并能自觉地选择有益于健康的行为生活方式。

　　从医学的角度看，健康教育是对人们进行健康知识、技能和行为教育，从而解决健康问题，保护和促进健康。从教育的角度来看，健康教育是人类教育的一部分，其实质是把人类有关医学或健康科学的知识和技术转化为人们的健康素养和有益于健康的行为，也是医学和健康科学通过教育活动进行社会化的过程。从狭义上看，健康教育的主要手段包括讲授、培训、训练、咨询、指导等；从广义上看，一切有目的、有计划的健康知识传播、健康技能传授或健康相关行为干预活动都属于健康教育范畴。健康教育不仅在于帮助人们掌握健康知识，更在于让人们能学会相应的技能、强化保健观念，树立自信心，通过获取、理解、评价和应用健康信息作出解决健康问题的正确行为选择，从而维护和促进健康。也就是说，自己的健康自己能做主。

二、健康促进

　　健康促进（health promotion）是在健康教育的基础上发展起来的，但后者的范围更大，也远超了前者的范畴。健康促进一词早在 20 世纪 20 年代即见于公共卫生

笔记

文献，近 10 余年来得到广泛重视。有关健康促进的概念，随着健康促进的迅速发展而不断发展。世界卫生组织曾经给健康促进作如下定义：健康促进是促进人们维护和提高他们自身健康的全过程，是协调人类与他们环境之间的战略，规定个人与社会对健康各自所负的责任。

关于健康促进的确切定义，最受公认的是 1986 年 11 月 21 日世界卫生组织在加拿大渥太华召开的第一届国际健康促进大会《渥太华宪章》中对于健康促进的定义：健康促进是促使人们维护和改善他们自身健康的过程。1995 年 WHO 西太区办事处发表《健康新地平线》重要文献，给健康促进的定义为：健康促进是指个人与其家庭、社会和国家一起采取措施，鼓励健康的行为，增强人们改进和处理自身健康问题的能力。而世界卫生组织前总干事布伦特兰在 2000 年的第五届全球健康促进大会上则作了更为清晰的解释：健康促进就是要使人们尽一切可能让他们的精神和身体保持在最优状态，宗旨是使人们知道如何保持健康，在健康的生活方式下生活，并有能力作出健康的选择。《美国健康促进杂志》的最新表述为："健康促进是帮助人们改变其生活方式以实现最佳健康状况的科学和艺术。最佳健康被界定为身体、情绪、社会适应性、精神和智力健康的水平。生活方式的改变会得到提高认知、改变行为和创造支持性环境等三方面联合作用的促进。三者当中，支持性环境是保持健康持续改善最大的影响因素。"

由此可知，对健康促进存在着广义和狭义的理解。从社会发展层面（经济、生产力、文化等）和社会医学的高度将健康促进视为改变影响健康的社会决定因素、增进健康的总体战略，这就是广义的健康促进，它主要由国家和政府主导，总体顶层设计与策划，调动、协调各方各类资源，统筹规划，全面推进。而狭义的健康促进是把健康促进本身看作公共健康领域的一项具体工作策略和思维模式，主要由卫生与健康体系人员理解与操作。现行多种专业书籍所表述的"健康促进"实际上就是这个层面的含义。它是社会、研究者介绍给卫生体系人员维护公众健康的工作策略及思维模式。强调在做维护公众健康的具体工作中要争取政策、环境的支持，动员人群参与。不管是广义健康促进还是狭义健康促进，它们的根本目标都是维护公众健康，都能在不同的层面发挥各自的重要作用。

三、健康的决定因素

影响健康的因素很多，经常提到 4 大因素，即人类生物学、生活方式、环境、卫生服务。然而，目前人们认识到的影响健康的因素相当复杂，有学者提出分为 7 大类。在此，根据 WHO "健康"的定义及生物 – 心理 – 社会医学模式，将影响健康的因素划分为 6 类。

（一）行为和生活方式因素

影响人体健康的危险因素中，不良生活方式因素占大部分。生活方式和行为可概括为人们在衣、食、住、行、爱好、嗜好、业余活动、风俗习惯与信仰等各方面的活动行为方式。不健康的行为和生活方式是许多疾病尤其是慢性非传染性疾病（以下简称"慢性病"）发生的主要行为危险因素。行为和生活方式因素可以直接或间接给健康带来不同程度的损害，如慢性病范围的糖尿病、高血压、冠心病、结肠癌、前列腺癌、乳腺癌、肺癌、肝癌、胃癌、食管癌、肥胖症、精神疾病、支气管炎、肺气肿、慢性阻塞性肺疾病、慢性胃炎、消化性胃溃疡、胰腺炎、胆石症、血脂异常、痛风、营养缺乏、骨关节痛、骨质疏松症、阿尔茨海默病等均与行为和生活方式有关。由微生物引起的各种传染病和大多数的寄生虫病也与人们的卫生习惯和行为密切相关。

慢性病已经成为威胁全球人群健康的主要原因。《柳叶刀》杂志公布的"2016全球疾病负担研究"显示，2016年全球死亡人数达5470万人，其中因慢性病导致的死亡人数占72.3%。相比2006年，2016年慢性病死亡人数增加16.1%。2009年达沃斯世界论坛《2009年全球风险报告》数据显示，在影响全球经济的众多因素中，慢性病造成的经济负担就高达1万亿美元，甚至远高于全球金融危机所带来的危害。因此，慢性病已经成为全球范围内过早死最主要的原因，对人类发展构成极大的负面影响。

《2017年中国卫生和计划生育统计年鉴》数据显示，2016年心脑血管病、癌症和慢性呼吸系统疾病是我国城乡居民健康的头号杀手。据《中国疾病预防控制工作进展（2015年）》发布的数据，我国因慢性病导致的死亡人数已占全国总死亡人数的86.6%，导致的疾病负担约占总疾病负担的70%。2016年《我国卫生和计划生育事业发展统计公报》调查显示，全国卫生总费用持续上升，预计达46 344.9亿元，约占GDP的6.2%。同时，我国慢性病危险因素居高不下。据《中国居民营养与慢性病状况报告（2015）》，我国现有吸烟人数超过3亿，其中暴露于二手烟下的非吸烟者比例达9.3%；成人经常锻炼率仅为18.7%。以上情况表明，我国慢性病飙升态势未得到有效遏制，且年轻化趋势明显。

（二）心理因素

随着社会的发展和科学技术的进步，社会整体运转加速，人类竞争和生存压力普遍增加，由此而导致的心理问题或疾病越来越严重地威胁着人类健康。根据世界卫生组织2010年的数据，全球范围内，估计每四人中将会有一人在一生中经历精神卫生问题。到2030年，抑郁症将成为中等收入国家疾病负担的第二大原因，成为低收入国家疾病负担的第三大原因。根据世界卫生组织2012年的信息，仅抑郁症病人全球就有3.5亿。

心理状态对健康的影响早在祖国医学经典《黄帝内经》中就有记载"喜则气缓，怒则气上，思则气结，悲则气消，恐则气下，惊则气乱。所谓喜伤心，怒伤肝，忧伤肺，思伤脾，恐伤肾"。随着中国社会经济的快速发展，社会竞争不断加剧，人们的工作生活节奏加快，各种心理应激因素急剧增加，心理卫生问题将日益凸显，加之我国心理卫生服务发展较晚，所以比发达国家将面临着更为严峻的挑战。根据《中国国民心理健康发展报告（2017—2018）》一书，2007年12月至2008年1月，中国科学院心理研究所国民心理健康状况研究小组对我国10～100岁城镇居民的心理健康状况进行了测查。结果显示（有效问卷为14 798份），我国城镇人口中有11%～15%的人心理健康状况较差，可能具有轻度至中度的心理问题。这部分人群应是心理健康干预工作的主要目标人群，如果他们能得到及时的心理干预，可有效预防心理疾病，促进心理健康。有 2%～3% 的人心理健康状况差，可能具有中度到重度心理问题。需要注意的是，一些重点人群的心理健康需要引起重视。如我国学龄儿童和青少年的心理异常总患病率为 15.6%，抑郁障碍为 3.7%～40.0%，焦虑障碍为 20.31%～26.70%，且检出率有逐年升高的趋势。如1994 年至 2011 年的 230 个涉及 88 500 名教师的元分析显示，18 年间，教师的心理健康水平呈现整体下降的趋势。还有医护人员的心理健康状况低于全国平均水平、老年人的心理健康问题不容乐观。因此，心理健康教育及早期的心理服务就显得更为重要。

心理健康是三维健康的重要组成部分。心理因素与身体疾病的产生和防治密切相关，消极的心理因素能引起许多疾病，积极的心理状态是保持和增进健康的必要条件。医学临床实践和科学研究证明，消极情绪如焦虑怨恨、悲伤恐惧、愤怒等可使人体各系统功能失调，导致失眠、心动过速、血压升高、食欲减退、月经失调等疾病，而积极、乐观的心理能经得起各种应激的考验。总之，心理状态是社会环境与生活环境的反映，是影响健康的重要因素，健康管理工作者应予以高度重视。但也要防止出现心理问题"泛化"或"被心理问题""被精神病"现象。

（三）环境因素

环境因素是指以人为主体的外部世界。人类不仅生活在自然界，具有生物属性，而且是生活在人与人之间关系总和的复杂社会中，又具有社会属性。因此，人类环境包括自然环境和社会环境两个部分。根据 WHO 的报告，环境造成的死亡人数占全球死亡总数的 23%。

自然环境是人类赖以生存和发展的物质基础，包括阳光、空气、水、气候、地理等。由于自然的或人为的原因，进入环境的污染物数量超过了环境的自净能力，造成环境质量下降和恶化，就会直接或间接地对人体健康造成影响。由于自然环境中有害因素的多样性及其有害作用机制的复杂性，对机体可能造成多种危害。急性危害是指环境污染物在短时间内大量进入环境，使暴露人群在短时间内出现不良反应、急性中毒甚至死亡。如 20 世纪，由于工业生产的快速发展，大气污染物烟雾事件发生频率增加，影响大的事件包括"英国伦敦煤烟型烟雾事件""美国洛杉矶、纽约及日本大阪、东京发生的光化学型烟雾事件"等。工业中由于各种原因导致的有害废气、废水或其他有毒有害物质大量进入环境，也会导致排放源附近及整个污染区的人发生急性中毒。慢性危害是指环境中有害因素低浓度、长时间反复作用人体所产生的危害。这类危害除了会对人产生非特异性影响（如生理功能、免疫功能下降，对感染敏感性增加等），还有可能直接造成机体某种慢性疾病，如慢性阻塞性肺疾病，它是与大气污染物长期作用和气象因素变化有关的一组肺部疾病。随着大气污染的加重，居民慢性阻塞性肺疾病在疾病死亡中的比例有所增加。同时，慢性危害还包括有毒物质在体内的蓄积，如各类重金属。环境污染还会导致肿瘤，以化学致癌物为例，国际癌症研究机构（LARC 2002）指出，目前有 7 000 多种化学物经过动物致癌试验，其中 1 700 多种为阳性结果。常见的环境致癌物有芥子气氯

笔记

乙烯、苯并芘、镍、黄曲霉毒素等。环境污染还会导致畸形，如 1945 年日本广岛和长崎市遭原子弹爆炸后，放射性污染诱发胎儿小头畸形和智力低下率增加。根据《中国环境质量评价综合报告（2017）》的研究结果，2001 年至 2015 年，使用绝对污染指数这个指标，全国的指数值呈现递增态势，反映出 15 年间全国范围内污染程度都有所增加。

自然灾害也会对人群健康造成严重损害，是自然环境损害人群健康的另一种形式。自然灾害通常指自然事件（如地震、台风、洪水）及其带来的破坏效应。数据显示，仅 2010 年全球共发生各类自然灾害 950 起，仅自然灾害就造成约 29.5 万人死亡，比过去 40 年来所有恐怖袭击罹难者总和还多，共造成经济损失约 1 300 亿美元。我国各种自然灾害种类多、分布广、频率高、损失大，是世界上遭受自然灾害最严重的国家之一。地震、台风、洪水等自然灾害对人群生存环境产生巨大破坏，尤其对公共卫生工程系统、设施的损坏，直接威胁人类健康，造成安全饮用水短缺、垃圾粪便收集困难、污水任意排放，加上食品安全难以保障、居住条件恶化、灾民及病媒生物的接触机会增多、人群抵抗力降低、人口流动性大、公共卫生服务能力受损、卫生服务可及性等原因，极易发生传染病的大规模流行。防灾是最大的救灾，加强自然灾害防治关系国计民生，需要坚持以防为主、防抗救相结合。为此我国专门成立了应急管理部及多部门联合会商机制，在重大灾害事故处置阶段，由应急管理部牵头，自然资源部、水利部、气象局、卫健委以及军队有关部门共同参与，每日联合会商，统筹处置灾情，以最大限度减少人员伤亡和经济损失。

影响健康的社会环境因素更为复杂和广泛，包括战争、社会制度、公共政策、经济状况、文化教育、法制建设、风俗习惯、人口增长、社会保障、食品安全、工作环境、家庭环境、人际关系等。它们对人类的健康均有着不同程度的影响，其中社会制度、经济状况中的收入、社会地位、社会保障、教育文化、就业和工作环境等对人类生存和健康起着极其重要的作用。社会经济发展与健康的双向作用尤为明显，并已被不少国家和地区的实践所证实。

（四）生物学因素

影响人类健康的生物因素大致有 3 类。

1. 生物性致病因素

生物性致病因素是指病原微生物和寄生虫为主的病原体及有害动植物。病原微生物包括细菌、病毒、真菌等。病原寄生虫主要是指原虫和蠕虫，也包括可传播疾病的媒介生物，如蚊蝇、蟑螂等，以上病原体曾是人类疾病与死亡的主要原因，现在仍然是一些发展中国家人群疾病的主要原因之一，也是导致人类出现新传染病的罪魁祸首。由于我国城镇化、工业化还不成熟，因此生物性致病因素也要引起重视。需要指出的是，这部分内容和前面所述的环境因素有所交叉。某戒毒所在2010 年 2 月至 3 月，由于室内通风差，1 例甲型 H1N1 流感病人隔离措施不到位，出现大量发热、咳嗽、流感样症状病人，截至 3 月 1 日出现发热等流感样症状病人迅速增加至 339 例，患病率为 20.4%，全面消毒及所有病例隔离治疗后，疫情才得

165

以控制。此外，由于全球化的快速发展，近现代出现的新旧传染病流行，已打破了洲际界线，出现了现代传染病"全球化"。人口拥挤、垃圾堆积、污水横溢，最有利于病菌的生成与存活。不良卫生习惯、滥用抗生素类药品、大规模人口全球流动，使得病菌难以防控和灭活。食用驯化野生动物、大批量家禽饲养、宠物饲养使得动物与人类疾病传播的机会也越来越多。

2. 遗传因素

现代医学发现，遗传病有近 3 000 种之多，约占人类疾病总数的 20.0%。根据国家卫生健康委员会 2018 年公布的数字，中国出生缺陷总发生率约为 5.6%，目前每年新增出生缺陷约 90 万例。近 10 年前 10 位出生缺陷病种主要是先天性心脏病、多指（趾）、唇裂、马蹄内翻足等结构畸形。除了明确的遗传疾病外，许多疾病，如高血压、糖尿病等的发生，也包含一定的遗传因素。寿命的长短，遗传是一个不可排除的重要因素。到目前为止遗传病尚无根治的办法，只能预防。"强制婚检"自 2003 年转换为"自愿婚检"后，婚检率迅速降低、出生缺陷率不断上升已是不争的事实。例如，广东省卫生计生部门 2011 年公布的 10 年来广东省新生儿出生缺陷率显示，珠三角地区新生儿出生缺陷率平均达 2.76%，比 10 年前翻了一番。随着我国社会经济的快速发展和医疗服务水平的提高，婴儿死亡率和 5 岁以下儿童死亡率持续下降，危害儿童健康的传染性疾病逐步得到有效控制，出生缺陷问题开始凸显，逐渐成为影响儿童健康和出生人口素质的重大公共卫生问题。国家近年鼓励地方政府推广免费婚检，但婚检率仍然不高。2003 年之前婚检率为 60% 多，2006 年不足 5%，北京 2015 年也仅为 9.44%。不去检查的主要原因是缺乏健康意识，观念不到位。专业人员应教育、引导准备结婚的男女双方，本着对对方负责、对未来家庭负责、对社会负责的态度，自觉到医疗保健机构进行婚前医学检查。有专家呼吁国家应采取自愿强制相结合的政策，望能起到一定的效果。

3. 个人的生物学特征

个人的生物学特征包括年龄性别、形态、生长发育、衰老状况等。一个人的健康状况与自己的生物学特征有关。

（五）卫生保健服务因素

卫生保健服务又称健康服务，指卫生系统应用卫生资源和医疗防疫手段，向个体、群体和社会提供的服务活动。世界卫生组织把卫生保健服务分为初级、二级和三级。初级（基本）卫生保健（primary health care）主要指社区卫生服务中心和乡镇卫生院等基层卫生服务机构，以预防工作和基本医疗为主，是政府、卫生机构提供给人群的最基本的卫生服务，实现初级卫生保健是当代世界各国的共同目标。二级和三级卫生保健主要是指医院和医疗网，以疑难复杂病种及专科医疗为主。由于卫生保健服务关系到人的生、老、病、死全部过程，因此，卫生保健服务质量的优劣，以及医疗卫生机构、人员、资源（经费与设施）是否科学、合理的分配，对个体和群体的健康影响重大。三级卫生服务都包括预防服务、医疗服务和康复服务，在卫生服务工作中的医疗水平低、医疗机构管理不善、误诊漏诊、医源性疾病、工作人员责任心不强、卫生技术人员不足、初级卫生保健不健全、卫生经费过少、卫生资源分配不合理、重治轻防、卫生保健服务利用率低等都是不利于健康的危险因素。近几年来，我国不断强化基本公共卫生服务，截至 2018 年人均投入达到 55元。在此基础上，政府通过完善医疗卫生服务体系，创新医疗卫生服务供给模式，不断提升医疗服务水平和质量。例如，鼓励社会办医，通过松散型、紧密型"医联体"建设、社会力量举办的家庭医生签约服务等，提供立体、多样化的医疗服务。

（六）伤害

伤害（damage）是指由于运动热量化学、电或放射线的能量交换超过机体组织的耐受水平而造成的组织损伤和由于窒息而引起的缺氧，以及由此引起的心理损伤等。它对人类健康造成的损害已越来越引起人们的关注。其种类主要有车祸、飞机失事、沉船、恐怖事件、火灾、火器伤、煤气中毒、电击伤、矿难、坠落伤、烧烫伤、溺水、动物伤害、中毒、气管异物等。国际疾病分类（ICD-10）将伤害单独列为一类疾病。我国伤害死亡率由高到低顺序为：交通事故、中毒、跌伤、烧伤、溺水、其他意外损伤。

伤害是一个全球性公共卫生问题，也是威胁人类健康的主要问题之一。据世界卫生组织估计，每年全球伤害造成的死亡约 500 万人，1 500 万人遗留不同程度的功能障碍，800 万人终身残疾。2008 年的资料显示，全球伤害总死亡率为 76.1/10万；2013 年的数据略有降低，死亡率约为 66.9/10 万。伤害造成了很多暂时性和永久性的伤残，严重影响人群健康和生命质量。与此同时，伤害因医疗、康复及残疾或功能丧失而消耗着巨额费用，给社会经济、家庭和个人造成损失。从多个省份的流行病学调查结果来看，中国社区人群伤害的年发生率为 16.1%~21.9%，伤害导致 2.17%~4.51% 暂时性失能和 0.13%~1.1% 的残疾。这意味着，中国每年至少有3 亿人发生一次以上伤害，不少于 8 500 万人因伤害急诊或就医，1 800 万人入院治疗，110 万人终身残疾。1995 年至 2008 年的中国伤害死亡监测结果显示，伤害死亡率徘徊在 52/10 万至 60/10 万，呈稳中有降的趋势，每年伤害死亡数相对稳定在70 万人左右。全国死因监测系统数据显示，2010 年，我国人群伤害死亡占总死亡的 8.90%，居死因第 5 位。

上述 6 类影响健康的因素往往有所交叉，互相作用。分类是为了帮助专业人员和大众全面认识各类因素的作用。一个人的健康 、疾病往往同时受上述两种或多种因素的影响。专业人员就是要正确把握影响人类健康的因素，并以此教育引导人群认识并尽量避免有害因素的影响，维护自身健康。

四、健康相关行为

人类个体和（或）群体与周围环境互动后产生的行为反应，会直接或间接与个体本身的健康、疾病有关联，或与他人的健康、疾病有关联，这些对健康有影响的行为即为健康相关行为。健康相关行为可分为促进健康行为和危害健康行为两大类。

（一）促进健康行为

促进健康行为是个人或群体表现出的客观上有利于自身和他人健康的一组行为。

1. 促进健康行为的主要特点

（1）有利性：即行为表现有益于个人、他人和整个社会。如合理饮食、适当运动、安全性行为、开展绿色环保活动等。

（2）规律性：即行为表现保持恒常的有序重复。如起居有常、饮食有节、定期预防接种、定期体检等。

（3）同一性：即外在行为与内在心理活动协调一致。行为是人的情绪、动机、认知、信念等内心活动的外在表现，因此对于健康者来说，二者应是协调统一的，没有冲突或表里不一致的表现。其次表现在诸行为之间、行为与所处的环境之间也是协调一致的，无冲突产生。

（4）和谐性：即个体行为表现既有自身固有特征，又能根据整体环境随时调整自身行为。一旦与环境发生冲突时，能求大同存小异，表现出良好的适应性和宽容性。

（5）适应性：即行为（如语言表达、情绪情感、待人接物等）合乎理性，行为强度在常态水平及有利于健康的方向上，且无明显冲动表现。

2. 促进健康行为的分类

（1）日常健康行为：指日常生活中一系列有益于健康的基本行为。如合理营养、适量运动、充足的睡眠、良好的心态、积极休息等。

（2）预警行为：指预防事故发生和事故发生以后正确处置的行为。如使用安全带，溺水、车祸、火灾等意外事故发生后的自救和他救。

（3）合理利用卫生服务：指正确、合理地利用卫生保健服务，以维护自身身心健康的行为。如定期体检、接受预防接种、有病主动求医、积极配合医疗护理、遵循医嘱等。

（4）避开环境危险行为：指主动以积极或消极的方式避开导致健康损伤的环境和事件。环境危害广义来讲包括人们生活和工作的自然环境与心理社会环境中对健康有害的各种因素。如远离噪声环境、积极应对那些引起人们心理紧张焦虑的生活事件等。

（5）戒除不良嗜好行为：指的是改变危害健康的行为，不良嗜好指日常生活中对健康有危害的个人偏好，如吸烟、酗酒、滥用药品等。戒烟、戒酒、戒毒、戒赌等就属于这类健康行为。

（二）危害健康行为

危害健康行为是指个体或群体表现出的行为方式对个人、他人和整个社会的健康有直接或间接的危害性的行为。

1. 危害健康行为的主要特点

（1）危害性：行为对人、对已、对社会健康有直接或间接的、明显或潜在的危害作用。

（2）明显性和稳定性：行为非偶然发生，对健康的损害有一定作用强度和持续时间。

（3）习得性：是个体在后天生活经历中学会的。

168

2. 危害健康行为的分类

（1）不良生活方式：日常生活和职业活动中的行为习惯及其特征称为生活方式。不良生活方式是一组习以为常的、对健康有害的行为习惯，如饮食过度偏食挑食、不良进食习惯、缺乏运动、吸烟酗酒、高盐高脂饮食等。不良的生活方式与肥胖症、糖尿病、心血管疾病、早衰、癌症等疾病的发生关系密切。美国加利福尼亚州人口实验室用前瞻性的方法研究生活方式与个人行为因素与寿命的关系，经过15年的观察得出如下结论：45岁以上的个体坚持做到不吸烟、少量或不饮酒、经常锻炼、每天睡眠7~8 h、保持合理体重、吃半咸的早餐、不吃零食者，比只能做到2至3项者至少能增寿11~15年。除遗传因素外，年轻人吸烟、体重超标、胆固醇摄入增加，运动不足、精神紧张等不良方式都与发病密切相关，不良生活方式导致心脑血管疾病"年轻化"。

（2）致病性行为模式：是导致特异性疾病发生的行为模式。国内外研究较多的是A型行为模式和C型行为模式。

1）A型行为模式：是一种与冠心病密切相关的行为模式，又称"冠心病易发性行为"。其主要表现是：雄心勃勃，争强好胜，富有竞争性和进取心；对自己寄予极大的期望，苛求自己达到目标；工作十分投入，有时间紧迫感；情绪易激动，恼火，不耐烦和充满敌意，好发脾气，生气时易向外界发泄。A型行为者由于一系列的紧张积累，极易导致心血管疾病，甚至可能随时发生心肌梗死而猝死。有统计表明，85%的心血管疾病与A型行为有关。尸体解剖检验证明，A型行为者心脏冠状动脉硬化发生率，要比B型行为者高5倍。改变A型行为能够有效地预防冠心病、高血压等疾病。生活紧张、工作量大、脾气急躁的人易形成A型行为。转变竞争好胜的心理，适当减少工作量，劳逸结合都可以缓解A型行为者心理上和生理上的过度紧张与压力，从而预防疾病的发生。

2）C型行为模式：是一种与肿瘤发生有关的行为模式，又称"肿瘤易发性行为"。其主要表现是：过度克制情绪，强行压抑自身的愤怒、悲伤等恶性情绪，不让其发泄。研究发现，C型行为者肿瘤发生率比一般人高3倍以上，并促进癌的转移，使癌症病情恶化。国内外专家对宫颈癌、胃癌、肝癌等常见的癌症病人的调查发现，40%~80%的癌症病人有抑郁型气质。C型行为的提出对癌症的预防、治疗，对人行为的规范，均有重大意义。表达愤怒的情绪、寻找情绪发泄的方法积极参与社会活动、接受他人协助等有助于改变C型行为。

（3）不良疾病行为：疾病行为指个体从感知到疾病康复全过程所表现出来的一系列行为。不良疾病行为可能发生在上述过程的任何阶段，常见的行为表现形式有：疑病、讳疾忌医、不及时就诊、不遵从医嘱、迷信，乃至自暴自弃等。

（4）违规行为：是指违反社会法律、道德的危害健康行为。如吸毒、性乱。这些行为既直接危害行为者个人健康，又严重影响社会健康与正常的社会秩序。

第二节 健康教育内容

一、特殊人群健康教育

由于年龄、生理、心理状态的差异，不同人群健康教育的需求、内容及方式等都不相同。特别是儿童、妇女、老年人这三大人群，在生理状态、心智状态、健康需求内容、对健康的关注度、患病种类、机体调节功能、患病后的情绪反应、学习能力、理解能力等众多方面差异显著。上述差异在健康教育时均应注意评估，依据面向人群的特点，制订行之有效的个体化健康教育方案。

（一）老年人健康教育

我国是世界上老年人口最多的国家，也是人口老龄化发展速度最快的国家之一。截至2018年底，我国60岁及以上老年人口约2.49亿，占总人口的17.9%；65岁及以上人口约1.67亿，占总人口的11.9%。预计到2040年我国人口老龄化进程将达到顶峰。为了提高老年人的健康水平、改善老年人生活质量、实现健康老龄化，《国务院关于实施健康中国行动的意见》明确提出要实施老年健康促进行动，老年人健康教育必先行。老年人健康教育的基本内容：

1. 建立新的生活秩序和生活方式

（1）关注个人卫生和居家安全，建立良好的生活习惯：安全、卫生、舒适的日常生活，对维持老年人健康至关重要。首先，做好个人卫生，应穿着宽松合体、轻便保暖，勤洗勤换；鞋袜宜轻软适足、透气防滑；保持皮肤和口腔清洁，洗澡水温不宜过热，时间不宜过长。其次，注意营造安全舒适的家庭环境，应保持空气新鲜和合适的温度湿度，照明良好，房间、盥洗室内安装防滑设施，楼梯加装扶手防止跌倒。第三，建立良好的生活习惯，保持生活规律，起居有常，晨醒缓起几分钟，进餐睡眠有规律，戒烟限酒，节假日也要注意娱乐时间不宜过长。

（2）饮食合理，营养均衡，养成良好的饮食习惯："杂食者、美食也，广食者、营养也"。老年人膳食要多样化，以五谷杂粮为主，粗细搭配、畜禽蛋乳蔬菜水果等合理摄入。饮食"清淡"，以软烂为宜，定时定量，冷热适中，细嚼慢咽，饥饱适中。饮食合理，营养均衡，防止肥胖。

（3）"动静相宜"，科学适度运动：生命在于运动，运动锻炼要科学，不是越多越好。有效锻炼不简单地等同于大幅度的跑跳、剧烈运动、挥汗如雨。尤其是老年人不同于年轻人，在心肺功能、骨骼的强度关节的功能、肌肉肌腱的柔韧性、身体协调能力等各方面，都有不同程度的衰退，更应该根据自身情况，选择合适的运动方式，量力而行。八段锦、五禽戏、太极拳、经络操、气功等传统健身运动项目，可舒展筋骨、强脏通络，有助气血运行，在慢跑、爬山等锻炼的基础上结合传统健身运动项目，动静相因、动静结合，可更有利于身心健康。老年人运动时机的选择一定要顺应天时和天气，按照"春生、夏长、秋收、冬藏"的四季变化规律，选择春夏晴好天气进行锻炼，秋冬寒冷天气则要减少户外运动，多休息。

（4）戒烟限酒，情绪乐观，心理平衡：老年人心理健康尤为重要，保持乐观情绪，扩大情趣爱好，学会以豁达的胸怀，冷静处理个人、配偶和家人患病、离世等情感打击。做到知足常乐，以满意的心情对待自己、家庭和社会，心平气和、乐观处事。关注自我修养，学会控制情绪，减少或避免忧虑、焦躁和情绪激动。自觉调整好心态，建立良好的家庭人际关系，创造和谐的生活环境。

2. 主动学习健康知识，积极应对衰老带来的挑战

（1）常见病的预防和管理：年龄增长是慢性病的主要危险因素之一，多数老年人患有慢性病，很多老年人患有两种及以上慢性病。目前对老年人健康影响较大的慢性病有心脑血管疾病、恶性肿瘤、糖尿病、呼吸系统疾病、消化系统疾病、关节炎、骨质疏松、营养不良、抑郁、痴呆等。进行相关预防保健和药物知识学习，可以有效帮助老年人预防、控制上述疾病。

（2）意外伤害的预防：由于视力听力、皮肤敏感性、心肺功能及神经肌肉平衡调节能力下降，老年人跌倒、猝死等意外事件发生率高。跌倒是造成老年人残疾或者丧失独立生活能力的常见原因。因此老年人需要特别注意生活规律，遵循"日出而作，日落而息"，晚上光线不佳夜视力变差尽量避免外出。定期进行家庭安全性评估，房间和卫生间内照明良好，加装防滑设施和安全扶手。日常可进行太极拳、气功等健身运动，增强下肢力量、锻炼平衡能力、减少跌倒风险。

（3）对衰老、疾病和死亡的认知：天地有"生长化收藏"，人有"生长壮老已"。老年期是每个人生命过程中必须经历的阶段，这是生命存在与发展的必然规律。老年人要知老，承认自己进入老年期这个现实，体力和精神都不如青壮年时期了，在生活的各方面量力而行、循序渐进。然而，心态不要老，树立"老有所乐、老有所为"的精神，自觉排除老的意识中的消极成分，在社会现实中寻求自己的新天地。积极预防治疗疾病，正确看待衰老疾病和死亡。

（4）不良情绪的自我调适：衰老易带来负面心理情绪，老年人除了及时感知、正确认识，学会自我排解和调适也非常重要。可采用的方法有宣泄法，即把闷在心里的忧虑或苦闷及时倾诉出来，使自己得到自我排解；转移法，当心情压抑、沉重时，采用变更环境、转移目标的方法，将注意力转移到郊游、听歌、看电影等愉快的事情上；还可进行自我激励式的自我暗示，以及通过幽默风趣的言语或故事在谈笑中轻松化解一些家庭矛盾和争执。此外，还应深入了解和认识心理咨询和心理治疗，必要时积极寻求专业心理医生的帮助。

（二）女性健康教育

女性是社会的重要组成部分。由于女性的特殊地位，她们的健康状况对社会和家庭具有举足轻重的影响。加强女性健康教育，对提高女性自身的健康水平和群体素质有着重要意义。女性健康教育的基本内容：

1. 月经期健康教育

月经期女性应该认真学好经期的生理卫生常识，以便合理地安排经期的饮食起居，情志调和，自我情绪的控制，防止月经病的发生。

（1）保持外阴部的清洁卫生：要经常用温水清洗外阴，最好早晚各洗一次。清

洗时不要坐入盆中，防止污水进入阴道。所用洗盆和毛巾要与洗脚用具分开；要个人专用，以免互相传染，引起炎症；擦拭阴部或大便后擦拭肛门时，要从前向后揩拭，以免把肛门周围的细菌带入阴道。

（2）正确使用卫生用品：卫生巾要柔软、清洁、吸水性强，严格消毒；卫生用品打开包装后要注意保持清洁；卫生巾要勤换，每次更换前要洗手，不要碰脏接触外阴处的垫面。

（3）注意保暖，避免潮湿和受凉：月经期间，身体抵抗力下降，盆腔充血，要注意保暖。要特别注意不要使下半身着凉。不要坐凉地，睡凉席，洗凉水澡，用凉水洗脚，尽量避免被雨淋。即使夏天也要注意，不要过多地喝冷饮。因为月经期间，如遇寒冷的突然刺激，子宫和盆腔里面的血管极度收缩，可使月经过少或突然停止。下身着凉后，还容易引起卵巢功能紊乱，导致月经失调。另外，着凉后也容易感染其他疾病。

（4）避免剧烈运动和重体力劳动：月经期间要注意休息，保持充足的睡眠，以增加机体的抵抗力。要避免剧烈的体育运动和重体力劳动。运动量过大会引起经血过多，经期延长，甚至闭经。月经期间可参加一些轻度的运动和劳动。正常的学习、工作、早操、散步、游戏等活动，可以促进血液循环，有利于行经。

（5）注意饮食和情绪：经期注意进食营养丰富且易消化的食物，不吃生冷、酸辣等刺激性强的食物，多喝开水，多吃蔬菜和水果，保持大便通畅。月经期间，情绪容易激动，这既受内分泌系统和神经系统的影响，也受自我不适感的影响。情绪波动还会影响月经的经期和经量。因此，女性应注意克制自己的情绪，精神要愉快，保持乐观开朗、稳定的情绪。反之，会影响大脑皮质的调节功能，引起月经失调或停经。

2. 生育期健康教育

生育期健康教育是围绕结婚前后、生育前后，为保障婚配双方及其下一代的健康所进行的教育，包括婚育知识教育及婚育保健指导，可分为围婚期、围生期和哺乳期。

（1）围婚期：本期健康教育不仅有利于男女双方严肃地选定终身伴侣，为在婚前和婚后的身心健康、家庭幸福奠定良好的基础，而且也为优生优育提供科学依据。优生优育关系到民族素质的提高，围婚期健康教育是提高民族素质和生命质量的有效措施之一。围婚期健康教育的重点内容为围婚期基本知识教育与遗传及优生知识。

（2）围生期：围生期是指孕满 28 周至新生儿出生后 7 天内。围生期保健是指产前、产时、产后对孕产妇进行的预防保健工作。女性在妊娠、分娩、产褥过程中，身体和心理会出现一系列变化，如对这些变化缺乏正确的认识和指导，势必有碍于母婴的健康与安全、胎儿的发育，胎、婴儿的存活率也会受到影响。由于在孕前和妊娠期，孕妇的健康对胎儿的生长发育产生直接影响，因此，围生期保健工作不能仅限于围生期内，而要尽早开始，即从婚前开始，以排除遗传及先天因素对下一代的影响，禁止近亲及婚配双方患有重症智力低下者结婚。围生期的健康教育是在围生期内通过健康教育手段使女性获得围生期卫生知识，转变卫生观念，养成良好习惯，掌握围生期自我监护技能，促进母婴心身健康。

（3）哺乳期：提倡母乳喂养。科学证明，人工喂养婴儿的患病率比母乳喂养婴儿高 2 倍，出生头 2 个月发病率更高。母乳喂养健康教育要点包括：①母乳是婴儿的最佳饮食，可以满足婴儿出生后 4～6 个月所需要的全部食物和饮料；②初乳含有大量抗体，成熟乳含抗细菌和抗病毒的特异抗体，具有抗肠道感染和抗病毒活性作用；③母乳喂养可建立和促进母婴感情，使婴儿获得更多的母爱，有利于婴儿早期智力发育。

在我国存在女性就业率较高、家庭模式改变及社会舆论、个人健美、审美观点等因素，均会影响母乳喂养。要大力提倡母乳喂养，争取全社会的支持，是促进婴儿发育和确保健康的重要方式。

3. 更年期健康教育

更年期是女性卵巢功能减退到功能完全丧失的过渡期。有 10%～20% 的女性因性激素减退的影响，出现一些身心疾病，表现为心悸、失眠、易于激动烦躁、喜怒无常、出汗等。心理特征主要是敏感多疑、自觉孤独、空虚、焦虑、恐惧等。更年期的心态与环境、家庭、生活健康等因素密切相关。家人同事应予以谅解、体贴和关心。更年期健康教育主要有以下几点：更年期知识教育，合理地安排生活，注意陶冶情操。

4. 常见妇科病的防治教育

某些常见多发的妇科病严重影响女性的健康生活和劳动。随着经济的发展、社会的进步和生活的改善，广大女性对掌握常见病多发病的防治知识更加迫切，对健康教育工作者提出更高的要求。

（1）妇科病防治知识教育：通过各种渠道，采取多种方式，对不同层次女性进行妇科病防治知识教育，使她们掌握妇科病的预防及早期症状，并能进行自我防护和及早就医。乳腺癌在女性恶性肿瘤中占第二位，有必要帮助女性掌握必要的检查方法，有利于早期发现和早期治疗。

（2）定期普查女性生殖器官恶性肿瘤：以宫颈癌、乳腺癌为主。定期防癌普查，才能早发现、早诊断、早治疗，提高治愈率，降低死亡率。定期普查还能发现宫颈炎、阴道炎、卵巢瘤、子宫肌瘤等，这些疾病不仅影响健康，而且有恶变的可能。要使女性懂得普查的重要意义，积极参加定期检查。加强普查知识的教育使其自愿接受和参与，并持之以恒。

（3）加强性病防治教育：针对女性重点人群加强宣传教育，推广有效干预措施。

5. 劳动保护教育

女性承担了大量的社会劳动，几乎涉及各个领域。由于女性生理的特殊性，必须有相应的劳动保护措施。通过女性健康教育，可以增强她们的劳动保护意识和自我保健能力。

6. 美容保健教育

随着生活水平的提高，人们对美的要求也不断提高，尤其是女性接受美容的比例日益提高。为了防止因美容而致毁容事件的发生，应该指导女性正确选择化妆品，告知美容手术应注意的事项，传播健康的美容观念。

（三）儿童健康教育

联合国《儿童权利公约》将儿童界定为 18 岁以下的人，《中华人民共和国未成年人保护法》所指未成年人为 18 岁以下的人。儿童处于身心旺盛的生长和发育时期，处于接受教育、学习各类知识和技能的阶段。与成人相比，儿童身心以及各种能力发育尚不完善，是一个弱势群体，具有明显的社会脆弱性和健康易损性。因此，加强儿童健康教育，为儿童营造健康的校园和社会环境，有助于提高儿童的身心健康水平和生活质量。儿童健康教育的基本内容：

1. 学前期健康教育的基本内容

学前期健康教育的内容主要包括以下几个方面。

（1）心理健康教育：学龄前期正是儿童智力、道德、心理的塑造阶段，心理健康状况将会给儿童带来一生的影响，各部门及家庭应高度重视，并采取多种形式开展健康教育。心理健康教育内容包括人际交往培养；基本的社会行为规则；注意力培养；言语训练；激发好奇与探究欲望，发展认识能力；性格塑造；适应幼儿园的生活，情绪稳定等。

（2）身体保健和生活自理教育：主要包括良好饮食习惯、睡眠习惯、排泄习惯的培育，以及生活自理能力的培养等。

（3）安全教育：主要包括交通安全教育、电与气的安全、游戏安全、食物安全等。

2. 学龄期健康教育的基本内容

（1）健康行为与生活方式：学龄期是健康行为与生活方式培养的关键时期，应教育儿童逐步养成良好的饮食起居习惯、生活卫生习惯和用眼卫生习惯等。

（2）疾病的预防：学龄期儿童要了解以下常见病和传染病的基本预防知识：①常见呼吸道传染病（流感、水痘、腮腺炎、麻疹、流行性脑脊髓膜炎等）、肠道传染病（细菌性痢疾、伤寒与副伤寒、甲型肝炎等）及肠道寄生虫病（蛔虫、蛲虫等）对健康的危害与预防；②常见的与健康生活方式有关的成年期疾病（肥胖、高血脂、高血压、糖尿病等）的早期预防；③懂得接种疫苗是预防一些传染病最有效、最经济的措施，同时应当按照免疫程序积极参与疫苗的接种；④了解一些营养素缺乏对健康的危害与预防，如缺铁性贫血、碘缺乏病；⑤流行性出血性结膜炎（红眼病）的预防等。

（3）心理健康指导：学龄期是心理发育的重要转折时期，应注重加强儿童学习和人际关系有关问题的心理教育指导。

（4）生长发育与青春期保健：了解生命的孕育与生命周期，初步了解身体主要器官的功能，学会保护自己，青春期的生长发育特点，男女少年在青春发育期的差异，女生月经初潮及意义，男生首次遗精及意义，青春期的个人卫生保健知识。

（5）安全应急与避险：交通伤害目前居我国儿童伤害首位。掌握安全交通知识，提高交通安全意识，选择安全的交通行为是减少儿童交通伤害发生的有效途径。

3. 青春期健康教育的基本内容

（1）青春期卫生与行为指导

1）青春期生理卫生指导：①养成良好的起居习惯，注意个人清洁卫生，培养正确的刷牙方法；②痤疮发生的原因、预防方法；③月经期间的卫生保健常识，痛经的症状及处理；④选择和佩戴适宜的胸罩。

2）合理营养，平衡膳食：①认识人体需要的各种营养素及主要食物来源，了解各类营养素对人体的主要作用及常见食物的营养价值；②食物多样，谷类为主，多吃蔬菜水果和薯类，适量吃鱼、禽、蛋、瘦肉，注意荤素搭配；③三餐合理，规律进餐，饮食应适度，不偏食节食，不暴饮暴食，保持适宜体重增长；④合理选择零食，足量饮水，不喝含糖饮料；⑤少盐少油，控糖禁酒。

3）适量运动：①了解体育锻炼对人体身心健康的良好作用，培养体育运动兴趣和良好的体育运动习惯；②要根据不同年龄、性别和健康状况，安排不同内容和不同强度的运动；③要遵循循序渐进持之以恒的基本原则，运动前要有准备活动，运动后要有整理活动，注意运动与休息适当交替；④要充分利用日光、空气和水进行锻炼，保证每天至少户外活动 60 min；⑤注意体育锻炼的卫生与安全，预防运动创伤。

4）疾病的预防：①了解近视、肥胖、龋齿、脊柱弯曲异常、贫血、肠道寄生虫等常见病的预防知识；②了解常见传染病（如肝炎、痢疾、流感等）的传播途径和预防措施；③了解肺结核、艾滋病、性病的传播途径与预防策略。

5）意外伤害的预防：①学会识别交通标志，开展遵守交通规则和交通安全教育；②了解游戏和体育运动中的安全知识；③了解预防溺水、触电、烫伤、烧伤、煤气中毒、农药中毒的卫生常识；④了解意外事故中的自救常识。

（2）青春期心理健康教育

1）树立正确的自我观念和良好的自我意识：了解自我，悦纳和接受自我，发现自身潜能和优势，能客观、公正地进行自我评价，有意识培养坚强的意志、顽强的毅力、刚强的品格等心理素质，正确面对现实，接受现实，在面对选择时能够依据自身特点进行判断和决策，建设性处理各种生活事件。

2）正确处理情绪问题：针对青春期容易出现焦虑、抑郁等情绪障碍方面的问题，引导青少年自愿表露或表达内心真实的情绪感受，较好地认识自己和他人的情感，以做出适当的反应；指导青少年采取适宜的方式进行情绪的宣泄和调整，正确处理情绪问题。

3）建立和谐的人际关系：平时多与家人、老师、同学和亲友交流，学会宽容和理解；当自己心里难受或不开心时，应主动向家人、老师、同学和朋友寻求帮助。

4）远离各种成瘾行为：了解有关烟草、酒精、毒品的基本知识及其对健康的危害，做到不吸烟、不饮酒、不吸毒；认识到网络在给我们带来许多好处的同时，也带来许多不安全因素，远离网络成瘾，警惕网络交友的危险性。

5）正确引导青少年早恋：青春期男女间的相互倾慕，乃至早恋，是其身心发育的结果，是成长过程中很多人必经的烦恼和困惑。对寻求帮助的青少年要有足够的耐心、理解和宽容，充分尊重他们的人格情感与隐私，正确引导，并进行恰当的性生理知识教育，弱化青少年对自身生理变化和异性的神秘感。同时开展性道德教育，培养青少年与异性的正常交往。

（3）青春期性教育：是指通过宣传教育服务等多种途径，有目的、有计划、有组织、有系统地向青少年传授性生理、性心理、性道德、性安全教育方面的科学知识，帮助其建立健康的性意识和正确的性价值观，确立正确的性角色意识，养成正确的性行为规范。

1）性生理教育：即性知识教育，是青春期健康教育的起点，也是性心理、性道德教育的基础。包括男女生殖器官的解剖生理学知识，男、女体格和体态发布的差异，第二性征发育，月经初潮和经期卫生，首次遗精及注意事项，手淫的危害与预防，不安全性行为的危害与预防等，还包括性病、艾滋病的预防。

2）性心理教育：是青春期性教育的难点，包括男女性别角色心理、青春期心理、性爱发展心理、择偶心理、恋爱心理、婚姻心理、生育心理和性心理卫生知识、性心理障碍咨询、预防性变态及性犯罪心理等。重点是帮助青少年解除初潮焦虑和遗精恐惧，消除对性器官变化的担忧，克服性冲动的困扰，消除因手淫而产生的心理变异等。

3）性道德教育：是青春期性健康教育的重点内容。青春期性道德与成人男女间的性道德不同，它指的是青春期阶段联系和调整男女青少年之间关系的道德规范和行为准则。例如，如何正确对待两性性别的差异，怎样正确地与异性交往，如何正确区分友谊和爱情的界限，如何正确理解和对待"性自由"和"性解放"等。

4）性角色认知教育：是指教育青少年明确认知自己的性别，懂得符合自己性角色的言谈举止和健康的美，懂得性的自我调节，培养自信心和自尊心，正确对待性别问题，从根本上消除性角色认知障碍。

5）性安全教育：是指通过向青少年介绍性生理性心理和性的基本社会特征等知识，帮助青少年正确全面地认识性，预防与性有关的健康问题，保护自身性行为，免受性侵害。如向青少年讲授正确使用安全套及其他避孕方法，使其免受意外妊娠、性病、艾滋病的危害；加强性纯洁教育，倡导婚前性纯洁，指导青少年如何驾驭性欲，为将来成功的婚姻和家庭做好准备；帮助青少年学会识别不安全环境，学会预防处理性侵害的技能，培养性防范意识和能力；教育青少年受到性侵害后，要尽快报案，并采取紧急措施避免妊娠，同时进行必要检查和治疗以预防性病；必要时可向学校社区、社会救助机构、青少年保护机构、心理咨询机构等寻求援助。

二、慢性病病人健康教育

慢性非传染性疾病（chronic non-communicable disease）简称慢性病（chronic disease or condition）。国家卫生健康委员会统计数据显示，我国现有慢性病病人早已经超过 2.6 亿，由慢性病导致的疾病负担占到总疾病负担的近 70%，造成的死亡占到了所有人口死亡的 85% 左右。心脑血管疾病、恶性肿瘤和慢性呼吸系统疾病

笔记

是主要死因，占总死亡的79.4%。慢性病严重威胁我国居民健康，已成为影响全球和我国经济社会发展的重大公共卫生问题，而且发病年龄日趋年轻化，超重、肥胖、高血压、糖尿病等发病率持续上升。慢性病病程长，病人需要通过药物治疗、生活方式改变、康复理疗等多种方式长期自我管理。鉴于慢性病病人的特殊性，健康教育方法的选择以及教育内容的侧重点和其他人群也有很大不同。慢性病病人健康教育的基本内容：

（一）知晓慢性病的特点

慢性病，如高血压、糖尿病，起病缓慢（几年或者多年，危险因素长期损害的结果），病因常不明确，公认为是多个危险因素（如遗传、生活方式、社会压力等）相互作用的结果。没有特异性诊断，化验检查等多为排除其他可能性原因（如肾实质病变、嗜铬细胞瘤、醛固酮增多症、主动脉缩窄等引起的继发性高血压）。常难于治愈，多需要通过生活方式、心理和药物等多种措施进行长期管理，又称慢性病管理。管理目的是消除危险因素，控制症状、预防或者延缓疾病进展。病程长（常终生伴随），病情多反复、时好时坏。

（二）明确病人的角色和任务

慢性病管理中病人的角色和任务与急性病不同。慢性病治疗中，医护人员根据病人需求提供指导建议，协助制订管理方案；除非病情急性恶化或者发作，多数时间病人在家中实施治疗性保健任务（又称自我管理），医患关系是"合作伙伴型"。

（三）熟悉病人自我管理任务

慢性病治疗管理中，医护人员协助病人制订管理方案后，病人多数时间在家中实施自我管理，又称为慢性病的自我管理（chronic disease self-management）。病人自我管理是终生任务，主要有三个方面。首先，疾病和健康管理，如按时服药、合理膳食、适量运动、戒烟戒酒、定期看医生做好随访。其次，社会角色管理，如合理安排生活，继续日常家务、工作、社交等活动，减少疾病对日常生活的影响。第三，情绪管理，妥善处理自己的情绪，特别是因患病引起的情绪变化，如愤怒、沮丧、焦虑和抑郁等，保持心理平衡。

（四）学习慢性病自我管理技能

人们多在患病后才真正关注健康，对于"慢性病"和"自我管理"这样的名词更是陌生。慢性病病人要做好上述自我管理任务，需要在专业人员的指导下认真学习。系统学习慢性病相关知识以及自我管理知识和技能，调整身心状态。学习和自身情况结合，学习同时实践，不断发现问题，学会自己解决问题。学会利用外部资源，必要时积极需求专业人员的帮助。切实掌握基本的慢性病管理知识、技能和方法，才能管理好身体、生活和心绪，最终胜任自我管理。

三、健康素养基本知识与技能

2015年12月30日，国家卫生计生委办公厅印发了《中国公民健康素养——基本知识与技能（2015年版）》，提出了现阶段我国城乡居民应该具备的基本健康知识和理念、健康生活方式与行为、健康基本技能，是各级卫生计生部门、医疗卫生专业机构、社会机构、大众媒体等向公众进行健康教育和开展健康传播的重要依据。通过多种途径向公众传播通俗易懂、科学实用的健康知识和技能，切实提高公众健康素养水平。

《中国公民健康素养——基本知识与技能（2015年版）》的基本内容：

（一）基本知识和理念

（1）健康不仅仅是没有疾病或虚弱，而是身体、心理和社会适应的完好状态。

（2）每个人都有维护自身和他人健康的责任，健康的生活方式能够维护和促进自身健康。

（3）环境与健康息息相关，保护环境，促进健康。

（4）无偿献血，助人利己。

（5）每个人都应当关爱、帮助、不歧视病残人员。

（6）定期进行健康体检。

（7）成年人的正常血压为收缩压≥90 mmHg且＜140 mmHg，舒张压≥60 mmHg且＜90 mmHg；腋下体温36～37℃；平静呼吸16～20次/分；心率60～100次/分。

（8）接种疫苗是预防一些传染病最有效、最经济的措施，儿童出生后应当按照免疫程序接种疫苗。

（9）在流感流行季节前接种流感疫苗可减少患流感的机会或减轻患流感后的症状。

（10）艾滋病、乙肝和丙肝通过血液、性接触和母婴三种途径传播，日常生活和工作接触不会传播。

（11）肺结核主要通过病人咳嗽、打喷嚏、大声说话等产生的飞沫传播；出现咳嗽、咳痰2周以上，或痰中带血，应当及时检查是否得了肺结核。

（12）坚持规范治疗，大部分肺结核病人能够治愈，并能有效预防耐药结核的产生。

（13）在血吸虫病流行区，应当尽量避免接触疫水；接触疫水后，应当及时进行检查或接受预防性治疗。

（14）家养犬、猫应当接种兽用狂犬病疫苗；人被犬、猫抓伤、咬伤后，应当立即冲洗伤口，并尽快注射抗狂犬病免疫球蛋白（或血清）和人用狂犬病疫苗。

（15）蚊子、苍蝇、老鼠、蟑螂等会传播疾病。

（16）发现病死禽畜要报告，不加工、不食用病死禽畜，不食用野生动物。

（17）关注血压变化，控制高血压危险因素，高血压患者要学会自我健康管理。

（18）关注血糖变化，控制糖尿病危险因素，糖尿病患者应当加强自我健康管理。

（19）积极参加癌症筛查，及早发现癌症和癌前病变。

（20）每个人都可能出现抑郁和焦虑情绪，正确认识抑郁症和焦虑症。

（21）关爱老年人，预防老年人跌倒，识别老年期痴呆。

（22）选择安全、高效的避孕措施，减少人工流产，关爱妇女生殖健康。

（23）保健食品不是药品，正确选用保健食品。

（24）劳动者要了解工作岗位和工作环境中存在的危害因素，遵守操作规程，注意个人防护，避免职业伤害。

（25）从事有毒有害工种的劳动者享有职业保护的权利。

（二）健康生活方式与行为

（26）健康生活方式主要包括合理膳食、适量运动、戒烟限酒、心理平衡四个方面。

（27）保持正常体重，避免超重与肥胖。

（28）膳食应当以谷类为主，多吃蔬菜、水果和薯类，注意荤素、粗细搭配。

（29）提倡每天食用奶类、豆类及其制品。

（30）膳食要清淡，要少油、少盐、少糖，食用合格碘盐。

（31）讲究饮水卫生，每天适量饮水。

（32）生、熟食品要分开存放和加工，生吃蔬菜水果要洗净，不吃变质、超过保质期的食品。

（33）成年人每日应当进行6~10千步当量的身体活动，动则有益，贵在坚持。

（34）吸烟和二手烟暴露会导致癌症、心血管疾病、呼吸系统疾病等多种疾病。

（35）"低焦油卷烟""中草药卷烟"不能降低吸烟带来的危害。

（36）任何年龄戒烟均可获益，戒烟越早越好，戒烟门诊可提供专业戒烟服务。

（37）少饮酒，不酗酒。

（38）遵医嘱使用镇静催眠药和镇痛药等成瘾性药物，预防药物依赖。

（39）拒绝毒品。

（40）劳逸结合，每天保证7~8小时睡眠。

（41）重视和维护心理健康，遇到心理问题时应当主动寻求帮助。

（42）勤洗手、常洗澡、早晚刷牙、饭后漱口，不共用毛巾和洗漱用品。

（43）根据天气变化和空气质量，适时开窗通风，保持室内空气流通。

（44）不在公共场所吸烟、吐痰，咳嗽、打喷嚏时遮掩口鼻。

（45）农村使用卫生厕所，管理好人畜粪便。

（46）科学就医，及时就诊，遵医嘱治疗，理性对待诊疗结果。

（47）合理用药，能口服不肌注，能肌注不输液，在医生指导下使用抗生素。

（48）戴头盔、系安全带，不超速、不酒驾、不疲劳驾驶，减少道路交通伤害。

（49）加强看护和教育，避免儿童接近危险水域，预防溺水。

（50）冬季取暖注意通风，谨防煤气中毒。

（51）主动接受婚前和孕前保健，孕期应当至少接受5次产前检查并住院分娩。

（52）孩子出生后应当尽早开始母乳喂养，满6个月时合理添加辅食。

（53）通过亲子交流、玩耍促进儿童早期发展，发现心理行为发育问题要尽早干预。

（54）青少年处于身心发展的关键时期，要培养健康的行为生活方式，预防近视、超重与肥胖，避免网络成瘾和过早性行为。

（三）基本技能

（55）关注健康信息，能够获取、理解、甄别、应用健康信息。

（56）能看懂食品、药品、保健品的标签和说明书。

（57）会识别常见的危险标志，如高压、易燃、易爆、剧毒、放射性、生物安全等，远离危险物。

（58）会测量脉搏和腋下体温。

（59）会正确使用安全套，减少感染艾滋病、性病的危险，防止意外怀孕。

（60）妥善存放和正确使用农药等有毒物品，谨防儿童接触。

（61）寻求紧急医疗救助时拨打120，寻求健康咨询服务时拨打12320。

（62）发生创伤出血量较多时，应当立即止血、包扎；对怀疑骨折的伤员不要轻易搬动。

（63）遇到呼吸、心搏骤停的伤病员，会进行心肺复苏。

（64）抢救触电者时，要首先切断电源，不要直接接触触电者。

（65）发生火灾时，用湿毛巾捂住口鼻、低姿逃生；拨打火警电话119。

（66）发生地震时，选择正确避震方式，震后立即开展自救互救。

第三节 健康教育实施

一、健康传播材料的分类

健康传播材料是在健康教育传播活动中健康信息的载体。在日常生活中，传播材料多种多样。每天看的微信、微博，随手翻阅的报纸、杂志、书籍，橱窗里张贴的海报，茶余饭后观看的视频、抖音、电视节目、电影，听的广播以及现在您手中的教材，都是常见的传播材料形式。健康传播材料有以下几种常见的分类方式：①根据传播关系分类，分为人际传播材料、组织传播材料、大众传播材料。②根据健康信息载体分类，分为纸质材料（书籍、报纸、杂志、折页、小册子、海报、传单等）、声像材料（网络快播平台、录音带、录像带、DVD等）、电子类材料。③根据健康信息表现形式分类，分为文字图片类、声音类、影像类、电子类和新媒体类等。

二、健康传播分类

健康传播是健康教育的基本策略和手段，是促进公众健康的手段之一。人类的传播活动形式多样，可从多种角度进行分类。按照传播的符号，可分为语言传播、非语言传播；按照使用的媒介，可分为印刷传播、电子传播；按照传播的效果，可分为告知传播、说服传播、教育传播；按照传播的规模，可将人类传播活动分为5种类型：自我传播、人际传播、群体传播、组织传播和大众传播。自我传播（inter-personnel communication）指个人接受到外界信息后，在头脑中进行信息加工处理的心理过程，是人最基本的传播活动，是一切社会传播活动的前提和生物学基

笔记

础。本节主要对人类传播的后4种传播方式进行介绍。国内外实践表明，多种传播手段的综合运用，是健康教育与健康促进最有效的干预策略之一。

（一）人际传播

1. 人际传播的概念

人际传播（inter-personal communication）也称人际交流，是指个人与个人之间的信息交流活动。这类交流主要通过语言来完成，但也可以通过非语言的方式来进行，如动作、手势、表情、信号（包括文字和符号）等。人际传播是人类最早、最原始的传播方式。

人际传播可分为个人与个人之间、个人与群体之间、群体与群体之间三种形式。个人与个人之间的传播形式有交谈、访问、劝告、咨询等；个人与群体之间的传播形式有授课、报告、讲演、讲座等。人际传播是一门新兴的学科，起源于古希腊学者的谈论修辞，在20世纪70年代正式成为传播研究中一个分支学科，随着新媒体技术的发展，人际传播进入了一个全新的时代。

2. 人际传播的特点与常用形式

（1）人际传播的特点：人际传播是人类交往中最初、最基本、也是最重要的形式，是人们在共同活动中彼此交流各种观点、思想和感情的过程。人际传播的主要形式是面对面的信息交流，也可以是借助某些传播媒体的间接交流，如电话、微信、电子邮件等。因此，人际传播是进行健康信息传播、劝导他人改变行为的良好手段，与其他传播形式相比，人际传播具有以下特点：

1）全身心：人际传播是全身心的传播，即人与人之间需要用视、听、说、触等多种感官来传递和接收信息。因此，有人称之为真正意义上的"多媒体传播"。

2）全息性：人际传播是全息性传播，即信息交流比较全面完整，接近事实。人际传播是"多媒体"、面对面的，人们可以通过形体语言、情感表达来传递和接受用文字和语音等传达不出的信息。可以说，人际传播是最真实的传播，这一点是其他任何传播形式无法替代的。

3）个体化：人际传播以个体化信息为主，情感的信息交流以及非语言信息在人际传播中占了很大的部分。

4）互动性：人际传播中信息需要充分交流，及时反馈。在这个过程中，交流双方互为传播者和受传者，通过了解对方对信息的理解和接受程度，交流双方随时调整传播策略、交流方式和内容，使交流高效、快捷、准确。

5）多元化：人际传播在新媒体环境下呈现出多元化形式，信息的内容更加具体、生动、丰富，新媒体提供了一个相对自由平等的交流空间。

（2）健康教育中常用的人际传播形式

1）咨询：健康教育人员或者专业人员为前来咨询者答疑解惑，了解咨询者目前所面临的健康问题，并帮助咨询者形成正确的观念，作出相应的行为决策。

2）交谈或个别访谈：通过面对面的直接交流，传递健康的信息，帮助咨询者学习健康知识，改变原有不健康的生活方式或态度。

3）劝服：针对教育对象所存在的具体健康问题，通过传播正确的健康知识从而改变其不正确的健康态度、信念或行为习惯。

4）指导：通过传授知识和技术，帮助教育对象学习和掌握自我保健的技能。

（二）组织传播

1. 组织传播的概念

组织传播（organizational communication）这个概念最早出现于20世纪50年代，70年代后期组织传播理论发展逐渐成为独立的理论体系。所谓组织传播，就是组织成员之间、组织与组织之间、组织内部机构之间的信息交流和沟通。具体地说，组织传播是由各种相互依赖的关系结成的网络，为应付外部环境的不确定性而创造和交流信息的过程。组织传播是指组织所从事的信息活动，包括组织内部个人与个人、团体与团体、部门与部门、组织与其成员的传播活动以及组织与相关的外部环境之间的交流沟通活动。组织传播既是保障组织内部正常运行的信息纽带，也是组织作为一个整体与外部环境保持互动的信息桥梁。

2. 组织传播的特点

组织传播包括组织成员之间、组织与组织之间、组织内部机构之间的信息交流和沟通，这是组织生存和发展必不可少的保障。组织传播的功能包括内部协调、指挥管理、决策应变及形成合力。组织传播具有以下几个特点：

（1）组织传播主要是沿着组织结构进行的，包括上行传播、下行传播及横向传播。

（2）组织传播具有明确的目的性，其内容都是与组织有关的。

（3）组织传播的反馈是强制性的，因为组织传播的行为具有明确的目的性，要求必须产生效果，因而受者必须对传者做出反应。

3. 组织传播在健康教育与健康促进中的应用

为了推进健康教育与健康促进工作，国家从中央到地方都设置了相应的机构，中央机构包括中国疾病预防控制中心、中国健康教育中心、中国健康促进与教育协会等；地方机构主要有各级疾病预防控制中心及各级健康教育中心、所，这些机构都是健康教育与健康促进工作最直接的参与主体。

健康教育与健康促进"社会动员"目标的实现，倡导、赋权、协调三大策略的实施，都与组织传播息息相关。各级健康教育与健康促进机构与团体，为了寻求更好的生存和发展机会，都要开展有计划有目的的自我宣传，是组织与其所处的社会环境建立和保持和谐关系、协调发展的重要活动。健康教育机构的对外宣传活动大致分为三种类型：

（1）公关宣传：有多重形式，如举行各种形式的联谊、交流或服务性的活动，重大卫生宣传日的大型义诊和咨询活动，发行宣传刊物等，是现代公关活动的重要手段。

（2）公益广告：是组织外传播的另一种公关活动。公益广告的目的在于宣传健康理念，唤起公众意识，倡导健康行为。公益广告的效果主要取决于广告主题的确立和广告的艺术表现形式。广告主题要解决的是"说什么"，广告的表现形式要解

笔记

决的是"怎么说"。

（3）健康教育标识系统宣传：是指健康教育机构使用统一的象征符号系统来塑造、保持或更新事业形象，一般包括名称、颜色、图标、徽章等。标识系统这一概念主要来自于企业标识系统（CIS）。CIS一般包括三种要素：一是企业理念和价值标识，二是行为示范标识，三是视觉或听觉标识。CIS宣传主要利用普遍接触和重复记忆机制来系统塑造企业形象。健康教育标识系统在"全国亿万农民健康促进行动"的品牌塑造中得到了较好的应用。

（三）群体传播

1. 群体传播的概念

群体指由共同的利益、观念目标、关系等因素相互连接，存在着相互影响作用关系的个人的社会集合体。群体传播（group communication）又称小组传播，是群体成员之间发生的信息传播行为。表现为一定数量的人按照一定的聚合方式，在一定的场所进行信息交流。群体的规模有大有小，不同的群体具有不同的特点。但不论何种群体，在传播活动中其成员都要受群体形成的规范的调节和制约，保持大致统一的行为目标和认知结构。群体是将个人与社会相连接的桥梁和纽带，每个人生活在一定的群体之中，都是群体传播的参与者。

2. 群体传播的特点

美国社会学家戴维·波普诺认为"群体是两个或者两个以上具有共同认同好感的人所组成的人的集合，群体内的成员们相互作用、相互影响，共享特定的目标和期望。"良好的沟通能够使群体成员更有效地一起工作和学习。群体传播时代的到来是现代传播技术高速发展和社会信息高频交流的必然趋势，由于社会影响力的存在，群体传播将个人与社会联系起来，有效地将信息进行扩散又有很好的互动。群体传播具有如下特点：

（1）群体传播在群体意识的形成中起重要作用：群体意识的强弱会直接影响群体的凝聚力，群体意识越强，群体的凝聚力也就越强，越有利于群体目标的实现。群体意识在群体传播中起到重要的促进作用，同时也对群体成员的观念、态度和行为产生制约的作用。

（2）群体规范产生重要作用：群体规范是指群体成员共同遵守的行为方式的总和。在一个群体中，群体成员有着共同的信念价值观思维方式、行为和某种社会身份。群体规范是群体意识最主要的核心内容，群体在群体意识的支配下活动，同时也需要遵守相应的群体规范。当群体规范形成后，就会对群体成员产生一定的作用，约束群体成员的行为，维护群体的生存和发展。

（3）群体压力导致从众行为：借助群体规范的作用对群体成员形成一种心理上的强迫力量，以达到约束其行为的目的。群体活动的基本准则是个人服从集体，少数服从多数。在群体交流中形成的一致性意见会产生一种群体倾向，能够改变群体中个别人的不同意见，从而产生一种从众心理。

（4）群体中的"舆论领袖"具有领导作用：舆论领袖是指能够非正式地影响别人的态度或者一定程度上改变别人行为的个人。舆论领袖具有更大的影响力，更容易促成群体意识的形成。舆论领袖对群体成员的认知和行为改变具有很强的引导作用，通常是健康传播的切入点。

3. 群体传播在健康教育与健康促进中的应用

群体传播可以适用于不同目的的健康教育与健康促进活动。群体可以是社会中自然存在的形式，如家庭、学校、工作单位、居民小区等，也可以是为了某一目标把人们聚集起来形成的一种活动群体。例如，每年 3 月 4 日国际人类乳头瘤病毒疫苗（HPV）知晓日，在全国多个城市开展宫颈癌防治的健康教育活动等。活动的组织单位向聚集到医院参与活动的广大妇女介绍什么是 HPV，谁会感染 HPV，HPV是怎样传播的和 HPV 相关的潜在健康问题等。在健康教育与健康促进中，群体传播对群体意识的形成非常重要。当面临突发公共卫生事件的时候，社区群众极容易产生群体意识，在群体内或者群体间进行传播。例如，当 SARS 流行的时候，民众会形成一种"我们"的意识，把有疫情的省份归为"他们"，对疫情蔓延的情况并不是十分关注。当 SARS 逐渐蔓延之后，中国政府下决心要遏制疫情再次扩散，利用大众传播媒体对如何预防疫情扩散进行了大量的报道。这时，民众才渐渐上心起来，为抗击 SARS 共同作战，从而实现了远离 SARS 的目标。因此，群体传播可适用于不同目的的健康教育与健康促进。

（1）收集信息：通过组织目标人群中的代表，召集专题小组进行讨论，深入收集所需要的信息。这是社会市场学的一种定性研究的方法。20 世纪 90 年代以来引进健康教育领域，目前广泛运用于社区健康需求评估和健康传播材料制作的形成研究中。

（2）传递健康信息：健康教育活动通过小组形式，传播健康教育的知识和技能。在过程中，强调集体协作能力与互助能力，通过经验交流，互相学习，调动所有人的积极性。例如，同伴教育、自我导向学习小组等教育模式，已经得到了国内外健康教育与健康促进领域的广泛认可。

（3）促进态度和改变行为：利用群体的力量帮助人们改变不利于健康的态度和行为，是行为干预的一种有效策略。实践证明，当依靠个人的努力难以实现态度和行为的改变时，如改变个人不良的饮食习惯、戒烟、坚持锻炼等，在群体中，在同伴和朋友的帮助、监督和支持下就比较容易实现。作为积极的强化因素，语言鼓励、行为规范和压力及群体的凝聚力，为促进个人改变不良行为习惯，采纳和保持新的健康行为提供良好的社会心理环境。

（四）大众传播

1. 大众传播的概念

大众传播（mass communication）一词最早出现于 20 世纪 30 年代的美国，是指职业性信息传播机构和人员通过广播、电视、电影、报纸期刊、书籍等大众媒介和特定传播技术手段，向范围广泛、为数众多的社会人群传递信息的过程。由于健康传播的特点，这种传播方式越来越被健康教育工作者所采纳。

2. 大众传播的特点

在现代社会，大众健康传播是人们获得外界信息的主要渠道，是社会文化和娱

笔记

乐的主要提供者，是实现国家和社会目标的重要工具。大众传播作为现代社会具有普遍影响力的社会信息系统，其功能和作用是复杂和多方面的。大众传播对人的行为和社会实践有着极为重要的影响，在人们日常生活、工作中表现出重要的作用。大众传播具有以下特点：

（1）传播者是职业性的传播机构和人员，并需要借助非自然的特定传播技术手段。传播者是从事信息生产和传播的专业化媒体机构，包括报社、杂志社、电视台影像制作公司、互联网企业等。大众传播是有组织的传播活动，是在组织的目标和方针指导下进行的传播活动。

（2）大众传播的信息具有文化属性和商品属性。大众传播的信息是社会文化产品，人们对信息的消费是精神上的消费，因此大众传播信息是具有文化属性的信息。而社会大众所看的报纸、电视都是需要支付一定费用的，因此信息又具有普通的商品属性。

（3）大众传播的对象是社会上的一般大众，以满足社会上大多数人的信息需求为目的。只要能接收到大众传播信息的人都是大众传播的对象，受众的广泛性，意味着大众传播具有广泛的社会影响。信息的生产与传播不分阶层和群体，因此，大众传播的受众为数众多。

（4）以先进技术为基础的分发系统和设备，决定着信息传播的物理形式时空范围速度和数量。信息标准化和规范大众传播媒体的发展离不开印刷术和电子传播技术的发展，广播、电视成为了当今社会主要的传播媒体，而激光印刷通信卫星网络技术等科技的发展，使大众传播在规模、效率、范围上都有了突飞猛进的发展。

（5）作为一种制度化的社会传播，大众传播具有强大的社会影响力，很多国家将大众传播都纳入了社会制度和政策体系。每个国家的大众传播都有各自的传播制度和政策体系，这些制度和政策都在维护特定制度上发挥作用。

3. 大众传播在健康教育与健康促进中的应用

大众传播是信息时代的重要力量，担任着重要的角色。大众传播媒体是人们日常接触最多的传播形式，可以有效地进行宣传教育，传播健康知识。传统的大众媒体包括报刊、杂志、电视、广播、书籍等，而新的传播方式层出不穷，如电子邮件、MSN、微博、QQ、微信等新媒体也得到了目标人群的广泛应用。以健康教育与健康促进为目的的健康教育机构，包括政府医疗卫生、疾病预防等部门、医疗卫生领域的事业单位，以及以传播健康为目的非政府组织和公益机构等，这些机构具有庞大的专业知识储备，可以运用各种媒介传播科学健康知识。

根据预期达到的健康传播目的和信息内容，恰当地选择传播媒介是取得预期传播效果的一个重要保证。在选择传播媒介时，应遵循如下原则：

（1）针对性：是指所选择媒介对目标人群的适用情况。例如对儿童采用卡通或儿歌形式要好于文字印刷媒介；对于需要唤起公众意识，引起大众关注的信息，如关于预防艾滋病的宣传教育，宜选择大众媒介；对于青少年，如开展青春期健康教育等，采用新媒体技术效果会更好。

（2）速度快：力求将健康信息以最快的速度、最畅通的渠道传递给目标人群。

一般来说，电视、广播、网络等是传递信息最快的媒介。目前，迅速发展的新媒体技术成为信息传播速度快、效率高的信息传递技术。

（3）可及性：根据传播媒体在当地的覆盖情况、受众对传播媒体拥有情况和使用习惯来选择媒介。

（4）经济性：从经济实用的角度考虑传播媒体的选择，例如是否有足够的经费和技术能力来制作、发放某种材料或使用某种传播媒体。这一原则在健康教育工作中将起着决定性作用。

（5）综合性：采用多种传播媒体渠道的组合策略。在健康传播活动中，充分利用传播媒体资源。注意传播媒体渠道的选择与综合运用，使用两种或者两种以上的传播媒体，使其优势互补，保证传播目标的实现，扩大产出的效果。

三、健康传播方法

人类从 20 世纪 60 年代起将传播学的概念引入健康教育领域，并逐渐形成了健康传播学，极大地丰富了健康教育的策略方法和理论宝库，有效地指导着健康教育的实践。健康信息的传播途径分为语言传播、文字传播、形象教育和现代教育技术方法。在开展健康教育活动时，必须从实际出发，因时、因地、因人的需要，灵活地选择传播方法，以达到最佳的传播和教育效果。

（一）语言传播

语言传播方法又称口头传播方法，包括健康咨询、个别劝导、小组讨论和专题讲座等。传播方法是人际传播在健康教育中的具体应用。因此，人际传播的有关技巧都可以有选择性地贯穿其中。

1. 健康咨询

健康咨询是指运用医学健康相关学科的专业知识、遵循其基本原则，通过健康咨询的技术与方法，帮助求助者避免或消除心理、生理、行为及社会各种非健康因素的影响，以促进身心健康。一般以心理咨询应用最多，心理咨询需要一个安静的环境，根据受教育者的心理状态，以受教育者心理接受为原则进行心理疏导。健康咨询具有随时随地、简便易行、针对性强、反馈及时等特点，效果最为显著。但是由于需要大量的人力和时间，所以传播效率较低。

2. 个别劝导

在健康教育活动中，健康教育人员经常会针对某一个干预对象的特殊健康行为和具体情况向其传授健康知识，教授保健技能，启迪健康信念，说服其改变态度和行为，这是健康教育工作中采用较多的人际传播形式，是行为干预的主要手段。在个别劝导中，健康教育人员要充分利用各种人际传播技巧，特别是谈话技巧。

3. 小组讨论

小组讨论是一种小范围人群交流的方法，组织者为了某一目的将一定数量、具有相似背景的人召集在一起，在主持人的组织下就某一共同关心的主题进行开放式讨论。小组讨论具有人数少、精力集中、针对性强、可及时掌握反馈信息等特点。一般在学校、部队科研工作者的健康教育活动中应用，这种方法经常用于了解和收

笔记

186

集有关信息；传播健康知识，转变信念、态度和行为；评估健康教育活动的效果。

4. 专题讲座

专题讲座顾名思义是就某个专业话题而主办的专场讲学活动。在此是指针对具有普遍意义的某个问题进行的群体健康教育活动，它具有针对性强、专业性强、内容突出、影响广泛、有较强的感染力、效果明显、目的明确等特点。专题讲座是部队和医院健康教育活动中最常用的方法。

（二）文字传播

文字传播方法是通过文字进行信息传播的一种方法，属于视觉传播。文字传播让异时、异地传播成为可能，大大提高了传播的广度和范围。以往的语言传播，是人与人之间的口耳相传、心记脑存，既不能"通之于万里，推之于百年"，亦不能保证信息在传播中不被扭曲、变形、重组和丢失。因此，"文字者，经世之本，王政之始，前人所以垂后，后人所以识古"。常见的文字传播形式有手册、传单、卫生标语和墙报等。特点是覆盖面广、影响力大、内容详细而系统，便于长时间保存，不受时间空间和语言的限制，可以随时随地自由地进行浏览。文字传播的主要形式有纸质材料、展板、手册等。

1. 纸质材料

纸质材料是最早出现的印刷媒体，具有标准、系统、规范严谨的风格。健康科普书籍受到受众的欢迎，也是健康传播者相互学习交流的重要方式之一。其特点主要表现为简单、便携、保存价值高、便于查阅等。

2. 展板

展板是指用于发布、展示信息时使用的板状介质，有纸质、新材料、金属材质等。健康展板主要传达与健康相关的信息，通过不同风格的画面设计，使内容更具吸引力，让人们更加乐意接受这些信息，从而达到更好的宣传效果。

3. 手册

手册是汇集一般资料或专业知识的参考书，健康传播手册便于浏览、翻检健康常识，特点是对于专业知识简明扼要、重点突出。

（三）形象教育

形象教育方法在健康教育中，常以图画、照片、标本、模型、示范演示等方式进行。

1. 图画、照片的应用

人们通常将图画、照片等美术摄影手段所表现出来的，与健康教育相关内容的作品称之为"卫生美术"和"卫生摄影"。它的主要目的是传播健康知识、技术和技能，力图通过直观、可视的形象，强烈吸引人们的注意力，同时在审美的愉悦中领悟健康知识的道理。卫生摄影具有纪实性和可信性的特点，会让人产生身临其境的感觉，从而产生自觉的健康行为。卫生美术是以特定科学的题材和内容为主题的绘画创作，它通过对绘画艺术语言的运用，将其内容进行形象化的描绘和塑造，借以传播给群众的一种绘画创作形式。卫生美术的表现形式有卫生宣传、卫生漫画、卫生科普画等。卫生摄影常用的表现形式有卫生摄影小说、摄影科学故事、卫生摄影小品等。

2. 标本、模型的应用

标本和模型都是以实体的真实感向人们展示某种动物、植物个体及其器官、组织的形状和结构。其最突出的特点就是可视性强，直观可信。用它们作为材料进行健康教育，有其他形式所不具备的独特优点，教育效果较好。

3. 示范演示

在健康教育中，示范和演示对传播健康知识，尤其是传播健康技能起着重要的作用。其特点是可以直接把健康知识的理论与实际操作结合起来，直观有趣、生动活泼、作用迅速。健康知识和技能，通过示范和演示来传播，对教育者自身素质要求比较高。首先，在以示范形式进行教育时，要求实施者不仅要有准确的自身技能，熟练地操作，还需要叙事清楚。尤其当示范某项技能时，事先要做好各方面的准备工作，一举一动，一招一式都要到位。

总之，无论是演示还是示范，都需要教育者要有所设计，需要预想到在演示或者施教过程中可能出现的种种问题，并准备好有效的解决方法。不仅如此，还需要了解教育对象的接收能力。最终，需要根据教育对象的接收能力来安排详细且具体的训练计划。

（四）新媒体技术

新媒体是指利用数字技术网络技术等，通过互联网、宽带局域网、卫星等渠道，以及电脑、手机终端等进行大众传播和人际沟通的形态。新媒体自从 20 世纪 60 年代末诞生以来，很快成为西方发达国家新闻界、科技界及学术界最热门的话题之一。它是相对于报纸、广播、电视等传统传播媒体之外的新的媒体形态。新媒体是一个不断发展的概念，近年来在我国得到了长足的发展，在健康教育中得到了广泛的应用。随着现代化计算机技术网络技术通信技术的发展，计算机网络、手机以及多媒体等已经成为新一代的传播媒介，由于其快速性和及时性大大提高了传播的速度，因此成为传播家族中不可或缺的一分子。合理利用新媒体对于开展健康教育来说，可以起到至关重要的作用。新媒体可以分为以下三种类型：

1. 互联网新媒体

网络已经成为居民获取健康类信息的一个重要途径。在我国，随着网络的普及和公众的健康意识逐渐增强，越来越多的人使用网络获取健康相关的知识与信息。互联网和移动电子设备的普及使得各种形式的健康信息能够跨越时空的限制在人群中传播，大大降低了传播成本，提高了健康传播的效益。

2. 手机新媒体

微信微博作为新媒体时代的代表产物，信息传播方式上更加体现了新媒体传播的便捷性、及时性、交互性等特点。将新闻及时发布在网上，与大众同步阅读浏览，前所未有地改变了公众的媒体习惯和信息传播的模式，许多"博主""官方微博"、微信公众号等，利用其专业知识，进行健康咨询，订阅该账号的"粉丝"可以阅读并参与到内容的分享和讨论中，在不同平台上乃至平台之间形成健康传播的网络社群。因其易于被大众接受，传播者与受众互动性强，畅通了反馈和交流，成

笔记

为健康传播在新媒体中最为即时性、用户最活跃的信息传播平台。

3. 数字电视新媒体

数字电视使传统电视的媒体形象发生了变化，如开机画面、电子节目指南（elec-tronic program guide，EPG）、数据广播、自办视频点播（near video on demand，NVOD）乃至互动电视，都成为全新的广告载体。利用数字电视，传播健康知识，使大众在看电视的情况下，就能掌握更多有利于健康的知识，方便大众学习。

（五）融媒体技术

融媒体具有全媒体形态，包括报纸、期刊、广播、电视、网络、手机、户外视频等，是一种新颖的、开放的、不断兼容并蓄的综合传播形态，是实现资源通融、内容兼融、宣传互融、利益共融的新型媒体。

融媒体作为一种全新的媒介观念、媒介形态、信息生产方式和媒介运营模式，不是一个独立的实体媒体，而是一个把广播、电视、互联网的优势互为整合，互为利用，使其功能、手段、价值得以全面提升的一种运作模式。

融媒体时代的信息传播具有媒介集成化、主体多元化、载体多样化、载体移动化、结构扁平化、采编智能化、内容碎片化、影响情绪化、表现视频化、行为社交化等十大特征。

融媒体时代的到来给社会生活方式、健康科普传播等诸多领域带来革命性的影响，因此必须掌握融媒体时代的传播规律和受众特点，实现融媒体时代传播效果最大化。

四、健康教育的原则

（一）思想性

健康教育可能涉及政治、管理问题，因此一定要在思想上与党中央保持一致，要注意环境与场所，需谨慎用词并掌握尺度，不能出现不利于团结、不利于管理、不利于大局治理的观点，本着"帮忙不添乱"的原则，为国家治理健康做贡献。特别是当心理健康教育涉及人生观、价值观和世界观时，要恰当地与思想政治教育相结合，互相渗透。敏感热点公共健康问题要与国家主管部委、专业权威机构一致。

（二）科学性

健康教育的生命力在于科学性，背离科学性就会误导公众，直接后果就是不但不能保健还会损害健康。所以需要筛选、甄别健康传播的内容，保证信息科学真实且查有出处，切忌道听途说，不准确、不确定、没把握的知识宁愿不讲，避免说过头、片面、绝对的话。

（三）针对性

有针对性的健康教育是效果的保证。不同年龄、性别、学历、职业、成长环境、收入、健康状况的群体或个体对健康教育内容、形式方面的需求各不相同。另外，在开展健康教育时，还应考虑政策、民族、文化、地域、经济等社会因素的差异性，否则难以达到预期效果。对于一些具有时效性的热点健康问题，应注意及时更新其知识与技能。

笔记

（四）通俗性

健康教育的内容一定要经过加工，达到通俗易懂的水平，否则目标人群听不懂、看不懂，就谈不上教育效果。医学深入难，浅出更难，根据教育对象把信息加工到他们能听懂、看懂的水平不是一件易事，需要借助科普创作文字功底和社会人文知识底蕴来实现。

（五）实用性

健康教育最终是让目标人群学了有用，所以，教育时必定要考虑所选内容对目标人群是否有用，且核心实用信息应占教育时间的一半以上，同时要考虑到可操作性。

（六）趣味性

健康教育和其他教育一样本身是枯燥的，要让目标人群愿意听、愿意看且乐于接受，必须在趣味性、艺术性上下工夫，力争做到形式多样，寓教于乐，取得最佳效果。

健康教育的总体目标是通过开展健康教育活动，帮助人们养成有益于健康的行为和生活方式，维持、促进和改善个人和人群的健康。

🌱 案例7.1

某医院健康教育与健康促进的实施

1. 背景

某医院作为当地规模最大的综合性医院，承担了600万人口的医疗保健任务。因此，大力开展健康教育及健康促进工作十分必要也意义重大。某医院自1993年起，就积极开展健康促进工作，从简单的健康宣传到将健康促进覆盖到门诊、住院、社会人群，从部门单一管理到建立全院齐抓共管的网络体系，实现了健康促进各个层面的整体推进，取得显著成效。

2. 健康促进工作整体框架工作体系

医院始终把健康促进及教育工作视为推动医院快速发展的引擎，将健康促进作为改善医患关系、提升医疗质量和服务水平的一项重要举措，努力满足人民群众健康需求，构建全面发展的医院健康促进管理、制度、培训、评估体系。

（1）管理体系：成立了医院健康促进工作领导小组，院长任组长，设立医院健康教育中心，成员涵盖各行政科室，网络覆盖各临床科室，成立临床健康促进工作小组，科室主任和护士长为主要责任人。

（2）制度体系：先后出台《医院健康教育管理办法》《医院健康促进工作职责分工》《医院临床健康教育制度》《医院临床健康教育实施规范》《医院健康教育与健康促进网络人员职责考核标准》《医院健康教育工作奖惩办法》《医院控烟工作管理办法》等十余项管理制度。

（3）培训体系：建立院、处、科三级培训体系。

（4）评估体系：临床科室健康教育工作纳入医院千分制考核，与绩效挂钩，控

笔记

烟、科普、健康教育活动等分别实行月、季度、半年、年考核及兑现。

3. 服务患者

随着经济社会的发展，人们的需求从"能看病"发展到"看好病""不得病"。医院将健康促进贯穿诊疗全程，患者在院前、门诊、住院、出院各个诊疗环节，通过健康知识传播和健康行为干预，提升患者健康意识和自我保健能力，提高其健康素养水平，改善健康品质。

（1）门诊健康教育侧重传播健康知识。门诊是开展健康教育及健康促进干预的最佳场所，患者集中，咨询方便，专家对患者的健康干预效率高。"一病两方"、义诊咨询、专病门诊等健康知识传播效果好。

（2）住院患者注重健康干预。住院患者相对稳定，停留时间较长，健康教育及促进便于系统性、个体化实施，涉及身体、心理、生活习惯等方方面面。健康评估、医师查房、健康讲座、患者康复操、病区健康步道、特色床边宣教等干预措施效果明显。

（3）院后健康教育

1）院后随访：单独设立随访中心，根据病种及病情，将35%的住院病人纳入院后随访，除关注康复情况外，侧重解答患者疑问、健康知识的持续传播和健康行为的培养。

2）一病两方：住院病人在出院小结上，交代病情、康复等情况外，同时开具相应疾病的健康教育处方。

4. 服务社会

由于当地居民居住分散，仅靠对院内患者进行健康教育还很不够。为减少常见的慢性病如糖尿病、高血压、高血脂等病症的发生，医院面向社会搭建了立体化全覆盖健康促进传播平台，将健康知识和健康理念，通过不同途径、不同载体进行全面渗透，从而提高大众健康水平。

（1）健康传播平台：期刊、报纸、网站、微信、丛书等。

（2）健康宣讲平台：星星急救小分队、灾难救援医疗队、某健康宣讲团。

（3）健康扶贫。

5. 营造健康环境

推进健康中国建设，营造健康环境是基础。"受益而不觉，失之则难存"，良好的健康促进环境，是人类生存与健康的基本前提。医院把健康环境建设与文化建设、生态建设、优质服务、和谐医患关系建设融为一体，让患者在就诊中身心受到熏陶。

（1）健康促进硬件环境：建设体验式健康展厅。

（2）健康促进人文环境。

案例 7.2

新型冠状病毒肺炎健康教育

柳某，男，27岁，公司职员，已婚，2020年12月5日因"发热3天"在当地

191

医院发热门诊就诊，担心感染新型冠状病毒肺炎（以下简称"新冠肺炎"），接诊医生详细询问病情后了解到该患者无新冠肺炎流行病学史，完善相关检查，排除了新冠肺炎，予对症治疗，并对其健康教育如下：

1. 新冠肺炎的基本介绍

什么是新型冠状病毒？感染后有哪些表现？如何传播？如何快速识别病毒性肺炎和普通感冒？

2. 尽量减少外出

关注官方信息，熟悉各地风险区域情况，避免去中、高风险地区；避免聚集，减少走亲访友和聚餐；避免频繁处于封闭的拥挤空间中，减少到人员密集的公共场所活动。

3. 个人防护和手卫生

（1）建议外出佩戴口罩：外出前往公共场所、就医和乘坐公共交通工具时，应正确佩戴口罩。

（2）保持 1 m 距离：与任何人保持至少 1 m 的距离。

（3）避免用手触碰口、眼、鼻。

（4）保持手卫生：建议用流动水洗手或使用速干手消毒剂揉搓双手，减少接触公共场所的公共物品和部位。

4. 健康监测与就医

（1）主动做好个人与家庭成员的健康监测，自觉发热时要主动测量体温。家中有儿童的，要早晚摸额头；如有发热，要为其测量体温。

（2）若出现可疑症状，应主动戴上口罩及时就近就医。另外，尽量避免乘坐地铁、公共汽车等交通工具，避免前往人群密集的场所。就诊时，应主动告诉医生自己的相关疾病疫区接触史，发病后接触过什么人，配合医生开展相关流行病学调查。

5. 保持良好卫生和健康习惯

（1）居室勤开窗，经常通风，每日至少开窗通风 2 次，每次 15 ～ 30 min。

（2）家庭成员不共用毛巾，保持家居、餐具清洁，勤晒衣被。

（3）不随地吐痰，口、鼻分泌物用纸巾包好，弃置于有盖垃圾箱内。

（4）注意营养，适度运动。

（5）不要接触、购买和食用野生动物（即野味），避免前往售卖活体动物（禽类、海产品、野生动物等）的市场，禽、肉、蛋要充分煮熟后食用。购买境外国家或地区商品，要关注海关产品检疫信息，做好外包装消毒和自我防护。

健康教育与健康促进是健康管理的核心，健康教育是有计划、有组织、有系统的社会教育活动，健康促进是在健康教育的基础上发展起来的，是改变影响健康的社会决定因素、增进健康的总体战略。健康的决定因素包括行为和生活方式因素、心理因素、环境因素、生物学因素、卫生保健服务因素及伤害因素。本章重点阐述了健康相关行为的概念、分类与特点，特殊人群包括老年人、女性、儿童、慢性病

笔记

病人健康教育的基本内容，健康素养基本知识与技能，健康传播概念、分类、方法，健康教育的原则，为开展健康教育工作提供了方法学基础。最后通过两个案例阐述了健康教育和健康促进的具体实施过程。

思考题

1. 你认为目前影响大学生健康的因素有哪些？
2. 你愿意在未来的职业岗位上做健康教育与健康促进工作吗？谈谈理由。
3. 简述不良生活方式的定义。你有哪些不良的生活方式？
4. 生命在于运动，老年人如何进行科学适度的运动？
5. 如何对更年期的女性开展健康教育活动？
6. 如何面向慢性病病人开展健康教育活动？
7. 如何分析不同人群的健康传播材料需求？
8. 在健康传播中，人际传播具有哪些优势？
9. 新世纪健康传播有哪些新的特点？
10. 针对中学生开展"保持心理健康"的健康传播活动，如何从信息的角度提高传播效果？

（刘建琼）

数字课程学习

Ⓟ 教学 PPT

第八章 循证医学实践及临床诊疗思维

学习提要

1. 循证医学的基本概念，循证医学的意义，全科医学与循证医学的关系。

2. 构建全科临床问题的原则，证据资源的"6S"模型，证据检索的基本步骤，GRADE 分级与推荐标准，提出临床问题的意义，常见的数据库及其特点，证据的分类，循证证据资源的发展，循证证据评价与应用。

3. 样本量估算，Meta 分析解读，MeSH 词的应用，循证实践中的工具应用。

4. 临床诊断思维的概念、临床诊断思维的基本元素、全科医学临床思维的特征。全科医学临床思维的十项原则。临床思维的地位与作用。

5. 以问题为导向的临床诊断思维的概念、从患者主诉症状和体征出发的诊断与鉴别诊断。以问题为导向的临床处理原则。

6. 全科医疗中临床诊断策略、全科医生临床推理与判断程序。全科医疗中常用的推理模式。

思维导图

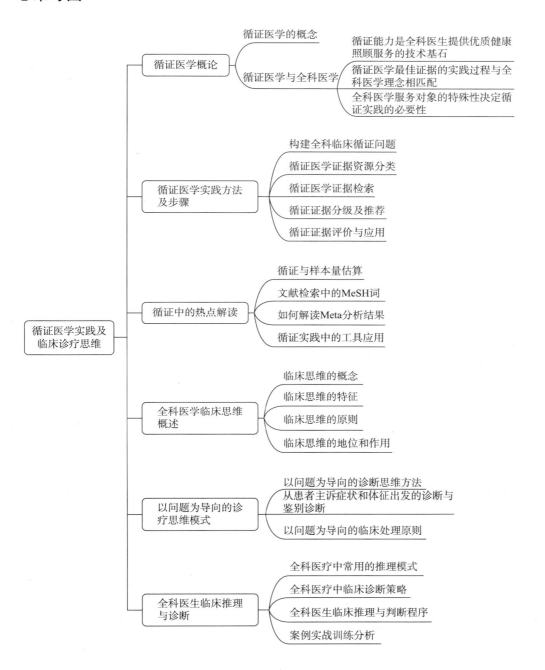

循证医学实践及临床诊疗思维
- 循证医学概论
  - 循证医学的概念
  - 循证医学与全科医学
    - 循证能力是全科医生提供优质健康照顾服务的技术基石
    - 循证医学最佳证据的实践过程与全科医学理念相匹配
    - 全科医学服务对象的特殊性决定循证实践的必要性
- 循证医学实践方法及步骤
  - 构建全科临床循证问题
  - 循证医学证据资源分类
  - 循证医学证据检索
  - 循证证据分级及推荐
  - 循证证据评价与应用
- 循证中的热点解读
  - 循证与样本量估算
  - 文献检索中的MeSH词
  - 如何解读Meta分析结果
  - 循证实践中的工具应用
- 全科医学临床思维概述
  - 临床思维的概念
  - 临床思维的特征
  - 临床思维的原则
  - 临床思维的地位和作用
- 以问题为导向的诊疗思维模式
  - 以问题为导向的诊断思维方法
  - 从患者主诉症状和体征出发的诊断与鉴别诊断
  - 以问题为导向的临床处理原则
- 全科医生临床推理与诊断
  - 全科医疗中常用的推理模式
  - 全科医疗中临床诊断策略
  - 全科医生临床推理与判断程序
  - 案例实战训练分析

笔记

案例 8.1

某省（少数民族人口较多）基层医疗门诊接诊一名病人，自称"痛风"发作，诉既往发作时口服藏药"痛风汤散"，间断不规则服用别嘌醇、秋水仙碱、双氯芬酸钠缓释片等缓解症状，因关节疼痛难忍，行走困难反复就医。

因其特殊的地理位置和饮食习惯（喜食牛羊杂），痛风在该省发病率较高，但由于卫生经济水平较落后及该地区游牧的生活习性，大部分患者缺少规范的治疗，并且依从性较差。

当地某基层单位在经过循证医学培训后，医生主动利用循证医学工具进行关于"痛风"治疗的证据检索，系统学习了《痛风及高尿酸血症基层诊疗指南》，并寻找大量的藏医药疗效的证据，结合患者的少数民族背景和治疗意愿，给出能被患者接受的最佳治疗方案。

在经过一段时间的基层医生循证能力实践后，当地的痛风复发率有所下降，患者就医率和服药依从性上升。

第一节 循证医学概论

一、循证医学的概念

2020 年初，新冠肺炎疫情在中国大地肆虐，这场突如其来的疫情让普通群众停止正常的工作和生活，面对未知的病毒，如何寻找快速且有效的控制疫情传播的方式，成为医学界及普通民众最关注的话题。那就让我们从新型冠状病毒疫情开始了解什么是循证医学吧。

在缺乏明确抗病毒药物治疗有效的情况下，板蓝根、双黄连、连花清瘟颗粒等中成药是否真的有效呢？这是我们提出的一个需要解决的实际问题。医生和科学家也在寻找证据证明他们是否有效，在不同的人身上如何应用，这是一个寻找证据的过程，也就是"循证"的过程。就医疗决策而言，循证医学的目的就是寻找最佳证据并应用于临床实践。

一个药物投入使用需要经过许多科学的验证，比如这个药物是否存在副作用，是否对某一疾病有确切的效果，使用后是否会产生其他暂时不可见但随着时间推移可能发生的危害。除了讨论药物是否安全和有效外，还要考虑同一种药物对于同一种疾病的不同患者的不同作用。就如同"每逢佳节胖三斤"——吃多了体重会增加，但不同人体重增加的速度和幅度是不一样的，与吃的食物种类有关，也可能与是否同时在运动相关，还可能与本身的基础代谢率相关。什么样的人适合应用中草药制剂，应用的剂量和频次等都需要证据支持，个案有效并不是用药的最佳证据。

循证医学强调证据在临床决策中的重要性和必要性，但证据本身不是决策，循证医学是遵循最佳科学依据的医学实践过程，是最佳研究证据、临床医生的临床实

笔记

践经验和患者的意愿三者之间的有机结合。最佳研究证据来源于广泛的医学基础研究、高质量临床随机对照试验和由此产生的系统评价，证据大量且复杂，需要制定合理的方法去寻找并评价证据是否科学可信；临床医生的实践经验指医生的专业知识素养和基于对病人病情的详细了解下的医疗指导，需要医生拥有专业的临床知识，并且能根据病人个体情况选择合适的证据，实施诊疗决策；患者的意愿指患者的需求、期望和偏好，和基于患者所在社会环境的经济成本及风险。这三者缺一不可。

　　控制疫情的措施中，切断传播途径，避免人与人的接触是最好的证据，但在现实情况，尤其在春节的大背景下，阻止人的所有活动几乎是不可能的，于是，众多证据中佩戴口罩尽管循证证据等级不太高，但仍旧给了强推荐，这是结合了最佳证据、重大公共事件防治实践经验、社会经济成本、处置措施的可及性和群体依从性等各因素后的决策。

二、循证医学与全科医学

（一）循证能力是全科医生提供优质健康照顾服务的技术基石

　　全科医生是健康的守门人，对合格全科医生的要求是须能独立解决 90% 以上的常见病。全科医生面对的疾病多为常见的慢性病和未分化疾病，对于慢性病的诊治需要全科医生尽可能为病人提供最经济、最安全、最有效的综合治疗和连续性管理。对于复杂未知且受多因素影响的未分化疾病，更需要全科医生从多角度进行评估，这就要求全科医生具备良好的专业知识、丰富的工作经验，以及熟练的实践技能。全科医生站在医疗卫生保健的最前线，对于发生在健康和疾病之间的未知现象，有大量的机会去探索，循证意识和扎实的循证能力是展开优质初级保健服务的技术基石。

（二）循证医学最佳证据的实践过程与全科医学理念相匹配

　　基于循证医学的临床决策是最佳证据、医生临床实践经验和患者意愿三者的有机结合，需考虑应用对象的文化背景、生活环境、经济水平和依从选择等，全科服务在社区，提供以家庭为单位的持续性照顾，对病人的文化教育背景、所在家庭的生活环境和经济水平、社区长期形成的风俗习惯等其他影响因素均有展开工作的优势。这些与循证医学最佳证据应用的环境相匹配，循证医学的科学实践体现了最佳证据应用过程中的全科理念。

（三）全科医学服务对象的特殊性决定循证实践的必要性

　　全科医学提供的初级保健服务有一定的特殊性，全科医生所管辖社区在疾病分布、人群分布等方面有一定的特征，在循证医学的指导下，可针对性提供具有本社区特点的健康照顾和管理，节约社会资源，达到低成本、高获益的目标。较专科提供的针对个体的健康服务而言，全科提供的针对群体的持续性健康照顾更具经济效益，故循证医学对全科医学更好发挥社会效应、促进整体人群的健康有着极其重要的意义。

笔记

第二节 循证医学实践方法及步骤

一、构建全科临床循证问题

（一）提出临床问题的意义

提出一个明确的可回答的问题是整个循证医学实践中的第一步，也是非常关键的一步，它关系到医学工作者能否构建出正确的文献查询策略，寻找到最佳的证据来解决所面对的问题，能否为病人或社区人群提供一个满意的临床或保健服务。此外，构建一个很好的临床问题可帮助我们将有限的时间集中使用。提出一个好的问题，用可靠的方法去回答这个问题，是提高临床研究质量的关键。

我们主要从两个方面来实践循证医学，一方面，作为研究人员提出的问题是否恰当，关系到接下来的临床研究是否具有重要的临床意义，是否具有可行性，是否具有研究价值，并影响着整个研究方案的设计和制定；另一方面，作为临床医生针对问题制定证据收集的策略并查全或者查准证据，再根据评价后质量较高的证据结合临床经验和病人的意愿来制定医疗决策，提高解决临床问题的针对性。这有助于形成有效的行为模式，有助于转诊病人时与同事间交流更流畅，教学时学员理解更透彻，临床工作时作出更快更好的临床决策。

对于医学的发展，没有问题就没有思考、没有进步，没有好的问题，思考就会误入歧途，进步也会受到阻碍。因此无论是作为问题提供者或是作为应用者，提出一个好的问题都十分重要。

（二）如何发现并提出临床问题

问题常常来源于实践。随着医学研究的发展，对一个临床问题的认识也不断进化升级，因此，我们也需要保持求知求真的态度，不断地发现问题。一般的临床问题主要是围绕着临床决策的需要，涉及临床决策的各个方面。归纳起来包括 10 个方面的内容。

（1）临床发现：全面地收集和合理地从病史和体格检查中发现疑点，从而提出问题。

（2）病因研究：如何确定疾病的原因。

（3）临床表现：一个疾病有多大的机会和什么时候出现其临床表现。

（4）鉴别诊断：当患者出现一些临床问题时，需要分析判断可能的原因、严重性和对治疗的反应。

（5）诊断试验：为了确定或排除某一疾病，如何根据诊断试验的精确性、依从性、费用和安全性等方面因素，选择合适的检查并能介绍其诊断试验的结果。

（6）预后判断：如何估计患者经过一段时间后的病情怎么样，可能出现什么样的并发症等。

（7）治疗研究：如何为患者选择利大于弊的治疗方案。

（8）疾病预防：如何通过识别和消除危险因素，减少发生疾病的机会，以及如

笔记

何通过筛查，早期诊断疾病。

（9）病人的体验与意图：临床决策的最终目的是为了患者的健康，根据患者的具体情况判断对治疗的影响。

（10）自身提高：如何保持知识更新，提高临床和相关技能，进行更好的更有效的临床实践。

（三）根据 PICO 原则构建临床问题

临床遇到的问题可以分为背景问题和前景问题两种。背景问题，即围绕疾病，直接询问某疾病或状况的常识性问题，可以涉及人类健康和疾病的生物、心理、社会等各种方面，例如"原发性高血压的诊断标准是什么"。前景问题，即围绕患者管理提出的特殊临床问题，基本结构需采用国际通行的 PICO 模式构建问题。

P：population/patients/problem，表示研究对象，可以是患者、疾病或问题。

I：intervention，表示干预措施，比如治疗方式，如药物、手术方法等。

C：comparison，表示对照措施，如空白对照、安慰剂或其他干预措施。

O：outcome，表示临床结局，可以为患病率、病死率等结局指标。

循证医学是适用于临床各个学科的科学方法学，在各学科运用的不同之处在于各个学科的具体循证临床实践不同。循证全科实践的特点是要早发现、有效控制和消除危害健康的危险因素，以及改善患者的预后和提高其生存质量。全科医学涉及的内容中，常见病多于少见病及罕见病；健康问题多于疾病；整体重于局部。这是全科医学的基本思路，为了将这种思路应用到循证全科医疗实践中来解决每天所遇到的问题，在构建临床问题时就必须包括对象（P）、需要比较的措施（I&C）及结局（O），这样查找出来的证据，才能对全科医生做出临床决策有所帮助。

❀ 案例 8.2

糖皮质激素是一种类固醇激素，参与糖、蛋白质和脂肪等的代谢过程，具有抗炎、抗病毒等作用，可改善呼吸困难症状。糖皮质激素曾在 SARS 期间被广泛应用，随着时间的推移，SARS 幸存者出现了一些激素使用的后遗症，如股骨头坏死等。目前糖皮质激素的使用仍有争议。

如何根据 PICO 模型进行临床问题构建？我们可以提出前景问题：①同样是冠状科病毒感染，在新冠肺炎中使用糖皮质激素是否有效？②在重症患者中使用糖皮质激素是否会增加其风险？依据 PICO 模型，我们针对问题①和问题②，可提出以下两组临床问题（表 8-1）。

表 8-1　根据 PICO 模型构建临床问题

P（研究对象）	I（干预措施）	C（对照措施）	O（结局）
SARS 患者	糖皮质激素	—	机械通气时间、平均住院日
SARS 重症患者	糖皮质激素	空白对照或其他治疗	病死率、不良反应

一个好的问题的提出将决定循证的方向，减少检索中出现的问题，在构建问题时需要考虑该问题是否为病情需要，解决该问题是否能给患者带来实际帮助，是否可实施，需要医生具备专业的临床知识和良好的临床研究素养。

二、循证医学证据资源分类

（一）循证医学资源的发展

随着社会医学的发展，科技的日新月异，医生的知识来源不单单局限于授课的形式，更需要利用科技的平台跟上医学更新的脚步，循证医学应运而生。

20 世纪 80—90 年代，查找文献主要依靠手工翻阅检索工具书和使用光盘检索，先获取题录，再去图书馆翻阅全文，非常耗时且易漏掉很多有价值的文献。

1991 年，ACP Journal Club 创刊，主要刊登作者阅读文献时发现的问题和心得体会，同年 Gordon Guyatt 在该杂志提出循证医学概念。

1996 年，Iain Chalmers 等收集已有系统评价建立 Cochrane Library，并创立 Cochrane 协作网以不断生产高质量系统评价并保证不断地更新，既方便查找，又避免重复查证、评价和整合。此后的循证医学进入高速发展期。

1999 年，BMJ 推出以"临床主题形式"整合证据的 Clinical Evidence，让用户得到更精炼的证据。

2000 年，BMJ 再次推出 EBM 杂志，内容不再是单纯的证据堆积，而加入同行专家的评论和推荐，对临床医生更实用。

2002—2006 年，各大数据库提供商相继推出 ACPPIER、Disease Dex、DynaMed、GIDEON、UpToDate、Zynx Evidence 等数据库，该类数据库集前几类资源的优势于一体，易用、精炼；有证据总结；专家经验给出推荐意见和相应的临床证据，并根据证据的质量给出推荐强度。

循证资源已经向理想的资源迈进一大步，临床医师不再需要自己花费大量时间从 PubMed、EMBase 等原始文献数据库中去检索、获取全文、评价和总结临床研究证据。但国内目前还没有类似的中文数据资源，使用这些英文的资源，国内医师将面临语言、医疗环境差异和费用等难题。

（二）理想的循证医学资源模型

国内主要进行文献检索的数据库为"中国知网""万方""PubMed""Cochrane Library"等，但"PubMed""Cochrane Library"主要为英文文献，"PubMed"接近 2 000 万条的文献量和复杂的检索语法，"Cochrane Library"二三十页的冗长报告，往往令临床医生望而生畏。循证医学倡导者们总结出理想的数据库至少包含以下特点：

（1）一站式服务平台：①全面文献检索；②严格评价原始研究的质量和可靠性；③内容包含临床问题的诊断、治疗（包含药物等信息）、预后、病因及患者教育，从文字到图表，从单个问题到相关问题。

（2）具有结构化的临床问题，结构化的电子病历库。

（3）多层次结构，针对临床问题，给予直接答案、推荐方案、推荐强度及相应的临床研究证据总结、单个临床研究。

（4）根据特定患者的患病特征自动链接到相关的临床证据及推荐意见。

（5）检索简单，操作方便；更新及时。

但基于现阶段的情况，尚无这样完美的系统。有不少英文数据库系统已接近或部分满足了这些特点，如 ACP PIER、Disease Dex、DynaMed、GIDEON、UpToDate、Zynx Evidence 等，这些数据库已经在欧美国家成为重要的床旁循证临床实践工具。

（三）循证医学资源的分类

Brain Haynes 于 2001 年提出循证医学资源的"4S""5S""6S"金字塔模型，每个"S"代表一种资源类型，如图 8-1 所示：

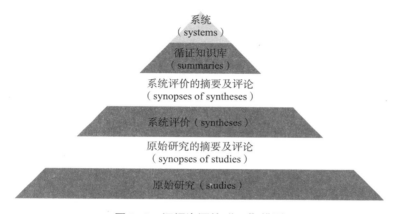

图 8-1　证据资源的"6S"模型

"summaries"及以上等级的资源多为高度整合的循证知识库，建立在下方"4S"证据的基础上，可独立检索，故循证证据检索过程中，应从金字塔上方向下逐级选择，优先选择"systems"类数据库，再依次选择"summaries""synopses of syntheses""syntheses""synopses of studies"，最后选择"studies"。

1. 常用循证医学电子资源及其特点

根据上述 6S 模型，列举出以下常用电子数据资源及特点：

（1）计算机辅助决策系统（systems）：Provation MD、ZynxCare。

（2）循证知识库、循证临床指南（summaries）：ACP PIER、NGC、UpToDate。

（3）系统评价的摘要及评论（synopses of syntheses）：ACP Journal Club。

（4）系统评价（syntheses）：Cochrane Library-CDSR。

（5）原始研究的摘要及评论（synopses of studies）：Acp Journal club。

（6）原始研究（studies）：PubMed、中国知网、万方数据。

2. 选择循证医学数据库的标准

考虑到目前循证医学数据库的局限性，如 Clinical Evidence 里主要是关于"治疗"的证据；ACPPIER 为美国内科医师协会，PIER 数据库以内科内容为主；而在图书馆建设方面，高质量循证医学数据库通常收费昂贵，若图书馆经费有限，必然在订阅数据库时有所取舍。所以临床医生要通过证据检索的方法解决临床问题时，首先明确 3 个问题：①该临床问题能否通过搜索解决？②我期望得到什么样的答案？③哪里有这样的答案？如不加思索即盲目开始检索，常常会事倍功半。

对于临床医生而言其选择标准为：

（1）循证方法的严谨性：①支持内容本身的证据强度如何（即证据是否当前最佳）？②给出推荐意见时是否给出相应的支持该结论的证据强度？是否给出相应的适用条件？③是否提供链接到具体的临床证据（证据总结或单个临床研究）？

（2）内容覆盖面：①内容是否覆盖本学科或专业领域？②内容是否包含需要解决的问题类型（如诊断、治疗、预后、危害等）？③能否满足特定要求（因人而异）？

（3）易用性：①能否快速（即使在床旁）找到想要的答案？②是否使用母语？③有无详细的帮助信息？④是否随时更新？

（4）可及性：①在工作场所是否都能使用（如床旁、办公室、家里）？②是否支持 PDA（personal digital assistant）？③如果需要私人订阅，价格能否承受？

案例 8.3

如何利用不同资源库寻找"新型冠状病毒"的相关证据？

基于"6S"模型理论，我们可以首先在第 1 层（systems）或第 2 层（summaries）数据库进行检索。以 UpToDate 资源库进行资源检索为例，该数据库是综合性循证知识库，较为全面，除了专业知识还包括科普内容，可以根据自身需求寻找证据。

首先，打开浏览器，输入 UpToDate 资源库网址（图 8-2）。

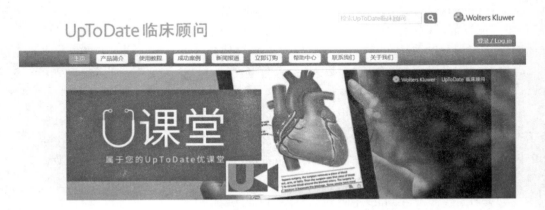

图 8-2 UpToDate 资源库（1）

在右上角搜索栏中以中文关键词"新冠"进行检索，UpToDate 库会识别标准关键词（COVID-19），并自动链接到相关指南，包括新型冠状病毒病的临床特征、新型冠状病毒病住院成年人的管理、新型冠状病毒病的诊断、新型冠状病毒肺炎疫苗的应用等等专题模块（图 8-3）。

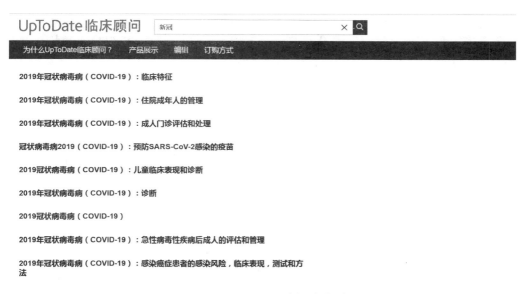

图 8-3　UpToDate 资源库（2）

非医学专业相关人士想了解什么是新冠病毒，可以选择点击进入"2019 冠状病毒（COVID-19）"这个模块，进入后可查阅概念、临床特征、预防、治疗等信息，能快速获得想要的概念性信息，权威且快速（图 8-4）。

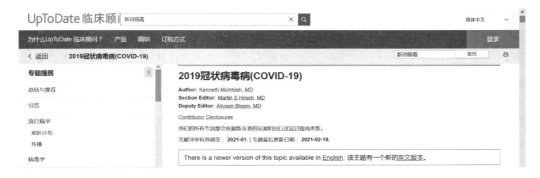

图 8-4　UpToDate 资源库（3）

医务人员可能更倾向于了解治疗方面的信息，可选择"2019 冠状病毒病（COVID-19）：住院成年人的管理"模块进行阅读，该指南信息明确归纳整理了现有的治疗方面的证据（图 8-5）。

若在某一治疗细节方面，需要寻找更具体的证据，可利用该模块中某种治疗手段下的参考文献信息，对相应证据的原始文献查阅（PubMed 等数据库）进行延伸阅读。

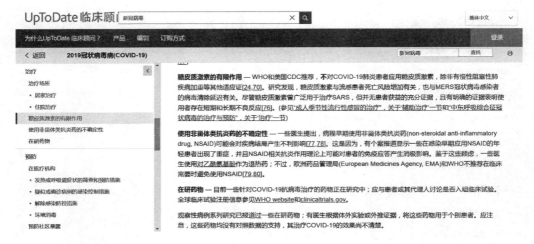

图 8-5　UpToDate 资源库

三、循证医学证据检索

在医疗科研，尤其是临床科研飞速发展的今天，每天都有海量的科研成果产生，而临床医生的临床任务繁重，留给科研的时间很少，那么有限的个人精力应该如何高效地完成相关循证证据的寻找呢？如何快速并确保找到答案，思路很重要。

如图 8-6 所示为证据检索的思路，由虚线分割为 3 部分。层面 1（应用）：解决问题，随着循证医学和循证资源的不断发展，大多数临床医生将在层面 1 解决问题。层面 2（桥梁）：起承上启下的作用，既是对以往成果的检阅，也是寻找新研究方向的契机。层面 3（研究）：则是少数有余力和条件的临床医师和科研工作者的"专利"。

循证医学检索分为 5 步：①明确临床问题及问题类型；②选择合适的数据库；③根据选定的数据库制定相应的检索策略和关键词；④判断检索结果是否达到目的；⑤证据应用和管理。

1. 明确临床问题及问题类型

根据临床问题的来源，分病因、诊断、治疗、预防、不良反应及预后等；根据问题本身的深浅，又可分为背景问题和前景问题。明确问题及问题类型有助于优先选择合适的数据库，以更快地找到答案，循证医学可按照 PICO 原则提出明确的可解答的临床问题。

对背景问题，查询循证教科书快速获得答案，如 Access Medicine、StatRef、UpToDate 等；前景问题首先考虑 Systems 和 Synopses。但 Clinical Evidence 和 Cochrane 图书馆到目前为止没有或极少涉及诊断证据，若没有明确自己的问题类型而盲目选择这两个数据库，将无法得到答案。

此外，并非所有临床问题都可以通过证据查询来解决，故在开始查询前应思考如下问题：①自己提出的问题是否能够通过相应的临床研究来解决？②相关研究者是否可能花时间和资源去做这样的临床研究？如肺栓塞患者中，有肺梗死者比无肺

笔记

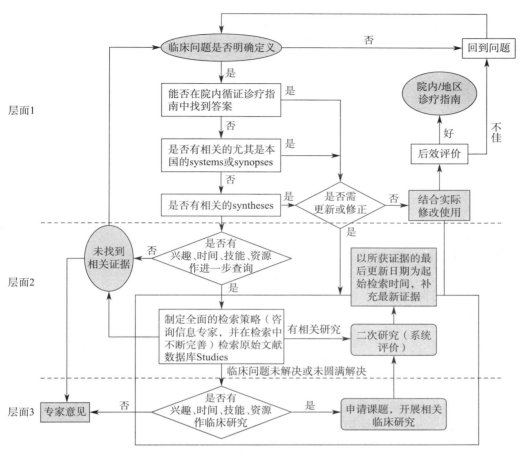

图 8-6 证据检索的思路

梗死者的结局差到何种程度？制定检索策略开始查询前，应思考研究者怎样区分有无梗死；而事实上除活检外并无可靠的区分方法，鉴于此，研究者不可能去做这样的临床研究，故本问题没有证据查询的必要。

2. 选择合适的数据库

按照证据资源的"6S"模型，优先选择 systems 类数据库，若所在单位没有订阅 systems 或所有 systems 都不能解决你的问题时，则按照上述循证解决临床问题的思路，结合自己单位的数据库订阅情况，逐级选择 synopses，syntheses，studies，一旦在某一级解决问题，就不再需要继续搜索下一级别的数据库。

首先检索相关指南数据库，例如国家卫健委和疾病预防控制中心、WHO 官方网站、各国卫生部网站、美国国立图书馆指南数据库、专业指南数据（世界级别的专业委员会官方网站）相关期刊数据；再次选择经过专家筛选的二级文献数据库，如 Best Evidence（包括 ACP Journal Club 和 Evidence-based Medicine）、Clinical Evidence、UpToDate、Cochrane Library、Ovid EBM Reviews（包括 ACP Journal Club 和 Cochrane Library）；如上述数据库未检索到相应证据，可考虑检索原始文献数据库，英文可检索 PubMed、Clinical Queries、EMBASE 等，中文检索 CNKI、万方、

笔记

维普等。

3. 制定相应的检索策略和关键词

不同数据库检索方式不同，制定检索策略和关键词一定要符合相应数据库的规则，若对数据库不熟悉，一定要查看数据库的在线帮助。查询新型循证医学资源（systems），由于信息高度浓缩和结构化，检索越来越趋于"傻瓜化"和"人性化"，常只需输入简单关键词即可获得想要的结果。如 DynaMed 有关键词提示功能，可根据用户输入的首字母或前几个字母自动提示可能的关键词。

制定关键词通常选择 PICO 中的 P 与 I 或二者之一作关键词，若结果太多再考虑 C 和 O，很少情况下需要四者同时出现。首先 P 还是 I 要看问题的重心在 P 还是 I。

P、I、C、O 四者之间用 AND，如 hypertension AND atenolol；同一关键词的不同说法或近似词或同类词之间用 OR 连接，例如：atenolol OR propranolol（同属 β 受体阻断药）、imatinib（伊马替尼）OR glivec OR gleevec（同一种药的通用名和商品名及不同的拼写方式）。

使用"逻辑非 /NOT"，必须谨慎，并做好漏检的思想准备。例如，检索与"颈椎间盘保守治疗"有关的临床试验，采用逻辑组合"（颈椎间盘突出 AND 治疗）NOT（护理 OR 手术）"。该逻辑目的：先检出包含"颈椎间盘突出"及"治疗"的文献，再排除含有"护理"或"手术"的文献。其弊端是完全符合研究者要求的文献（摘要中）很可能也会提到"手术"或"护理"字眼，如保守疗法与手术的比较，住院保守治疗中的护理等，而该逻辑组合将其排除掉了。显然使用 NOT 极不可取。NOT 正确使用原则：①排除某一类具有共同性质的结果或排除某些特定字段中含有某些字词的结果，如排除结果中某种发表类型（如信件类，letters）的文献、排除某杂志发表的文章、排除标题中含某词的文章等；②用于检索结果分析，如比较两检索方式的优劣，使用 A NOT B 得到两检索方式所得结果的差别，再分析这部分文献与检索目标的相关程度，利用该法可不断修订和完善检索式。

检索原始文献数据库时尽量使用检索系统提供的标准检索词进行。如用 PubMed 进行检索时使用 PubMed 提供的 MeSH 词；尽量避免使用词组缩写作关键词（关键词索引搜索除外），如使用 acute lymphoblastic leukemia 而不用 ALI。

检索原始文献数据库时尽量避免采用自己制定的关键词（尤其是不规范的缩写）对研究类型进行限定，最好使用检索系统提供的过滤功能。如在 PubMed 检索系统评价时，使用 systematic[sb] OR "systematic review" 或 Clinical Queries 的图形界面，而不用"SR"之类的关键词。避免使用太泛的限制性关键词，如 therapy、treatment、prevention、diagnosis、prognosis 等做关键词搜索来限制问题类型；尽量不使用 adult、pediatric 等做关键词搜索来限制患者群。

4. 判断检索结果

首先应该判断该结果能否回答之前提出的临床问题，对低级别证据源（如 Studies）的检索结果，还需要进行严格的质量评价。检索结果不能满足需求时，需思考本次检索不能解决问题的原因是什么。如：①数据库本身没有包含答案，则需重新选择数据库。②关键词和检索策略的问题，则需分析检索结果，调整策略和关键词重新进行检索，如此反复，直到得到需要的答案或证明该问题暂时没有答案。③Systems 类数据库比 Studies 类数据库需要反复的次数少得多，甚至不需要反复，因为前者证据充分、信息高度浓缩和结构化；而后者包含的信息量庞大，证据参差不齐，干扰信息很多。

5. 证据应用和管理

不论原始研究证据或循证推荐意见，最终将证据运用到临床实践时还须结合医生的临床经验和患者的价值观。如果只是单纯查证用证而不进行有序管理，不加以整理和积累，将难有突破和创新。

🌱 **案例 8.4**

以前文建立的 PICO 问题，如何进行检索？

以前文案例建立的 PICO 问题中的 P（新冠肺炎）与 I（糖皮质激素）作为关键词，在"万方数据"平台中检索出相关文献 252 条（图 8-7）。

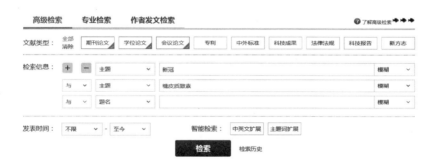

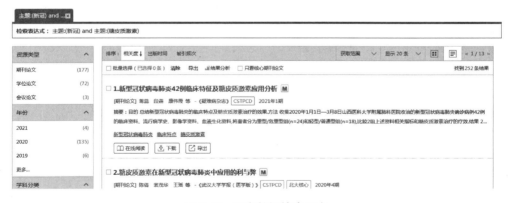

图 8-7 万方数据检索平台

张某等认为对 COVID-19 普通型部分患者早期使用小剂量、短疗程的糖皮质激素，具有快速抑制炎症反应，阻断其向重型 / 危重型转化的可能，在新冠肺炎的救治中有一定的临床应用价值。

罗某等回顾性分析认为糖皮质激素在减轻重型新冠肺炎病人全身炎症反应、缓解疾病严重程度、控制病情进展、促进肺部病灶吸收方面具有良好的临床疗效。

倪某等学者发现中低剂量糖皮质激素免疫抑制治疗未延长 COVID-19 患者的病毒清除时间，提示激素治疗对重症患者可能有一定帮助。对重型与危重型患者，激素可能有潜在益处，但仍有待于严格的临床试验来验证。对普通型 COVID-19 患者分析发现，是否使用糖皮质激素对痰液病毒核酸转阴与肺部影像学改善时间均无明显影响，说明普通型患者未能从糖皮质激素治疗中获益，不建议常规使用糖皮质激素。

四、循证证据分级及推荐

（一）临床研究证据的分类

临床研究证据种类繁多，根据研究和应用的不同需要进行分类（表 8-2）。

表 8-2　临床研究证据的分类

按研究方法分类	按研究问题分类	按用户需要分类
原始临床研究证据	病因临床研究证据	系统评价
二次临床研究证据	诊断临床研究证据	临床实践指南
	预防临床研究证据	临床决策分析
	治疗临床研究证据	临床证据手册
	预后临床研究证据	卫生技术评估
		健康教育材料

1. 按研究方法分类

按研究方法不同可将临床研究证据分为原始研究证据和二次研究证据两类。

（1）原始研究证据：指直接在受试者中进行单个有关病因、诊断、预防、治疗和预后等试验研究所获得的第一手数据，进行统计学处理、分析、总结后得出的结论。主要包括单个的随机对照试验、交叉试验、队列研究、自身前后对照研究、病例对照研究、横断面研究、个案报道等。

（2）二次研究证据：指尽可能全面收集某一问题的全部原始研究证据，进行严格评价整合、分析、总结后所得出的综合结论，是对多个原始研究证据再加工后得的证据。主要包括系统评价、临床实践指南、临床决策分析、临床证据手册、卫生技术评估报告及实践参数等。

2. 按研究问题分类

按研究问题的不同可将临床研究证据分为病因、诊断、预防、治疗和预后临床研究证据。可以是原始研究证据，也可以是二次研究证据。

3. 按用户需要分类

按用户需要可将临床研究证据分为临床实践指南、临床决策分析、临床证据手册、卫生技术评估及健康用户资料等。如临床医生（全科医生）主要使用临床实践指南、临床决策分析、临床证据手册对患者进行处理；卫生管理部门和人员主要

笔记

根据卫生技术评估作出决策；公众可通过健康教育资料了解相关医学知识和研究情况。

（二）临床研究证据的分级与推荐

1. 证据分级的起源与发展

20世纪60年代，美国两位社会科学家Campbell和Stanley首次提出了研究证据分级的思想。1972年，英国医生Archie Cochrane的经典著作《疗效与效益：健康服务中的随机反应》中提出了对医学决策科学性和卫生资源合理配置、高效使用的深刻反思。1979年，加拿大定期体检特别工作组（Canadian Task Force on the Periodic Health Examination，CTFPHE）首次对研究证据进行分级并给出推荐意见。

此后多个机构和组织分别对证据质量和推荐强度进行了规范，如最早的加拿大CTFPHE标准，美国的ACCP标准、AHRQ标准，英格兰的SIGN标准，方法各异，标准不一，有些甚至彼此矛盾。

针对上述证据分级与推荐意见存在的不足，2000年，包括WHO在内的19个国家和国际组织共同创立"推荐分级的评价、制定与评估"（grading of recommendations assessment，development and evaluation，GRADE）工作组，该工作组由67名包括临床指南专家、循证医学专家、各个标准的主要制定者及证据研究人员构成。该工作组循证制定出国际统一的证据质量分级和推荐强度系统——GRADE标准，并于2004年正式推出。这是第一个从使用者角度制定的综合性证据分级和推荐强度标准，由于其更加科学合理，过程透明，适用性强，目前包括WHO和Cochrane协作网在内的28个国际组织、协会均已采纳了该标准。

使用者不必花费大量时间和精力检索和评价证据质量，只需要充分利用研究人员预先确立证据分级标准和推荐意见，参考各种高质量证据，帮助实现科学高效决策。

2. GRADE分级与推荐

为达到透明和简化的目标，GRADE标准将证据质量分为"高、中、低、极低"4个级别（表8-3）。各级证据质量标准的定义分别是：

（1）高质量：进一步研究也不可能改变该疗效评估结果的可信度。

（2）中级质量：进一步研究很可能影响该疗效评估结果的可信度，且可能改变该评估结果。

表8-3　证据质量与推荐强度的表达方式

证据质量	表达方式	推荐强度	表达方式
高质量	⊕⊕⊕⊕或A	支持使用某干预措施的强推荐	↑↑或1
中级质量	⊕⊕⊕或B	支持使用某干预措施的弱推荐	↑或2
低质量	⊕⊕或C	反对使用某干预措施的弱推荐	↓或2
极低级质量	⊕或D	反对使用某干预措施的强推荐	↓↓或1

笔记

（3）低质量：进一步研究极有可能影响该疗效评估结果的可信度，且该评估结果很可能改变。

（4）极低级质量：任何疗效评估结果都很不确定。

GRADE 标准将推荐意见分为"强""弱"两级。当明确显示干预措施利大于弊或弊大于利时，建议列为强推荐；当利弊不确定或无论质量高低的证据均显示利弊相当，列为弱推荐。

强推荐的含义：

对患者：在这种情况下，多数患者会采纳推荐方案，只有少数不会，此时若未予推荐，则应说明。

对临床医生：多数患者应该接受该推荐方案。

对政策制定者：该推荐方案在大多数情况下会被采纳作为政策。

弱推荐的含义：

对患者：在这种情况下，绝大多数患者会采纳推荐方案，但仍有不少患者不采用。

对临床医生：应该认识到不同患者有各自适合的方案，帮助每个患者做出体现他（她）价值观和意愿的决定。

对政策制定者：制定政策需要实质性讨论，并需要众多利益相关者参与。

💊 案例 8.5

新冠疫情席卷世界各地，疫情初期民众急需医学专家提供有效的防治意见推荐，那么如何判断推荐意见的证据级别和推荐强度呢？

以 2020 年 2 月发布的《新型冠状病毒（2019-nCoV）感染的肺炎诊疗快速建议指南》为例，因疫情暴发突然，初期并无直接证据，该指南的制定参考了 SARS（severe acute respiratory syndrome）、MERS（the middle east respiratory syndrome）和流感相关指南及相应高级别证据，如治疗性相关问题的高质量系统评价、Meta 分析、随机对照试验，诊断性研究的高质量系统评价、Meta 分析、诊断准确性研究和观察性研究的 RCT 等。在指南的前言部分，对证据等级和推荐意见强度进行了详细说明，如图 8-8，图 8-9。

根据以上指南制定原则，专家在众多证据中给出了一些不同强度的推荐意见，如图 8-10。

五、循证证据评价与应用

（一）评价临床研究证据的重要性

1. 证据来源复杂

随着计算机信息技术和医学信息的迅猛发展，患者越来越容易获得各种医学知识并寻求医务人员的解释。而各种媒体提供的医学信息和对疾病的建议有时相互矛盾或缺乏严格的科学依据。

笔记

1.5 指南结构的确定

本指南属于应对突发传染性疾病的快速指南，由于时间所限，并未进行指南PICOS（Patient，Intervention，Control，Outcomes，Study design）问题的调研，而是由本院多位一线临床医生进行讨论确定指南结构及涵盖的范围与主题。

1.6 证据来源与评价

1.6.1 一般性说明

考虑到新爆发的疫情没有直接证据，故参考学习SARS（Severe Acute Respiratory Syndrome）、MERS（The Middle East Respiratory Syndrome）和流感相关指南及相应高级别证据，并同时参考国家卫生健康委发布的2019-nCoV感染的肺炎诊疗方案及WHO的2019-nCoV感染肺炎指南。另外，本指南制定也进行了指南外高质量证据的查找。高级别证据：治疗性相关问题查找高质量系统评价、Meta分析、随机对照试验（Randomized Controlled Trial，RCT）；诊断性研究查找高质量系统评价、Meta分析、诊断准确性研究。如果没有发现可用的RCT，则可以依次查找高质量的观察性研究。因SARS的研究发表较集中在疫情发生后的几年，近期研究数量不足，故本次指南制定暂不限制起始检索年份，检索截止至2020年2月2日。

1.6.2 检索资源

本指南检索的数据库为：PubMed、Embase和Cochrane library。本指南检索的

积累了一定的诊疗经验，整理病例170份，可以以专家证据（Expert Evidence）的形式成为指南重要证据资料。呈现形式：医生共识过程参与及典型案例报告（本指南附件）。此过程中严格区分专家证据及专家意见（Expert Opinion）。基于专家证据仍然可以制订循证指南[3]。

1.7 证据及推荐意见分级标准

本指南参考 GRADE 系统[4]的一般原则并结合本次指南的特殊性综合确定证据体等级与推荐意见的确定方法。当临床问题并没有高质量系统评价或 Meta 分析支持时，依次选用高质量的RCT，观察性研究或系列病例报告，同时参考本院专家证据及已有SARS等指南证据，此时原始研究不进行不一致性降级。

1.8 推荐意见确定

在所有证据收集并评估后，本指南制订通过指南制订小组面对面会议达成共识。分歧意见的采用投票的方法最终确定。指南文本用"建议"、"提供"等来反映强推荐，用"考虑"来反映弱推荐[4-5]。强推荐并不意味着有足够的干预有效性，推荐意见的制定结合疾病的严重程度、患者意愿、安全性、经济性等因素综合考虑[6-7]，见表1及表2。参考表2[7]的内容，根据此次指南制订的实

表1 推荐强度分级
Table 1. Classification and description of recommendation

推荐强度分级	
强	明确显示干预措施利大于弊或弊大于利
弱	利弊不确定或无论质量高低的证据均显示利弊相当

图 8-8　新型冠状病毒（2019-nCoV）感染的肺炎诊疗快速建议指南

表2 推荐意见制定基本原则[7]
Table 2. Rules for grading recommendations

推荐意见和证据等级	获益 vs. 风险/负担	支持证据的方法学质量	含义
强推荐，高质量证据	获益明显大于风险/负担，或风险/负担明显大于获益	无重大偏倚的RCT研究或者效应量大的观察性研究*	强推荐意味着在绝大多数情况下能应用于几乎所有病人
强推荐，中质量证据	获益明显大于风险/负担，或风险/负担明显大于获益	RCT存在比较大的局限性（不一致性的结果，方法学的缺陷，间接性或不精确性）或观察性研究*	强推荐意味着在绝大多数情况下能应用于几乎所有病人
强推荐，低或极低质量证据	获益明显大于风险/负担，或风险/负担明显大于获益	观察性研究或病例系列*	强推荐，但是当高质量证据出现时可能推荐意见会发生变化
弱推荐，高质量证据	获益与风险/负担比较相似	没有重大偏倚的RCT研究或者效应量大的观察性研究*	弱推荐，推荐方案可能因不同的偏好和价值观或临床情景有所差异
弱推荐，中等质量证据	获益与风险/负担比较相似	RCT存在比较大的局限性（不一致性的结果，方法学的缺陷，间接性或不精确性）或观察性研究*	弱推荐，推荐方案可能因不同的偏好和价值观或临床情景有所差异
弱推荐，低或极低质量证据	获益/风险/负担存在不确定性；获益/风险/负担比较相似	观察性研究或病例系列*	非常弱的推荐，很有可能在未来改变

* 一致性超过70%的专家证据也被认为高质量证据

际情况，进行一定的调整，本次指南制订过程中高度重视专家证据，共识过程中一线诊治医生对待推荐意见的一致性超过70%的专家证据设定高质量证据。

1.9 指南撰写和发布

本指南的标准版以中、英文同时发布，

台地区通报确诊病例：香港特别行政区8例，澳门特别行政区5例，台湾地区4例。另外，累计收到国外通报确诊病例：泰国7例，日本3例，韩国3例，美国3例，越南2例，新加坡4例，马来西亚3例，尼泊尔1例，法国3例，澳大利亚4例[10]。

图 8-9　新型冠状病毒（2019-nCoV）感染的肺炎诊疗快速建议指南

211

表5 轻微症状疑似患者居家隔离方案
Table 5. Home care guidelines for suspected patients with mild symptoms

- 风良好的单间居住（优选策略）（强推荐）
- 与病人保持1米以外床间距（替代策略）（弱推荐）
- 500 mg/L含氯消毒液每天频繁清洁、消毒家中物品（强推荐）
- 限制亲朋好友探视（强推荐）
- 安排无基础疾病的1名健康家庭成员看护（弱推荐）
- 限制病人活动（强推荐）
- 共享区域如卫生间，厨房等开窗通风（强推荐）
- 避免与患者共用牙刷、毛巾、餐具、床单等物品。患者生活用品单人单用，需与家庭成员分开放置（强推荐）
- 咳嗽、打喷嚏时，需要佩戴医用口罩，或者用纸巾及弯曲的手肘掩护，咳嗽和打喷嚏后立即进行双手清洁（强推荐）
- 与病人共处一室需佩戴N95口罩（优选策略）（强推荐）
- 一次性使用外科口罩（替代策略）（弱推荐）
  *严格按照使用说明书进行口罩使用
- 流动水洗手后，需干手纸巾擦干（优选策略）（强推荐）
- 毛巾擦干，毛巾每日清洗消毒晒干备用（替代策略）（弱推荐）

家庭照顾者注意以下几点：

- 与病人接触后、离开病人房间、吃饭前、吃饭后、如厕后、进出家门前后需进行手消毒（肉眼可见污渍，先流动水洗手再进行手消毒）（强推荐）
- 避免直接接触人体分泌物，特别是口部或呼吸道分泌物，以及避免直接接触粪便（强推荐）
- 佩戴一次性手套（双层）为病人进行口部及呼吸道看护、处理粪便、尿液、清洁患者房间卫生等。戴手套前、脱手套后需进行洗手（强推荐）
- 普通洗衣皂和清水清洗病人衣物、床单、浴巾、毛巾等，或者用洗衣机以60~90°C和普通家用洗衣液清洗（强推荐）或低浓度消毒液浸泡随后洗衣机普通清洗（弱推荐）
- 将污染的床品放入洗衣袋。不要甩动污染衣物，避免直接接触（强推荐）
- 病人产生的垃圾丢入密闭的垃圾袋，频繁更换（强推荐）

图 8-10　新型冠状病毒（2019-nCoV）感染的肺炎诊疗快速建议指南推荐意见

2. 证据质量良莠不齐

全球每年有 200 多万篇有关生物医学文章发表在 2 万余种生物医学杂志上，但针对某一专题的医学文献中真正有用的不足 15%，多数文献未经同行严格评价或带有商业目的。即使发表在最著名的医学杂志上的文章也不一定完美无缺。某些诊断试验和治疗方法未经严格评估就进入临床常规应用，给患者造成严重危害。

3. 临床研究证据必须结合患者具体情况

接诊的患者与临床研究证据中的研究对象存在性别、年龄、疾病严重程度、依从性、社会因素等许多方面的差别，即使是真实、可靠且具有临床价值的研究证据也不一定能直接应用于每一个病人，医务人员必须综合考虑临床专业知识、病人的具体情况和选择，做相应调整。

（二）如何评价临床研究证据

1. 初筛临床研究证据的真实性和相关性

阅读和评价临床研究证据的第一步，应该问问自己："这篇文章是否值得花时间精读？"要回答这个问题，可参考表 8-4 中的 6 个简单问题。

笔记

表8-4　初筛临床研究证据的真实性和相关性

这篇文章是否值得花时间精读	是	否
1. 这篇文章是否来自经同行评审（peer-viewed）的杂志	继续	停止
2. 这篇文章的研究场所是否与你的医院相似，以便结果真实时可应用于你的患者	继续	停止
3. 该研究是否由某个组织所倡议，其研究设计或结果是否可能因此受影响	暂停	继续
4. 如果文章提供的信息是真实的，对我的患者的健康有无直接影响，是否为患者所关心的问题	继续	停止
5. 是否为临床实践中常见问题，文章中涉及的干预措施或试验方法在我的医院是否可行	继续	停止
6. 如果文章提供的信息是真实的，是否会改变现有的医疗实践	继续	停止

（1）这篇文章是否来自经同行评审（peer-viewed）的杂志？在同行评审的杂志上发表的文章均经过了严格的审阅过程，尽可能筛除有缺陷的文章，提高了发表文章的质量。如《内科学年鉴》每年可收到约1 200篇论著，编辑部会筛除一半，剩下的一般由至少两名评审员评审，最终只发表15%。因此，尽管称不上完美，同行评审仍被公认为提高医学文献报告质量的重要方法。

（2）这篇文章的研究场所是否与你的医院相似，以便结果真实时可应用于你的患者？这个问题可以通过阅读作者的单位或进行研究的场所确定。如果你在乡村医院工作，阅读的文章是在某个大学的专科病房进行的研究，你就要考虑其结果应用于你的患者可能存在的偏倚和差异，当然这不是拒绝这篇文章的重要理由，但如果差异太大，应慎重考虑。

（3）该研究是否由某个组织所倡议，其研究设计或结果是否可能因此受到影响？这个问题主要考虑外来研究资金可能导致的偏移。临床医生应注意，药厂在同行评审的杂志上主办的专刊往往带有促销性质，其题目容易误导医师和患者，且多采用商品名，或者不像正刊一样经过同行评审。另外，发表在增刊上的随机对照试验的质量往往不如正刊。但这并不说明具有商业目的的研究都存在偏移。

（4）如果文章提供的信息是真实的，对我的患者的健康有无直接影响，是否为患者所关心的问题？可以通过阅读文章摘要的结论部分初步解决这个问题。例如，如果某篇文章的结论为通过某种治疗方法，脑卒中患者偏瘫肢体的肌电图有明显改善，但未涉及到肌力和活动能力，那么对患者、医生来说，更关注的是经过治疗后偏瘫肢体的肌力能否改善、能否活动，因此这篇文章就不是你的患者所关心的问题。

（5）是否为临床实践中常见问题，文章中涉及的干预措施或试验方法在我的医院是否可行？如果文章涉及的问题在临床实践中经常遇到，且研究的干预措施或试验方法在你的医院也有条件实行，这样的文章值得深入阅读。

（6）如果文章提供的信息是真实的，是否会改变现有的医疗实践？如果文章涉

笔记

及的干预措施或试验方法，你过去未在类似患者中使用过，也许新的尝试可能会获得意外的收获，因此，有必要阅读这篇文章。

综上所述，花数分钟去回答这 6 个问题，可以决定你是否值得花时间去精读一篇文章。

2. 确定研究证据的类型

如果你决定继续阅读某一篇文章，下一步就是确定为什么要进行该研究及该研究要解决的临床问题是什么。这可通过阅读文章的摘要，必要时阅读文章正文的前言以确定研究的目的。一般来说，原始研究回答的主要问题有 4 类：病因、诊断、治疗和预后（表 8–5），而二次研究证据有 Meta 分析或系统评价、临床指南、决策分析或经济学分析等。

表 8–5　原始研究涉及的主要临床问题及其常用的设计方案

临床问题类别	常用设计方案
1. 病因问题：评价某种因素是否与疾病的发生有关	队列研究、病例对照研究
2. 诊断问题：评价某一诊断试验的真实性和可靠性？或评价某一试验在应用于人群时检测临床前期病例的准确性	横断面研究（将新的试验与金标准进行比较）
3. 治疗问题：评价某种治疗方法如药物、外科手术或其他干预措施的效果	随机、双盲、安慰剂对照试验
4. 预后问题：确定疾病的结局	队列研究

3. 根据研究类型评价临床研究证据

（1）研究证据的内在真实性：内在真实性是评价临床证据的核心。研究证据的内在真实性是指就该文章本身而言，其研究方法是否合理，统计分析是否正确，结论是否可靠，研究结果是否支持作者的结论等。例如，评价治疗性研究，应考虑合格病例是否随机分配到不同的治疗组？随机化方法是否完善隐藏？统计分析时是否按随机分配的组别将全部研究对象纳入分析？是否采用盲法等？如果一篇文献内在真实性有缺陷，则无需谈论其他方面的价值。

（2）研究证据的临床重要性：是指研究结果本身是否具有临床价值。评价研究结果的临床价值主要采用一些客观指标，而不同的研究类型其指标不同。例如，治疗性研究可采用相对危险度降低率（RRR）、绝对危险度降低率（ARR）和防止一例某种事件的发生需要治疗的病例数（NNT）等判断某种治疗措施的净效应及其临床价值；而诊断性试验则采用敏感度、特异度、阳性和阴性预测值、似然比及 ROC 曲线等指标判断某种诊断试验的价值。

（3）研究证据的外在真实性（适用性）：是指文章的结果和结论在不同人群、不同地点和针对具体病例的推广应用价值，这是临床医务人员十分关心的问题。评价研究证据的外在真实性主要考虑你主管的病例与文献中的研究对象的特点是否类似，以及具体患者对疾病不同结局的价值观。

笔记

案例 8.6

以新冠肺炎防疫指南中，佩戴口罩为强推荐证据，如何考虑专家推荐意见的外在真实性（适用性）（图 8-11）？

表3 密切接触者及可疑暴露者建议
Table 3. Recommendations for close contacts and suspicious exposures

- 严格进行14天的观察期，如有症状前往医院诊治（**强推荐**）
- 条件允许下提前通知定点医院派车接出现症状者前往医院就诊（**弱推荐**）
- 病人应该佩戴N95口罩（优先策略）（**强推荐**）
- 一次性医用外科口罩（替代策略）（**弱推荐**）
- 避免乘坐公共交通前往医院，选择救护车或私人车辆，前往医院途中，开窗通风（优先策略）（**强推荐**）
- 在路上或在医院候诊时，尽可能远离其他人（至少1米以上）且佩戴口罩（**强推荐**）
- 陪同检查的家属应立刻按照密切接触者监测，保持呼吸道卫生并应正确地清洁双手（**强推荐**）
- 在前往医院前应告知社区或街道的医院，车辆应用500mg/L含氯消毒剂清洁消毒，开窗通风（**强推荐**）

图 8-11　新型冠状病毒（2019-nCoV）感染的肺炎诊疗快速建议指南推荐建议

新冠肺炎防疫指南给出了佩戴口罩的证据推荐，级别为强推荐。这意味着专家希望我们都尽可能地佩戴 N95 口罩，而实际应用情况却有很大差异。疫情初期，随着春运人口流动巨大，感染人数指数增长，一线医务人员在疫情最紧张的阶段极度缺乏防疫物资，没有合格的防护口罩，更不用说指南建议的 KN95/N95 及以上颗粒物防护口罩。此时要求所有人遵守这条强烈推荐的证据就显得不合理。而实际运用情况是：空旷场所不聚集，群众被要求尽量居家避免外出消耗物资，将医用外科口罩留给一线人员，国内外转运物资合理分配和利用。不同人群在不同地点针对特殊事件对"戴口罩"这个"最佳证据"进行了合理应用，体现了证据应用中的适用性。

第三节　循证中的热点解读

一、循证与样本量估算

样本量估算既复杂又简单，复杂是因为样本量估算前要考虑研究目的、研究设计类型（随机对照试验 OR 横断面调查）、数据的类型、不同的研究假设、效应值和变异大小等因素，简单是因为每个样本量计算都有其明确的公式，带入相应的参数则可计算，也有专门的软件帮助计算。

案例 8.7

假设某临床试验欲验证针对新型冠状病毒研发的新疫苗的临床有效性，采用标准对照设计，用抗体产生率为主要评价指标，临床有效的标准为抗体产生率不低于50％。预期试验疫苗的抗体产生率为60％，以0.05为检验水准，采用双侧检验，设定检验效能为80％，试估计样本量。

判断数据类型为单样本卡方检验，选用样本量估计公式如下：

$$n = \frac{[z_{1-\alpha/s}\sqrt{\pi_0(1-\pi_0)}+z_{1-\beta}\sqrt{\pi_1(1-\pi_1)}]^2}{(\pi_0-\pi_1)^2}$$

（公式8-1）

公式8-1为单样本卡方检验样本量计算公式。

式中，α为检验水准；单侧检验s取1，双侧检验s取2；$1-\beta$为检验效能；π_0为已知总体率；π_1为试验组预期总体率。

也可借助软件帮助计算样本量，更加快速便捷。如nQuery和PASS，它们涵盖了几乎所有的样本量统计方法。可参考《中国卫生统计》刊发的"样本量估计及其在nQuery和SAS软件上的实现"等系列文章。

除了统计特征需要被考虑，还有一些现实因素需要考虑，比如费用问题、研究者是否可招募问题等等，样本量的估算在公式运算结果下需要进行调整。样本量并不是多多益善，因为临床研究需要耗费大量的人力物力，还有受试者需要承担的风险，比如：国家为了推动新冠疫苗的研发和应用，召集受试者免费接种疫苗，需要耗费大量基层医疗资源和财力，故在大规模应用前，早期的临床试验需谨慎考虑受试者样本量。

二、文献检索中的 MeSH 词

是否能快速有效地检索到需要的文献，选择关键词很重要。检索词的选择是否有效，一方面取决于检索者对问题的熟悉程度，包括专业知识；另一方面在于是否反复尝试，归纳总结检索错误。这里说的错误包括：检索过程中罗列过多或过少的检索词、英文单词拼写错误或者未包括检索词、其他不常用表达形式等。

医学主题词表（Medical Subject Headings，MeSH）能帮助解决部分问题。什么是MeSH呢？它是由美国国家医学图书馆编写的一套权威性的主题词表，是一部规范化的可扩充的动态性叙词表。简单地说，就如同个人的身份，你身份证上的姓名是标准的MeSH主题词；而其他称呼，如你的乳名、曾用名、网名、微信名等，这些名称都代表你本人，但是有很多不同的叫法，甚至还有许多修饰。

目前有许多证据库都有相应的主题词表系统，除了PubMed外，Embase的主题词系统叫做Emtree，SinoMed有中文医学主题词表（cMeSH）。

以PubMed为例：

打开PubMed的主题词网输入主题词"COVID-19"，检索，可见该条目的解释（图8-12）。

点击条目后可看见该条目的解释，主要包括三个部分：副主题词（Subheadings）、同义词（Entry Term）和树状结构（Tree Structure）。

副主题词（Subheadings）与主题词进行组配，可对某一主题词的概念进行限定，使主题词具有更高的专指性。如图8-13中所示，在"COVID-19"的条目下，

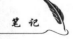

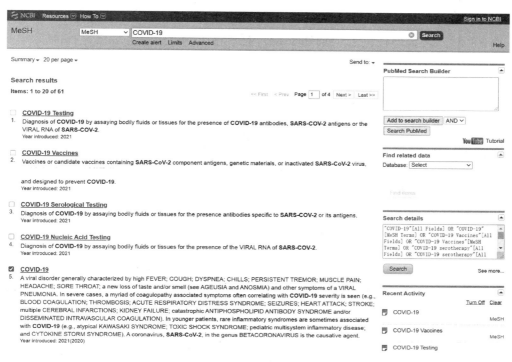

图 8-12　PubMed 检索 –MeSH 主题词

有例如"diagnosis（诊断学）""drug therapy（药物治疗）"及"epidemiology（流行病学）"等多个条目对主题词"COVID-19"进行文献分类及限定。勾选后检索可得到新冠诊断、药物治疗及流行病学方面的内容。

COVID-19

A viral disorder generally characterized by high FEVER; COUGH; DYSPNEA; CHILLS; PERSISTENT TREMOR; MUSCLE PAIN; HEADACHE; SORE THROAT; a new loss of taste and/or smell (see AGEUSIA and ANOSMIA) and other symptoms of a VIRAL PNEUMONIA. In severe cases, a myriad of coagulopathy associated symptoms often correlating with COVID-19 severity is seen (e.g., BLOOD COAGULATION; THROMBOSIS; ACUTE RESPIRATORY DISTRESS SYNDROME; SEIZURES; HEART ATTACK; STROKE; multiple CEREBRAL INFARCTIONS; KIDNEY FAILURE; catastrophic ANTIPHOSPHOLIPID ANTIBODY SYNDROME and/or DISSEMINATED INTRAVASCULAR COAGULATION). In younger patients, rare inflammatory syndromes are sometimes associated with COVID-19 (e.g., atypical KAWASAKI SYNDROME; TOXIC SHOCK SYNDROME; pediatric multisystem inflammatory disease; and CYTOKINE STORM SYNDROME). A coronavirus, SARS-CoV-2, in the genus BETACORONAVIRUS is the causative agent.
Year introduced: 2021(2020)

PubMed search builder options
Subheadings:

- ☐ analysis
- ☐ anatomy and histology
- ☐ blood
- ☐ cerebrospinal fluid
- ☐ chemically induced
- ☐ classification
- ☐ complications
- ☐ congenital
- ☑ diagnosis
- ☐ diagnostic imaging
- ☐ diet therapy
- ☑ drug therapy
- ☐ economics
- ☐ embryology

- ☐ enzymology
- ☑ epidemiology
- ☐ ethnology
- ☑ etiology
- ☐ genetics
- ☐ history
- ☐ immunology
- ☐ legislation and jurisprudence
- ☐ metabolism
- ☐ microbiology
- ☐ mortality
- ☐ nursing
- ☐ organization and administration
- ☐ parasitology

- ☐ pathology
- ☐ physiology
- ☐ physiopathology
- ☐ prevention and control
- ☐ psychology
- ☐ radiotherapy
- ☐ rehabilitation
- ☐ statistics and numerical data
- ☐ surgery
- ☑ therapy
- ☐ transmission
- ☐ urine
- ☐ veterinary
- ☐ virology

☐ Restrict to MeSH Major Topic.

图 8-13　PubMed 检索 MeSH 副主题词

同义词（Entry Term）栏列出了所有与主题词"COVID-19"意思相近的词（图 8-14），同义词栏所列出的所有词，对其进行 MeSH 检索后最终都能获得与"COVID-19"相同的检索页面。

Entry Terms:

- COVID 19
- COVID-19 Virus Disease
- COVID 19 Virus Disease
- COVID-19 Virus Diseases
- Disease, COVID-19 Virus
- Virus Disease, COVID-19
- COVID-19 Virus Infection
- COVID 19 Virus Infection
- COVID-19 Virus Infections
- Infection, COVID-19 Virus
- Virus Infection, COVID-19
- 2019-nCoV Infection
- 2019 nCoV Infection
- 2019-nCoV Infections
- Infection, 2019-nCoV
- Coronavirus Disease-19
- Coronavirus Disease 19
- 2019 Novel Coronavirus Disease
- 2019 Novel Coronavirus Infection
- 2019-nCoV Disease
- 2019 nCoV Disease
- 2019-nCoV Diseases
- Disease, 2019-nCoV
- COVID19
- Coronavirus Disease 2019
- Disease 2019, Coronavirus
- SARS Coronavirus 2 Infection
- SARS-CoV-2 Infection
- Infection, SARS-CoV-2
- SARS CoV 2 Infection
- SARS-CoV-2 Infections

图 8-14　PubMed 检索 MeSH 同义词

树状结构表（Tree Structure）以层级方式展现广义词和狭义词间的关系（图 8-15），越上层的词汇覆盖含义越广，越下层的词汇范围越狭窄。在这段树状结构表中，RNA virus infections（RNA 病毒感染）是 coronavirus infections（冠状病毒感染）的上位词，coronavirus infections（冠状病毒感染）是 COVID-19（新型冠状病毒肺炎）的上位词，三者是从属关系。

熟练掌握 MeSH 词检索，便于对文献检索的过程中出现的错误进行修改和完善，结合临床知识进行总结，提高检索效率，在论文写作中也可帮助确定标准的关键词。

三、如何解读 Meta 分析结果

系统评价作为证据级别较高的二次研究，被广泛应用在各个领域，系统评价包括许多类型，如病因评价、诊断性试验评价、预后研究评价等，Meta 分析作为一种评价方法，对统计资料进行定量合成，并采用特定的统计学方法进行评价分析，是一种评价过程，故我们常把经这一过程形成的文献称之为"Meta 分析"，它是系统评价的一种特殊类型，但不是所有系统评价都是 Meta 分析。

All MeSH Categories
　Diseases Category
　　Infections
　　　Respiratory Tract Infections
　　　　COVID-19

All MeSH Categories
　Diseases Category
　　Infections
　　　Respiratory Tract Infections
　　　　Pneumonia
　　　　　Pneumonia, Viral
　　　　　　COVID-19

All MeSH Categories
　Diseases Category
　　Infections
　　　Virus Diseases
　　　　Pneumonia, Viral
　　　　　COVID-19

All MeSH Categories
　Diseases Category
　　Infections
　　　Virus Diseases
　　　　RNA Virus Infections
　　　　　Nidovirales Infections
　　　　　　Coronaviridae Infections
　　　　　　　Coronavirus Infections
　　　　　　　　COVID-19

图 8-15　PubMed 检索 MeSH 树状结构表

　　Meta 分析采用森林图（forest plot）来展示数据结果（图 8-16）。森林图是以统计指标和统计分析方法为基础，用数值运算结果绘制出的图形，可以非常简单和直观地描述 Meta 分析的统计结果，是 Meta 分析中最常用的结果表达形式。

　　图 8-16 中 1 表示每项研究的编号，2 表示试验组和对照组的数据，3 表示每项研究在该 Meta 分析中所占的权重，4 表示效应值和置信区间，在平面直角坐标系中，有一条垂直的竖线，称之为"无效线"，5 坐标值用 0 或 1 表示，分类变量为"1"，连续性变量为"0"。平行于横轴的多条线段描述每个被纳入研究的可信区间，线段长度表示可信区间的宽度，6 的方块大小表示所占权重大小，7 是多个研究合并的效应量及可信区间用一个菱形或其他图形描述，菱形左右宽度表示置信区间，上下宽度表示点估计值。

　　当某研究的 95% CI 包含了 1（或 0），即 95% CI 的横线与无效竖线相交时，可认为试验组发生率（或均数）与对照组发生率（或均数）相等，试验因素无效。

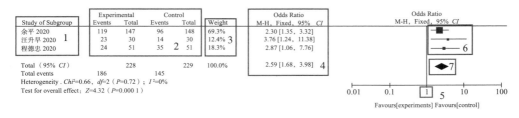

图 8-16　Meta 分析森林图

当某研究的 95% CI 上下限均小于 1（或 0），即 95% CI 横线范围全部在无效线左侧时，认为试验组的发生率（或均数）小于对照组的发生率（或均数）。

当某研究的 95% CI 上下限均大于 1（或 0），即 95% CI 横线范围全部在无效线右侧时，认为试验组的发生率（或均数）大于对照组的发生率（或均数）。

以连花清瘟联合西医治疗新冠肺炎临床疗效的 Meta 分析一文为例，如图 8-17 所示，该研究的结局为"临床疗效"，属分类变量，故无效线的横坐标数值为"1"。右侧三条线段分别表示本文分析纳入的"余平 2020""汪升早 2020""程德忠 2020"三篇研究的效应量和可信区间。右侧横轴线上方的菱形，表示"余平2020""汪升早 2020""程德忠 2020"三篇研究合并的效应量和可信区间。

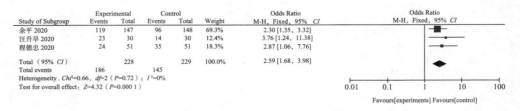

图 8-17　连花清瘟联合西医治疗新冠肺炎临床疗效森林图

森林图横坐标的左侧为"Favours Experiments"，即试验组连花清瘟联合西医治疗，其横坐标的右侧为"Favours control"，即对照组单纯西医治疗，我们发现这三篇纳入的文献结果和合并的结果都落在了无效线的右侧，结果表示连花清瘟联合西医治疗优于单纯西药治疗。

四、循证实践中的工具应用

循证实践是一个简单又复杂的过程。简单是因为原则和步骤较为统一；复杂在于不同实际问题的解决有不同的要求，同时还需要临床实践者进行反复多次的操作和训练，并总结经验。在循证实践过程中会遇到很多问题，下面一些工具能在文献检索及其他循证步骤中提高效率。

（一）谷歌 chrome 浏览器

访问外网稳定，速度快，自带翻译功能，文献检索时，单击右上角翻译小图标（图 8-18），可以快速切换中英文，不需下载其余翻译软件，翻译效率较高且准确。

（二）文献管理工具 ENDNOTE

手动添加参考文献费时费力，遇到论文修改时容易漏加或者错标参考文献，尤其是参考文献 40 条以上的综述类文章，一个地方的小错误可能要大修参考文献的格式。Endnote 功能非常强大，在参考文献引用方面，Endnote 能根据正文的内容自动改变顺序，各大文献库可自动导入引用条目至 Endnote；在软件互通方面，与 word 软件关联，对于不同杂志社要求的不同参考文献格式，可一键切换；在文献管理方面，可以通过资源库将文献全文进行导入，做文献笔记和摘要。已下载本地的 PDF 文献可通过全文导入 Endnote 进行管理。

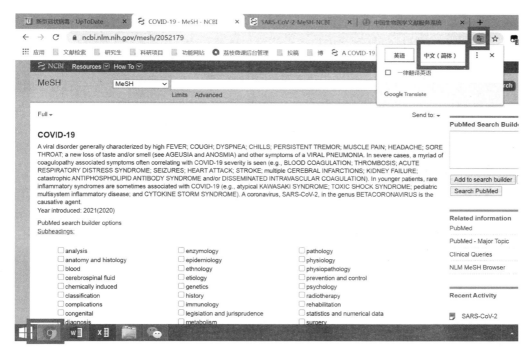

图 8-18　谷歌浏览器

第四节　全科医学临床思维概述

一、临床思维的概念

全科医生／家庭医生是人类健康管理服务的主要提供者。在基层卫生服务系统中，尤其农村及边远地区，缺乏先进的辅助检查仪器设备，在有限条件下，全科医生必须掌握除了诊疗疾病的基本理论（内、外、妇、儿等）、基本技能和临床经验外，还必须具备正确的临床思维方法和能力。按照国家医药卫生体制要求，全科医生应成为社区首诊医生，对其能力要求是：能够为居民提供综合性服务，能诊治90% 以上各科常见症状、常见疾病、常见问题，同时应具有识别或排除少见但可能威胁患者生命的疾病（问题）的能力，以及及时正确处置和转诊的能力。

所谓临床诊断思维（diagnostic thinking）就是在临床诊断过程中的科学、辩证思维，它是以辩证唯物主义的认识论为指导，来论述诊断形成的辩证途径和逻辑思维的方法，是一种最基本的临床实践活动，是临床医生必备的一种能力。

临床思维（clinical reasoning）是临床医生在临床实践中对病人的健康问题进行调查研究，收集、分析、综合、评价资料，做出诊断并进行临床决策和处理的思维过程。临床决策（clinical decision-making）是指临床医生根据患者病史资料、体格检查和（或）心理评估等，采用一定的方法从多种诊疗和管理方案中择优选择一种最适合病人的诊疗和管理方案的过程。全科医生临床思维不是凭空想象的，它的基本元素通常包括：临床资料的收集、分析评价临床资料、提出初步诊断及检验与修正诊断。

第一，临床资料的收集，包括病史采集、体格检查、实验室和辅助检查以及心理健康调查等。

第二，分析评价临床资料，通过采集病史和各项检查，对病人有一定的了解，总结出病人的主要健康问题及其特征，清楚地了解疾患演变情况和治疗效果。

第三，提出初步诊断（primary diagnosis），构建鉴别诊断。初步诊断是可能性最大的，但不一定正确，只能为进一步的检查和必要的治疗提供依据，为验证和修正诊断打下基础。鉴别诊断是一系列有待于证实的可能的疾病诊断假设。

第四，检验与修正诊断，提供合适的治疗和管理。由于某些疾病是动态演变的，因此，在提出初步诊断后，临床医生需要动态观察病情变化，结合病人实际情况，与病人及家属充分协商，在尊重病人和家属意愿的前提下，通过补充问诊、仔细反复体检和必要的辅助检查来验证诊断。

二、临床思维的特征

全科医生临床思维的特征是全科医学基本特征在临床思维过程的重要体现。由于全科医学是一门定位于基层医疗卫生服务领域的学科，全科医生需要解决的临床问题及面临的工作环境不同于大医院的其他专科医生，因而，全科医生的临床思维具有其特征，主要表现为以下几个方面，这也进一步丰富了临床诊疗思维的内涵。

（一）以病人为中心

以病人为中心的照顾是全科医疗的基本特征，新的医疗框架将是以人为中心，人的生活质量将作为和疾病同等重要的另一因素予以考虑，这就要求全科医生在解决病人健康问题过程中具备两种平行的思维框架：一方面从生物医学视角出发，从症状和（或）体征入手，借助实验室及辅助检查，提出初步诊断并进行鉴别诊断，进而明确疾病诊断；另一方面，从病人的视角出发，了解病人为什么来看病，充分了解病人，关注病人就医的背景，明确病人就医的原因，理解病人患病的独特感受，充分了解病人的需要、信念、担忧、恐惧和期望。然后，整合两个框架，对各种问题进行全面、系统地整合，与病人和家属充分沟通交流，共同协商决策，建立一种持续的密切的医患关系，制订长期的健康管理计划，为病人提供以人为整体的健康照顾。这是全科医生对病人高度负责的职业素养，是全科医生分析和处理临床问题的中心思想。

（二）以问题为导向

基层全科医生遇到的临床问题通常是未经过筛选的，涉及不同性别及年龄段的患者，绝大多数患者都是以症状或健康问题而不是以疾病就诊。基层大部分疾患（illness）是处于疾病早期阶段未分化状态、轻症、自限性或慢性的健康问题，需要医生综合运用临床医学、预防医学、心理学与社会学等科学方法对各种问题进行初步识别，及时转诊基层不具备诊断和处理条件的急重病。因此，全科医生在基层常用从症状学出发的诊断思维方法，对产生症状的最可能病因做出诊断，同时排除严

笔记

重的疾病。

（三）系统整体性

生物医学把病人看成是一架需要修理的机器或药物反应的容器，病人不被看成一个有机的整体，而被分割成相互独立的器官系统。全科医学把病人看成是一个不可分割的完整的人，只有完整地认识作为一个完整的人的病人，了解他的健康问题，才能有效、全面地解决健康问题。因此树立整体观是其关键。

系统整体性方法是全科医学的方法论基础，是指导医生临床思维过程的基本方法。该方法结合了系统论、整体医学观和生物－心理－社会医学模式，实现了分析与综合、部分与整体、辐射思维与集中思维的辩证统一。这种全人照顾的临床思维不只考虑疾病的诊断、治疗和管理，也关注病人的心理特征以及家庭社会背景，从一个人整体健康的角度，基于科学证据，与病人及家属共同做出最佳临床决策。

三、临床思维的原则

为了使我们的结论更接近于事物的本质，建立起一个正确的诊断，必须首先建立起一种科学的、辩证的临床思维方法。为此，全科医生的临床思维必须遵循以下十项原则，其中以人为中心是首要原则。

（一）以人为中心的原则

全科医生在临床实践过程中的关注点始终应该是服务对象，将其作为一个整体的人，而不仅仅是疾病或健康问题。例如，医生的关注点是咳嗽的青少年、有颈椎痛的程序员、血糖血压高的中年人、停经的中年妇女、卒中后半身不遂的中老年人，而不仅仅是咳嗽、颈椎病、高血压及糖尿病等疾病问题。

（二）从整体观点出发的原则

在基层医疗机构中，病人的健康状况往往是由多种因素导致，是多种并存疾病共同作用的结果，在诊疗过程中遵循整体性原则，需考虑以下四个方面：①全身和局部关系。对患者的症状进行分析，首先考虑全身疾病，再考虑是否可能是局部器官系统的原因。如鼻出血，首先考虑全身某一出血性疾病，例如血液系统疾病白血病引起的鼻出血。②采集病史资料时，同时要了解病人心理、家庭和社会方面的资料。③在诊断过程中，需考虑病人心理社会因素的权重。④在治疗和管理过程中，不仅应考虑针对特定疾病的各种治疗手段，还应注重提供适宜的整体性方案，包括病人教育、心理支持、健康指导、共病管理、转诊与随访等。

（三）基于循证诊断的原则

将循证医学的理论和方法运用到临床诊断过程中被认为是一种科学、定量的临床推理和诊断思维方法，在基层医疗实践中，特别是首次就诊的病人，全科医生可能无法做出明确的诊断，也不能提供具体的治疗方案。面对这种情况，全科医生需要运用循证医学的方法和外部证据，尤其是风险计算、临床指南等，将最佳证据与自身的经验和直觉以及病人的需求和意愿有机结合，得出最可能的诊断，选择诊断性试验并解释检查结果，促进医疗服务的最优化，提高诊断质量和效率。尽管目前全科医学循证医学实践在基层医疗中的应用还有很多局限性，但将现有最佳证据、临床经验与患者的需求和意愿有机结合以提供最佳的临床决策，是全科医生应始终坚持和追求的重要原则之一。

（四）一元和多元有机结合的原则

病人就诊的症状常常不是一个，而是多个症状。对于涉及多个器官系统的症状群，可能是典型的，但临床上也常见不典型的症状群，尤其在基层，需要用一元论或多元论来解释。专科医疗通常采用一元论优先的原则，而在基层，建议按照"3s规则"先从个别问题推理，遵循一元和多元有机结合的原则。所谓"3s规则"是指对于每个问题，都应该考虑至少3种解释，形成单独的鉴别诊断，以便医生尽快识别急性或重要问题，并进行及时和合适的处理。例如分析胸痛的原因，可能是心绞痛、心肌梗死、主动脉夹层等，也可能是胃食管反流、带状疱疹或心理因素所致。"3s规则"是基层常用于分析同一病人同时患有多种症状的推理方法，可以帮助全科医生避免漏诊。

（五）假设"有病"的原则

全科医生在接诊时，无论遇见因何种原因就诊的患者，都应该首先建立一个该患者可能患有某种疾病，甚至是急性、严重疾病的可能，例如快速识别胸痛、腹痛及牙痛是不是由心绞痛或心肌梗死引起，以避免误诊、漏诊急危重症。全科医生经常要做的是排除诊断，而不是确定诊断。

（六）假设是"常见病"的原则

全科医生的服务对象是相对固定的人群，是以社区为范围的，因此，全科医生应掌握社区疾病谱及患病率情况。根据该社区的疾病概率，首先考虑常见病、多发病，大大减少误诊的机会。

（七）假设是"器质性疾病"的原则

社区通常不具备完善功能性疾病诊断依据的条件，而基层全科医生比医院专科医师更有机会接触更多的功能性疾病，对于健康问题的诊断和鉴别诊断来讲，应该首先建立一个可能是器质性疾病的诊断假设，避免漏诊。

（八）"重要疾病"优先诊疗的原则

日常临床诊疗中的重要疾病是指一些危及生命的、恶性的及急性需要立即处理的疾病，如恶性肿瘤、脑卒中、冠心病、心律失常、严重的感染、儿科、外科与妇科急症等。判断某一症状可能是哪种疾病时，医生一般先列出可能的疾病列表，按照疾病可能发生概率的大小进行排序，同时要考虑先行检查重要疾病，尽可能地不漏诊并及时处理，必要时立即转诊，降低给病人及其家庭带来无法弥补的损失，减少医疗风险，避免医疗纠纷。例如快速识别脑出血、心肌梗死及脑卒中等重要疾病。

（九）"可能"优于"肯定"的原则

著名家庭医学学者Crombie DL和McWhinney IR曾指出，诊断未必是临床推理的最终结局。在基层全科医疗中，疾患复杂多样，需要全科医生全程动态监测病情的发展和演变，及时制定或修正诊疗计划。对于首次就诊的患者，全科医生对疾病的临床诊断并不总是先于临床治疗，有时候需要先根据初步诊断制定处理方案，这本身就是一种临床诊断策略。如果给予试验性治疗后，患者症状缓解，病情好转，可以支持某种疾病的诊断；反之，能排除该种疾病或支持其他疾病的诊断，重构诊断列表。

（十）转诊的原则

在基层，全科医生必须具备在疾病的早期阶段将严重的、威胁生命的关键问题识别出来，并及时进行转诊的技能，然而转诊是全科医生必须经常考虑却并不是经常使用的诊疗策略之一。例如，某女性病人，55 岁，以"腹部不适 3 个月"为主诉来诊，伴有嗳气、反酸、胃灼痛等症状，C-14 尿素呼气试验（＋），抗 HP 治疗 1 个月无明显好转来复诊。该病人就诊的主要原因是"我是不是得胃癌了"，并因此而导致睡眠障碍。医生综合考虑病人的病史资料、检查结果及其患病感受，为进一步规范诊疗并消除病人的疑虑，首先考虑的是将病人转诊行胃镜等相关检查，而不是调整用药和随访。

四、临床思维的地位和作用

随着临床医学的快速发展，大量高新技术和设备被引入临床，为医生提供了先进的诊疗手段。尽管辅助检查的仪器设备越来越先进，但国内、外的许多报道显示，临床误诊率并没有明显下降，提示我们应该加强对医生临床思维的严格训练。作为全科医生，更应强化临床基本功的训练，认真采集和分析患者的主诉，根据病史、症状和相应的体格检查结果有针对性地选择应该实施的辅助检查项目；同时，还要运用流行病学基础知识评价试验诊断，根据检查指标的灵敏度、特异度及预测值等选择适宜的检查项目，对检查结果给予良好的判断与解释，有计划地开展针对性的健康教育与干预。

深入研究临床思维问题，已经日益成为现代医学，特别是临床医学的重要课题。

1. 深入研究临床思维有助于推动现代医学的进步

20 世纪以来，现代医学不断向疾病过程的微观机理深入，日益要求医生在临床思维中要有高度抽象思维的能力，要求把人的整个机体作为一个系统来考察，体现生物－心理－社会医学模式，要求医生能够从整体联系上，综合把握各要素之间的相互作用，从而正确认识疾病过程的本质，并采取恰当的治疗措施。

可以说，现代医学的发展，要求人们具有更高的临床思维水平。同时，人们在医疗实践中进行观察和思考，又推动现代医学的进一步发展。

2. 深入研究临床思维有助于医生掌握科学的思维方法，减少误诊、漏治，提高临床诊治的水平

在医生对疾病进行诊疗的过程中，敏锐的临床观察能力，进行综合分析做出判断的能力，形成最佳治疗方案的决策能力，都离不开科学的思维方法。所以，应该重视临床思维方法的研究，以克服先入为主、固定思维、片面性、错误叠加、盲目依赖技术诊断手段等常见的临床思维错误，从而提高临床诊治水平。

总之，深入研究临床思维，减少误诊误治，直接关系到成千上万人的生命和健康，影响到千家万户的生活和幸福，而且对经济发展和社会进步也有着巨大的

笔记

社会效益。

3. 深入研究临床思维有助于推动高等医学教育改革和提高教学质量

随着医学科学的加速发展，医学知识的积累呈现为指数增长的规律。庞大的医学知识不断急剧扩展，使人们面临着"信息爆炸"的局面。对现代医学教育来说，重要的是把传授知识的方式和过程，作为开发学生智力和培养学生思维能力的手段和途径。为此，有必要依据提高学生临床思维能力和科学思维水平的要求，改革课程设置和教学方法。由此可见，深入研究临床思维，可以加速我国医学科学的现代化和医药卫生事业的发展，同时对推动医学教育的改革有着积极的意义。

第五节　以问题为导向的诊疗思维模式

一、以问题为导向的诊断思维方法

在基层卫生保健服务中，大部分健康问题尚处于早期未分化阶段（undifferentiated stage），绝大多数患者都是以症状（问题）而不是以疾病就诊，并且绝大多数的症状都是由于自限性疾病引起（或一过性的），往往无须也不可能做出病理和病因学诊断，只有一部分问题经随后的检查被确定为疾病。因此，培养全科医生要开展"以问题为导向"（problem oriented/based）的诊疗思维，加强对常见健康问题的识别与处理能力，从主诉、症状、体征和健康问题为切入点来进行思考。

所谓以问题为导向的临床诊断思维是指以发现、确定临床问题为出发点，以解释、解决临床问题为目标，综合运用适宜的临床诊断思维方法，对患者的各种临床问题进行初步诊断、鉴别诊断、修正或确定诊断，尽可能明确其产生的原因及影响因素，为妥善处理临床问题提供科学、可靠的依据。以问题为导向诊断思维的目标不是为了诊断而诊断，其落脚点是妥善处理人的临床问题，维护和促进人的健康。

二、从患者主诉症状和体征出发的诊断与鉴别诊断

在基层医疗卫生服务中，绝大多数病人的主诉是症状或体征，而不是疾病。因而，从症状或体征出发的临床思维方法最适宜在基层全科医疗中使用，成为全科医生应掌握的主要的诊断思维方法。

从患者主诉症状和体征入手进行疾病诊断的思维方法是最常用的诊断思维方法，基层医生常用的诊断方法有：

（1）印象诊断法：最符合临床认知的基本规律和实际情况，也是最常用的方法。例如对疼痛诊断的"十步分析法"：从诱因、起病、部位、性质、程度、缓解方式、持续时间、病程、放散部位、伴随症状等，逐步进行诊断分析。

（2）现场即刻诊断法：是指临床医生对视觉和听觉采集到症状的最初、即刻的反应。例如听到犬吠样咳嗽当即考虑到百日咳。

（3）归缩诊断法：又称向导诊断法，适用于病人具有多个临床症状的情况，对症状的临床意义进行定位或定性分析，即进行交叉分析评估，以逐渐缩小诊断的范

笔记

围。例如：某患者因为"发热、咳嗽、咳铁锈色痰"就诊，对于发热，归属于定性症状，可能是感染性疾病；对于咳嗽，可归属于定位症状，可能是胸部疾病；对于咳铁锈色痰，是一个特征性的定性症状，可考虑大叶性肺炎的可能性。

（4）"3s"诊断法：参见本章第四节下"临床思维的原则"。

（5）利用时间辅助诊断法：是一种利用疾病病程进行预测和诊断的方法。例如：接诊一名主诉"尿频尿急"的女性患者，如果没有发热、腰痛等报警症状和体征，考虑尿路感染的可能性大，我们可以考虑对症治疗1~2周后，观察其疗效决定是否需要进一步检查。

三、以问题为导向的临床处理原则

全科医生在实施以问题为导向的诊疗思维过程中，应注意掌握以下原则：

（一）善于把握成因

应尽可能准确掌握问题之所在，从生物、心理、社会等多维角度综合分析患者的问题，才能准确把握各种问题的成因，并采取适宜的干预策略。

（二）准确识别真伪

在疾病处理过程中，由于疾病本身的复杂性，疾病的表现形式多种多样。因此，医生必须以系统整体性的观点来分析、诊断和处理疾病问题。如有的心梗患者发作时，并无典型的胸骨后压榨性疼痛、胸闷、心悸等症状，而是以牙痛、左上肢痛等为主要症状，如果医生对各种疾病所表现出的真相、假象缺乏全面的了解，只从疾病的局部表象来看待问题，则很容易被患者所表现出来的牙痛、肢痛等假象迷惑，从而丧失对患者进行抢救的宝贵时机。

（三）掌握治疗时机

应妥善处理好治标和治本的关系。当某些疾病引发的症状危及患者的生命或给其带来巨大痛苦，或对病因不清、对病因无有效治疗方法时，治标无疑具有重要意义。

（四）动态观察病情

大多数疾病和健康问题由于不典型、缺乏足够证据，因此在就诊初期往往很难定性。要通过对健康问题演变过程的动态观察、实时跟踪和随访来实现对疾病问题的进一步明确诊断，并利用时间进行试验性治疗和追踪观察，不断搜集证据来修改、调整最初的诊断和处理，最大限度地减少误诊的发生。

（五）以人为中心

在以问题为导向的诊疗过程中，要体现以人为中心的原则，不仅仅要求尊重患者的知情权和隐私权，还应允许患者在一定程度上参与诊断和治疗的决策。

第六节　全科医生临床推理与诊断

一、全科医疗中常用的推理模式

诊断推理一般包括以下几种模式：假设－演绎方法、模型识别法、穷极推理

笔记

法，在临床实践中常综合使用这些方法。

（一）假设 – 演绎方法（hypothetical-deductive approach）

该方法包括两个步骤：

第一步：猜想，从病史、体检及流行病学资料，通过经验类比，很快形成一系列可能的猜想/假说或行动计划，进一步补充病史并制定检查计划。

第二步：验证，从这些猜想中推出应该进行的临床和实验室检查项目并实施，根据检查结果，对系列猜想/假说逐一进行排除、确认，最后得出可能的诊断结果。医生运用假说引导病史采集和体检，使之能够深入、有目的地进行，以便在短时间内得到较为集中而可靠的诊断。假说 – 演绎方法是最常用的有效方法。

（二）模型识别法（heuristic reasoning, or pattern recognition）

这是对于已知疾病的诊断标准、图像或模型相符合的患者问题的即刻辨认。这种诊断仅靠观察患者便可得出，这无疑对医生十分有用，但是只限于典型患者，例如发热、咳嗽、咳铁锈色痰，伴白细胞升高，提示大叶性肺炎。使用模型识别方法需要临床医生记住疾病的典型表现，然而，毕竟临床实践中接触的典型患者并不多见，因此其应用是有限的。

（三）穷极推理法（exhaustive reasoning）

这种方法意味着不管患者主诉如何，医生都需要极其详细地询问病史并进行完整的查体，以及常规的实验室检查和辅助检查，对所有临床资料进行细致的系统回顾，然后搜集所有的阳性发现，进行归纳推理，得出可能的诊断。在得出最后结论前，不提出任何假设。这种方法多应用于医学生的临床教学，它可以协助训练学生采集患者资料的能力，但因其效率低并往往流于形式，在日常临床诊疗中应用较少。

二、全科医疗中临床诊断策略

所谓策略是在一定行动方针指导下，可以实现目标的方案集合。而临床诊断策略（diagnostic strategy），简单地解释，是指在一定原则指导下综合运用临床推理和诊断思维程序作出临床诊断的一系列方案的集合。由于医生在基层常遇到病人有一些不适的症状，在很多情况下不能用某种确切的疾病来解释，因此，同样重视科学和人文精神的全科医生与侧重于生物医学的专科医生的临床诊断策略是有差异的。然而，这种差异很少是由学科本身的特征所决定的，而是临床问题的特点和诊疗环境不同带来的结果。

全科医生作为居民健康的"守门人"需要处理不典型、非特异的症状或症状群，而且需要在有限的资源条件下，早期识别严重的、危及生命的疾病并及时转诊，保障医疗安全和质量，规避医疗风险。因此，澳大利亚著名家庭医学专家 John Murtagh 根据其多年的临床经验和理论研究结果，提出了一种适合全科医生的、简单的安全诊断策略，被普遍采用。该策略多用于初步诊断常见病，尽快识别急性、严重的、危及生命的疾病，分析并判断是否可能有导致某种症状、症状群、体征容易被忽略或遗漏的疾病，可供我们学习和借鉴。Murtagh 安全诊断策略的基本诊断思维包括以下 5 个自问自答的问题。

（一）引起这种症状和体征的常见疾病有哪些

首先列出引起这种症状的常见疾病有哪些，然后搜集分析临床资料，提出诊断假设。这与"假设有病"以及"假设是常见病"的原则一致。常见病的列出主要依据医生的医学知识、临床经验、研究证据、患者资料和背景及对社区患病率等流行学资料的了解。以胸痛为例，最常见的可能是：①心绞痛；②心肌梗死；③胃食管疾病；④主动脉夹层；⑤带状疱疹，等等。

（二）有没有严重的不能被忽略的疾病

该原则与"假设是器质性疾病"及"重要疾病优先检查"的原则相一致，主要依靠医生的临床经验和非分析性推理或直觉。在诊疗过程中，医生应注重总结、积累来自自己和他人的临床经验，结合患者的实际情况，并不一定都是"三联征（即记住常见疾病的 3 个主要症状）"，也可以是"四联征"或"五联征"，以帮助快速诊断。在临床上，还应该牢记严重疾病的不典型表现，避免因为忙碌而疏漏。例如急性心肌梗死的典型症状是心前区压榨性疼痛，它也可表现为牙痛、上肢痛、腹痛等症状。任何时候都是可能优于肯定，避免危及生命的、重要的疾病漏诊和误诊。

（三）有没有容易被遗漏和忽略的疾病

该问题是指全科医疗中容易被漏诊或误诊的疾病，重点针对不会危及生命的、轻症的疾病，也包括重大疾病的危险因素。这些健康问题、不适症状和疾病同样困扰患者，同样不能漏诊或忽视。如围绝经期综合征引起的心悸盗汗、泌尿系感染引起的腰痛等。

（四）病人是否存在多个症状而不容易被识别的疾病

针对多个不典型症状，阳性体征少的情况，患者可能患有重要疾病，也可能是轻症的小病，在临床上不容易被识别和诊断。此时，需要考虑用"一元论和多元论有机结合"的原则来解释，主要的、可能的疾病是什么，还有没有其他的原因等。例如，系统性红斑狼疮是一个可累及多系统的疾病，最常见的症状是发热、关节痛、肾脏损害，也可能出现多个器官系统的症状，在疾病早期很难识别。John Murtagh 医生在《全科医学》中介绍了 7 种常引起多种疾病、在全科医疗中不容易被识别和诊断的疾病，可供借鉴：①抑郁症；②糖尿病；③药物滥用；④贫血；⑤甲状腺疾病和其他内分泌疾病；⑥脊柱疾病；⑦尿路感染。

（五）病人是不是还有什么话没有说

患者可能有意或无意隐瞒或忽视一些症状，这种情况常可能与精神心理问题、性问题、药物滥用问题、家庭与工作背景因素等相关。例如年轻女性因"腹痛"就诊，医生会问及性生活史，病人可能因为尴尬或难为情，隐瞒自己的病史，这就需要医生敏锐地感觉到病人的忧虑和感受，避免误诊和漏诊。与患者建立良好的、持久的、稳固的亲密关系，尊重、关心、同情病人，了解病人，从系统整体观念出发的思维原则的合理运用等均有助于患者的表述，为临床诊断提供有益的线索。

三、全科医生临床推理与判断程序

全科医生与所有医生一样，最基本的任务就是识别并处理患者的疾患，其临床思维的基本推理与判断程序如下。

（一）完整收集临床资料

1. 病史、查体和检查在诊断中的作用

医生需对病史进行详细询问并进行完整的记录。许多情况下仅靠临床病史即可做出初步诊断，必要时辅以社区可实施的辅助检查加以验证。

2. 对背景资料的采集

全科医生不仅仅是对患者进行病史采集、体格检查等，还需关注和了解病人的心理和社会背景。如病人对疾患的感受、期望以及与该疾患相伴随的恐惧和担忧等。尽可能用一句话精炼概括已发现的病人的主要临床问题或主诉及重要信息，可采纳"印象诊断法"步骤。

（二）构建诊断假设列表

运用临床推理方法（如假设－演绎法、模型识别法等）识别可能的疾病，参照Murtagh教授提出的安全诊断策略，从患病概率、不可忽视的重要问题、易漏诊、易误诊和其他隐含问题五方面形成诊断假设。

（三）排定诊断假设的优先顺序

按照严重程度和可治疗性将上一步形成的诊断假设大致可分为四级：优先考虑的假设、替代假设、一般假设、可除外的假设。有时某疾病发生概率虽然不高但却是严重而又可治疗的，其排列顺序应该提前。如对一个腹痛的年轻女性，尽管宫外孕的发生概率低于胃肠炎，但考虑到其严重性、急迫性与手术可治疗性，应将其排在首位。此外，心肌梗死对于中老年胸痛患者、脑膜炎对于婴幼儿等，都是虽少见但却不可遗漏地需要紧急处理的疾病诊断假设，应优先考虑并排除。

（四）继续提问患者来检验各种诊断假设

使用与诊断假说清单有关的开放性问题进一步询问以搜集资料，针对各种假设的性质来检查患者的症状，直到发现那些症状集中在某个假设上为止，这样可以进一步缩小视野（归缩诊断法），用一些特定的直接的问题来确认或者否定假设，这些问题对诊断假设具有很强的鉴别力。例如，如果医生怀疑病人的胸痛是由心肌缺血引起，应该询问病人的症状是否与用力有关；如果怀疑胸痛是由胃食管反流疾病引起，就要询问是否有反酸、嗳气等症状，尤其夜间或进食后不久。同时还需注意不要过早地将特定的直接问题集中到某一个诊断假设上，而应由宽到窄逐渐收拢，最后再确认诊断，这样可以避免漏诊，规避风险。

（五）有针对性地查体或检查

根据病史与问诊所获得的信息有针对性地进行查体，进而对依据症状、体征和病史所提出的猜想或假说逐一确认和排查，为此需要相应的实验室检查和辅助检查项目加以验证。

笔记

（六）检验新的诊断假设

临床诊疗不是一次完成的，而是一个反复观察、不断思考、充分验证的动态过程。有时排除一些假设，却得不到全面的关键性资料来确认初步假设，这时需要再把视野拓宽，把另一些假设考虑进去，重新进行新的诊断假设的检验，直到确认一个或几个诊断为止。

（七）进行诊断性处理来验证

根据初步诊断，运用循证医学的方法获得该疾病的相关临床治疗指南，考虑开始进行初始治疗。安排临床治疗计划的思维程序一般分为三个阶段：①处理或治疗方案的扩展阶段，要考虑到尽可能全的各种备选方案；②不适合方案的排除阶段；③最佳处理方案的认定阶段。通过治疗和随访患者可以获得更多资料，据此证实建立处理计划的初步假设是否正确，如果仍未证实，则再开始修改诊断假设并验证之。

四、案例实战训练分析

案例8.8

腹　　痛

小李，女，21岁，是一所高校的大三学生，这是她第一次就诊。她衣着得体、举止自信地来到诊室坐下。

1. 如何获得重要的临床病史资料

（1）探究患者就诊的原因（R）

1）以一个常规的问题作为开始，如"有什么可以帮你？"接着仔细倾听患者的叙述。

2）利用"黄金1分钟"：在不向患者提问的情况下，给予其一定的时间来阐述自身问题。

3）积极倾听。

4）提问环节，先提出开放式问题，然后提出封闭式问题。

小贴士：

在采集病史之初提出开放式问题是一种很有效的手段。这样给予患者更多空间可以传递给你重要的信息。你也可在后续问诊中借此询问患者，症状是如何影响他们的生活、情绪等。

当你需要理清某一特定细节时，提出封闭式问题将更有效。封闭式问题一般用于病史采集后段。譬如，你可能想确认某一诊断（例如，"当你吃饭时症状会加重吗？"）或排除危险信号（例如，"你的大便中有血吗？"）。通常先用开放式问题，接着提出几个适当的封闭式问题，可以帮助全科医师以一种高效的方式获取大量信息。

小李说近两年她一直受胃痉挛（胃痛）的困扰。自从大一发作后，该症状就一直反复出现，时好时坏。当她学习压力较大或是劳累时更易发作。3个月前由于课程繁忙，考试压力大，症状爆发，越来越严重。在近几个月里，她一直有点腹泻，有时也会便秘。

（2）明确患者告知信息

1）可以向小李提问："你说的胃痛是什么意思？"有些患者也可能滥用医学术语，如"左腹痛"误认为"胃痛"，并错误提供信息。

2）在问诊过程中保持探究精神，不要想当然地全盘接受患者的表述。患者表述"我不喝酒"，也可能是由于近期吃头孢类抗生素禁止喝酒等暂时不饮酒。

（3）了解更多症状相关信息

1）患者小李如果自觉疼痛，则要了解一些具体表现，可以使用苏格拉底问诊法"SOCRATES"（部位S，发作时间O，性质C，放射痛R，伴随症状A，持续时间T，加剧/缓解因素E，严重程度在0~10分S），具体操作如表8-6。

2）你要避免从头至尾的疑问句，通过适当的肢体语言（如微笑、点头）来彰显你对小李的肯定和关心。

3）获知小李的社会功能也同样重要。主要症状或其他症状会妨碍她什么？你需要了解她的日常生活，包括学习和生活，才能知晓影响有多大。例如："在学校有经常运动锻炼吗？""平时抽烟喝酒吗？饮食喜好是怎么样的？"。小李回答："很少运动，没有不良嗜好，不爱吃辣，平时饮食基本以学校食堂为主。"

4）趁此时机，我们可以向患者咨询一些有关危险信号的问题，以便发现或排除那些严重情况。例如："你的体重近期有减轻吗？""有过性生活吗？""上一次

表8-6 腹痛–苏格拉底问诊法

医生询问	患者回答
S：部位——哪里痛	就在我的左前胸偏下点，有时感觉整个腹部不适，部位不定
O：发作时间——疼痛是什么时候开始的	2年前开始的，时好时坏，3个月前开始逐渐加重
C：性质——疼痛感觉是怎么样的	是一种痉挛性的感觉，让我一直觉得不舒服，可以忍受
R：放射——疼痛会放射到其他地方吗	没有放射到其他部位，有时疼痛时整个腹部都会痉挛
A：伴随症状——有表现其他症状吗？（例如：大便中有血吗？拉肚子或便秘吗？如果有拉肚子，每天几次？感觉肚子胀吗？）这一系列提问会带来重要线索	有时会拉肚子，一天约3~4次，偶尔看见大便表面有黏液，但是没有血；有时会解大便困难，干结；时有腹胀
T：持续时间——疼痛有规律吗	没有规律，随时可能，偶尔会失眠
E：加剧/缓解因素——是什么改变了疼痛	当我解完大便或者放屁后会感觉疼痛好一点
S：严重程度——疼痛有多严重？从轻至重，0~10分的范围	0-10分，通常是3分左右，但有时会难以忍受

笔记

月经是什么时候？"。小李回答："体重与平时差不多，没有性生活，'大姨妈'刚走1周。"

（4）探究患者的想法（I）、关注点（C）和期望（E）。

一定要尝试询问患者以下问题："你希望我能做些什么？""你对这一切有什么看法？"以及"你最担心的是什么？"。例如，小李作为学生，可能会询问："医生，你觉得我这情况严重吗？"倘若你没有询问，你便永远无法了解她的真实想法。

2. 运用临床推理全面构建诊断假设列表

参照澳大利亚五步鉴别诊断法，根据患者的病史和症状特点，构建诊断假设列表。

通过以上病史资料，你首先想到的诊断是什么？

最有可能的诊断是：肠易激综合征（IBS）。

其他可能诊断有哪些？

（1）其他引起腹痛的假设：小李自身描述的是"胃痛"，部位不定，由于胃痛可以影响腹，腹痛亦可牵连胃，按照解剖层次构架，可从上向下推测，食管疾病（胃食管反流），胃部（胃炎、消化性溃疡），胆道系统（胆石症、胆囊炎、胰腺炎），腹部（憩室疾病、阑尾炎、炎性肠病、结核性腹膜炎、异位妊娠、肿瘤）等。

（2）其他引起腹泻的假设：胃肠炎、感染、药物、结核性腹膜炎、炎性肠病、肿瘤等。

（3）其他引起便秘的假设：药物、甲状腺功能减退、结核性腹膜炎、炎性肠病、肿瘤等。

3. 排定诊断假设的优先鉴别顺序

按照严重程度和可治疗性将上一步形成的诊断假设大致可分为四级：优先考虑的假设、替代假设、一般假设、暂时可除外的假设。

（1）优先考虑的假设：肠易激综合征。

（2）替代假设：消化性溃疡、炎性肠病。

（3）一般假设：胃肠炎、胃食管反流、胆石症、胆囊炎、胰腺炎、阑尾炎、结核性腹膜炎、憩室疾病等。

（4）暂时可除外的假设：异位妊娠、肿瘤等。

4. 继续向患者提问来检验各种诊断假设

使用与上述诊断假设有关的问题来进一步询问小李以搜集材料，针对各种假设的性质来检验小李的症状，直到大部分症状集中在一个假设上为止。

例如：

医生问："你有发热吗？"

小李答："体温一直正常的。"

医生问："你觉得与进食有关系吗？比如在吃完饭后或者饥饿的时候出现腹部不适。"

小李答："好像没有关系，感觉是随时都有可能发生的，紧张或压力大时比较明显。"

医生问："对你生活有什么影响吗？比如会影响你正常的学习、睡眠和生活等。"

小李答："虽然感觉腹部不适，但到目前，我一直能够正常学习生活，最近几天考试，老是去上厕所，有点尴尬。偶尔会失眠，但很少会因为腹部不适而从睡梦中惊醒过来，胃口比以前稍微差点，没有反酸恶心的感觉。"

医生问："平时身体怎么样，有患过结核之类的传染病吗？家族里有类似的疾病吗？"

小李答："除了胃不好，其他都还可以；家里的亲人身体都挺健康的。"

5. 根据病史与问诊所获得的资料有针对性地查体或检查

根据上述病史与问诊获得的信息对小李进行有针对性的体格检查，对提出的假设诊断逐一确认和排查，并做相应的实验室检查和辅助检查对假设加以验证。

（1）体格检查：对小李进行体格检查。皮肤黏膜未见黄染，腹部平坦，腹部柔软，局部有轻微压痛，无肌紧张，无反跳痛，未触及包块，肝脾肋下未及，麦氏点压痛阴性，墨菲征阴性。①肌紧张：是肌肉对局部触、压痛刺激的对抗性收缩。肌紧张是肌肉收缩痉挛，是炎症的一种表现，尤其是腹膜炎的刺激情况下可以出现。触诊时，常感觉患者肌肉紧张。②反跳痛：在体格检查时用 3～4 个手指并拢向深腹部压迫，然后突然脱离检查部位，患者感到一种抽痛感。正常腹部触诊时不引起疼痛，在有感染累及时才引起反跳痛。③麦氏点：又称阑尾点，位于右髂前上棘与其连线的中外 1/3 交界处。急性阑尾炎是外科常见病，麦氏点压痛在急性阑尾炎的诊断中具有重要作用。④墨菲征：又称胆囊触痛征，墨菲征阳性适用于急性胆囊炎的诊断。

（2）实验室检查

1）血液：血常规、C 反应蛋白（CRP）、血沉（ESR）、生化等，有助于排除感染、胃肠炎、胆囊炎、胰腺炎、阑尾炎、炎性肠病等疾病。

2）尿液等。

（3）辅助检查

1）超声检查：如果怀疑胆石症、卵巢或子宫病变（如异位妊娠）等疾病，可做腹部 B 超检查。在这个病例中，通过病史采集，暂时可不做这些检查。

2）CT 检查：如果怀疑胆囊炎、胰腺炎、阑尾炎、憩室疾病、肿瘤等疾病，可做腹部 CT 检查。病史资料及体格检查并不支持以上疾病和恶性肿瘤，可暂时不做腹部 CT 检查。

3）胃肠镜检查：小李既往有胃痉挛病史，时有便秘与腹泻交替，近 3 个月来越来越明显，需做胃肠镜检查排除胃食管反流、消化性溃疡及炎性肠病等器质性疾病。

完成实验室检查和辅助检查，小李的血常规、CRP、ESR、生化等化验结果正常，胃肠镜检查未见明显异常。再结合病史资料，肠易激综合征（IBS）仍然是最有可能的诊断。

6. 检验新的诊断假设

通过病史采集、实验室检查和辅助检查，可以排除一些假设，当得不到足够的关键性资料来确认初始假设，这时需要扩大视野，考虑新的诊断假设，重新进行验证，直到确认一个或几个可能的诊断为止。该病例已确定一个最有可能的诊断，暂时不需考虑新的诊断假设，可以开始利用全科循证医学寻求相关指南，制定适合小李的诊疗计划，考虑与小李沟通病情，开始进行初始治疗。

坚持使用清晰的非医学术语解释，比如："根据你的描述、体检和验血结果，都指向肠易激综合征的诊断。我们暂时不知道肠易激综合征的发病确切原因，但它会导致肠道敏感和不适。压力和某些食物会使症状加重。虽然我们不能治愈肠易激综合征，却有很多方法可以改善症状。"

7. 进行诊断性处理来验证

针对肠易激综合征，我们应该采取哪些措施呢？

（1）生活方式改善

1）压力：识别压力情况，努力找到放松的时间和方式。

2）饮食：规律用餐（不匆忙）；规律饮水（非咖啡因）——每天至少摄入1 000～1 500 mL 的水；每天限吃 3 份新鲜水果；限制不溶性纤维的摄入（例如麸皮谷类食品、全麦面包和米饭），可溶性纤维（如燕麦）比较好。如果上述措施没有效果，考虑饮食是主要原因，应咨询营养师。

3）锻炼：建议适当有氧运动（如瑜伽、爬山、骑车），每周 3 次以上，每次 30～60 min。

（2）药物治疗（控制症状）

1）治疗疼痛/痉挛：止痉药。

2）治疗便秘：泻药（如乳果糖、聚乙二醇）。

3）治疗腹泻：止泻药（如蒙石脱散）、胃肠动力抑制剂（如洛哌丁胺）。

4）如果上述药物没有疗效，可考虑使用小剂量三环类抗抑郁药物或 SSRI 类抗抑郁药。

（3）心理咨询/认知行为治疗：若患者有强烈的心理影响因素，可以考虑采用。

医生与小李沟通后，双方观点达成一致，小李愿意开始采取措施，并对如何改变生活方式很感兴趣，决定通过做瑜伽来减轻学习、考试压力。她还希望如果可以的话，尽量避免服用药物。她很高兴，诊断明确了，制订了一个明确的治疗计划，也很庆幸并非严重疾病。如果症状没有改善，她会再来就诊。

案例8.9

停　　经

小赵，女，20 岁，是一名大学二年级学生，她衣着得体、举止腼腆来到诊室坐下。

1. 如何获得重要的临床病史资料

探究患者就诊的原因（R）：

（1）按照上述案例流程，以一个常规的问题作为开始，比如"有什么可以帮你？"接着仔细倾听患者的叙述。

（2）耐心倾听，利用"黄金 1 min"，在不向患者提问的情况下，给予其一定的时间来阐述自身问题。

小赵说她月经推迟了 1 周，有点担心，但是不想让同学知道，所以自己独自一人前来就诊。

（3）提问环节，先提出开放式问题，然后提出封闭式问题，了解更多症状相关信息。比如：

A."你上次月经是什么时候？"

B."平时月经周期规律吗？月经量怎么样？经期一般持续多久？痛经吗？"

C."你平时身体怎么样？有没有多囊卵巢综合征等妇科疾病？"

D."你有服用药物吗？例如激素类药物、避孕药、抗精神病或抗抑郁的药物、维生素和中草药等药物。"

E."结婚生子了吗？"

F."有过性生活或人流之类的手术吗？"（如果怕患者因尴尬而隐瞒情况，可以尝试询问患者有没有谈恋爱。）

小赵说自己平时月经规律，28～30 天来一次，量中等，持续 5～6 天，偶尔考试压力大的时候会推迟几天，一般不会超过 1 周，不会痛经，上次月经是上个月 25 日。平时身体健康，没有不舒适的地方，没有服用任何药物，没有性生活史，未婚未育。

（4）通过适当的肢体语言（如微笑、点头）来彰显你对她的肯定和关心。

（5）获知小赵的社会功能也同样重要。主要症状或其他症状会妨碍她什么。你需要了解她的日常生活，包括学习和生活，才能知晓影响有多大。

A."你觉得自己需要减肥吗？平时吃饭胃口怎么样？"

B."你脸部或背部等部位容易长痤疮吗？除了隐私部位，四肢等部位体毛密集吗？"

C."你喜欢运动吗？最近学习压力大不大？"

D."平时爱吃辛辣、甜食吗？晚上一般几点睡觉？"

小赵说自己身高 160 cm，体重 46 kg，认为自己身材还可以，不需要节食、运动减肥。平时很少长青春痘，体毛分布还算正常。虽然有爱吃辣和甜食的喜好，但是平时也只是偶尔吃，一般晚上 11 点左右睡觉。周末会和同学出去爬山、郊游之类的，学习任务不算重，自己能应付。

（6）趁此时机，我们可以向患者咨询一些有关危险信号的问题，以便发现或排除那些严重情况。

"你有感觉头痛吗？眼睛看东西范围有没有觉得比平时少？乳房有没有出现溢液的情况？"如果出现了乳房溢乳、头痛或视野缺损，可能是垂体肿瘤的征象，需要尽快就医。小赵觉得自己一切还好，没有上述症状出现。

2. 运用临床推理全面构建诊断假设列表

参照澳大利亚五步鉴别诊断法，根据患者的病史和症状特点，构建诊断假设列表。

通过以上病史资料，你首先想到的诊断是什么？

小赵最有可能的诊断是妊娠。尽管她自己否认性生活史，但对于一个具备生育能力的女生，妊娠是导致闭经的最常见原因，患者可能隐瞒病史，必须首先予以排除。

其他可能诊断有哪些？

其他可能引起闭经的原因：

（1）过度减肥、过度运动及精神紧张。

（2）哺乳期。

（3）多囊卵巢综合征。

（4）子宫内膜结核。

（5）某些药物（如激素类药物、避孕药、精神类药物和中草药等）。

（6）内分泌功能紊乱（如库欣综合征、甲状腺功能亢进症等）。

（7）人流或宫腔镜手术后。

（8）肿瘤（如垂体肿瘤）。

（9）月经流出道的结构异常（原发性闭经）。

（10）染色体异常（原发性闭经）。

3. 排定诊断假设的优先鉴别顺序

按照严重程度和可治疗性将上一步形成的诊断假设大致可分为四级：优先考虑的假设、替代假设、一般假设、暂时可除外的假设。

（1）优先考虑的假设：妊娠。

（2）替代假设：内分泌紊乱、某些药物（如激素类药物、避孕药、抗精神病或抗抑郁的药物和中草药等）、过度减肥、过度运动及精神紧张等。

（3）一般假设：多囊卵巢综合征、子宫内膜结核、肿瘤（如垂体肿瘤）、人流或宫腔镜手术后等。

（4）暂时可除外的假设：月经流出道的结构异常（原发性闭经）、染色体异常（原发性闭经）、哺乳期等。

对于一个妙龄少女来说，有关性方面的病史可能会因为害羞尴尬而隐瞒，以上采集的信息中并不能排除患者个别出现不容忽视的疾病的可能。

4. 继续向患者提问来检验各种诊断假设

（1）"你以前发生过肺结核吗？或者家里亲人患过结核病？"

（2）"最近容易发脾气吗？"

通过继续对小赵进行病史追溯，小赵性格温柔，很少发脾气，自己和家里人从未得过结核之类的疾病。

5. 根据病史与问诊所获得的资料有针对性地查体或检查

根据上述病史与问诊获得的信息对小赵进行有针对性的体格检查，对提出的假设诊断逐一确认和排查，并做相应的实验室检查和辅助检查加以验证假设。

（1）体格检查：根据病情需要，需对小赵进行胸部等隐私部位的检查，与小赵

237

沟通后，同意检查她的头部（包括视野）、腹部、心脏和肺部，这些都是正常的。

（2）实验室检查

1）血液：人绒毛膜促性腺激素（HCG）、性激素水平、甲状腺功能等。有助于排除妊娠、内分泌紊乱等。

2）尿常规、尿妊娠试验：有助于排除妊娠。

（3）辅助检查

1）B超：子宫和卵巢的B超（注：未婚者优先选择腹式超声检查，已婚者尽量选择阴式超声检查，任何方式均需征得患者同意）。有助于排除妊娠、子宫及卵巢的病变。

2）CT：蝶鞍CT。有助于排除垂体肿瘤。

小赵血HCG呈阳性表现，子宫B超可见孕囊。

6. 检验新的诊断假设

通过病史采集，结合实验室检查和辅助检查，考虑妊娠，暂时不需考虑新的诊断假设，可以开始与小赵沟通，决定后续治疗方案。

7. 进行诊断性处理来验证

小赵作为一名在校大学生，未婚先孕对她来说是一件非常恐惧的事情，她可能担忧周围同学、家里街坊邻居的嘲笑，害怕男友的回应，担心父母的责备，从而不知所措。此时的她是脆弱无助的，我们全科医生需要全面综合分析她的情况，了解她自己的想法或看法、她对此件事情的担忧和恐惧以及对最终结果的期望，开导安慰她，尽量说服她告知她的家人和男友，由她和男友及家人一起商量决定后续治疗方案。

思考题

1. 什么是循证医学？
2. 循证医学对全科医学发展的主要影响是什么？
3. 证据是如何进行分类的？
4. 常用的数据库有哪些？分别属于"6S模型"中的哪一层？
5. 如何判断检索出的证据的质量高低？
6. 简述临床诊断思维的概念。
7. 简述临床诊断思维的基本元素。
8. 简述全科医学临床思维的特征。
9. 简述简述全科医生在临床思维过程中应该遵守的原则。
10. 简述以问题为导向的诊断思维方法的概念。

（李琰华）

数字课程学习

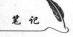

Ⓟ 教学PPT

第九章　中医在全科医疗中的应用

学习提要

1. 中医学是中华民族创造的，内涵丰富人文精神的，用于防病治病，养生保健的医学科学，要认识中医药的科学性和有效性。

2. 中医理论将整体观念、辨证论治等融入到传统医疗实践中。中医药的融入对全科医疗更好开展预防、诊断和治疗疾病都具有重要作用。

3. 全科医生在运用中成药时须遵循辨证论治等原则，通过简洁的辨证，就能够准确施治，疗效确切。在全科医疗实践中合理应用中西医结合提高临床疗效，是提高全科服务水平的最有效途径。

4. 中医药在治疗慢性病、功能性疾病、（病毒性）传染病、老年性疾病、妇女儿童疾病等方面具有独特优势。中医传统适宜技术，如针灸、推拿、穴位贴敷等都是独特的养生、防病保健的方法，同时也是简、便、廉、验的治疗手段。中医学强调"治未病"，与全科医学预防和保健相契合，应充分发挥中医药在疾病预防中的作用。

思维导图

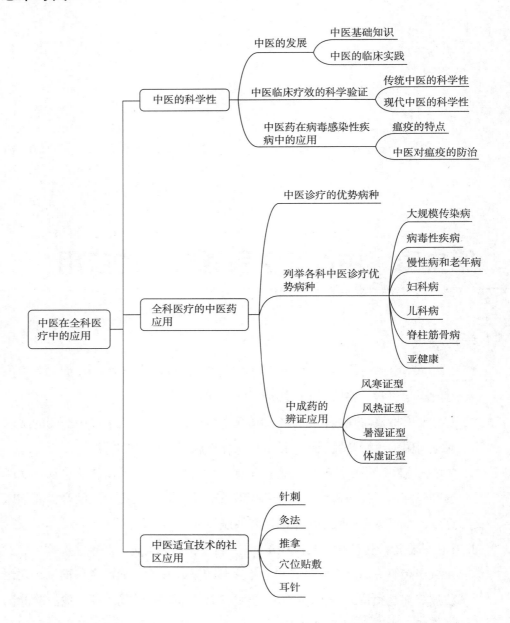

第一节　中医的科学性

一、中医的发展

中医是中华民族创造的，经几千年的实践总结发展而来，用于防病治病、养生保健，具有整体观念、辨证论治等特点的医学科学。中药作为中医的主要治病"武器"，早在公元前《诗经》就记载 100 种；秦汉《神农本草经》365 种；明《本草纲目》达 1892 种。而将中药有效组合运用的方剂，《黄帝内经》载 13 方；汉《伤寒论》113 方，《金匮要略》262 方；清《温病条辨》方剂 206 首，这些方剂我们称之为"经方"，是我国劳动人民同疾病斗争的经验总结，在实践中产生和发展。中医已成为我国一个伟大的医学宝库，并越来越受到国内外的重视。

中医理论体系的构建基本完成于战国至东汉时期，距今已有两千年的历史。中医理论体系的形成是以长期的医疗知识、经验积累为基础，并以当时的古代哲学思想为指导，是知识经验和中国古代哲学有机结合的产物。由于古代哲学（阴阳五行等理论）在中医理论体系中占有重要地位，使中医具有极其鲜明的人文医学特征，即以人为中心而不以物为中心，具体表现为注重人体的正气（抗病能力）；重视整体观念，崇尚思辨，运用高度的哲学概括。这与西医学的发展方向走的是相对不同的发展道路。

（一）中医基础知识

中医是一门什么样的医学？有人把它与西方引入的现代医学相对应，称其为传统医学；有人认为中医学是实践经验的积累，称其为经验医学；也有人根据中医理论中有许多中国古代传统文化内容，称其为传统文化。这些说法虽然有一定道理，但均不够全面。综合而言，中医学是中华民族创造的，内涵丰富人文精神的，用于防病治病、养生保健的医学科学。中医学诞生在中国大地上，是在与疾病作斗争的过程中逐渐创造的，所以我们常把中医学用"岐黄"来代指。另一方面，中医学是用来防病治病、养生保健的医学科学。医圣张仲景在《伤寒杂病论·序》中讲到"上以疗君亲之疾，下以救贫贱之厄，中以保身长全，以养其生"。更重要的是，中医学是经过几千年，并且经过诊治数以千万计的患者而被反复证明行之有效的医学科学。另外，中医学产生于中华文化的氛围之中，其理论中含有丰富的古代哲学、古代文化的内容，譬如天人合一思想、精气学说、阴阳五行学说及大医精诚等。

中医药学是我国人民在长期的生活、生产实践以及与疾病作斗争的过程中逐渐积累起来的。在人类社会的最初阶段，人们经常误食某些有毒的植物，因而发生呕吐、腹泻、昏迷甚至死亡等情况。经过无数次的尝试，人们逐渐认识到某些植物对人体有益，某些植物对人体有害，某些植物可以治病，这样便逐步积累了一些关于植物药的知识。为了认识更多的植物药，古人还有目的地对植物进行细致的观察和尝试，因而有神农尝百草"一日而遇七十毒，得荼而解之"的记载。《史记·补三皇本纪》则明确认为因为有了神农尝百草，才"始有医药"。同时，在早期生活过程中，人们常常会发生外伤，因此，用泥土、树叶、草茎等涂裹伤口的方法就逐渐产生，久而久之，发现了一些外用药，这便是外治法的起源。在生产实践中，人们还发现某些生产工具可以用于医疗，例如砭石可用来刺破脓疡，治疗痈肿。所以《说文解字》有"砭，以石刺病也"。可见砭石不仅是原始的外科医疗工具，也是我国针术的萌芽。

随着社会的发展以及古人认识药物的数量不断增多，积累的医疗经验也越来越丰富。中医一方面与当时的一些自然科学相联系，譬如天文、历法、气象；另一方面与古代的哲学相结合，例如元气论、阴阳学说、五行学说。这样就把人体、疾病与自然界的万事万物有机地联系起来，形成了以整体观念、辨证论治为特点的中医药学理论体系。

在中医药学理论体系的形成与发展过程中，中医学体系基本上由基础理论、中药方剂、临床各科与养生保健四大部分构成。

基础理论包括中医学中的哲学思想、人体的构成、病因与病机、诊法与辨证、治则与治法。中医学中的哲学思想主要论述古代哲学思想基本观点及其在中医学理论中的作用，包含精气学说、阴阳学说、五行学说。值得说明的是，气、阴阳、五行作为古代哲学渗透到中医学中，成为中医理论的组成部分，有些内容又被赋予了新的含义。人体是由内在的五脏六腑和外在的骨骼、肌肉、皮肤、五官九窍，通过血脉、经络联系，整体有序地进行气的吐故纳新、血液的循环不息、水液的代谢等，维持着正常的生命活动。病因与发病主要包括致病因素的种类与特点，以及在发病中的作用。如外感六淫、内伤七情、劳逸、饮食、外伤等。这些致病因素与属于人体抗病能力即正气，对是否发病以及发生哪些类型的疾病会起到不同的作用。诊法与辨证是面对疾病如何进行诊断，其内容包括望、闻、问、切四种诊察疾病的方法以及将四诊收集到的临床资料运用不同的辨证方法进行综合分析，确定病名与证候的过程。治则与治法是讲述疾病治疗的基本原则与方法，包括治病求本、扶正祛邪、调理阴阳、因人因地因时制宜以及汗、吐、下、和、温、清、消、补等治病八法。

中药方剂是治病使用的药物，就像打仗时使用的武器和弹药一样。中药讲的是单味药物的性味、功效、归经、使用量等，方剂一般是指多种药物组成的处方。由于多种药物合在一起，就牵涉到主次及相互间作用。中医制方的君、臣、佐、使就是回答这一问题的理论。因此方剂主要论述药物的组成，君臣佐使之间的关系，针对病证的药物加减等。

临床各科是按照临床疾病种类和患者人群而划分的学科，包括中医内科、妇科、儿科、外科、骨伤科、针灸科、推拿科等。临床各科主要论述每一种疾病的诊断与治疗，包括病因病机、辨证分型、治则、代表方剂、具体药物及饮食宜忌等注意事项。

养生保健是中医学的特色，古代称为摄生，包括养生的基本原则与方法。根据人的体质可分别采取饮食养生、运动养生、调节情志养生以及运用药物等方法养生。主要目的是预防或减少疾病的发生，延年益寿。由于养生保健一般是在未病之前采取的一种措施，所以《黄帝内经》又将其称为"治未病"。按照现代医学分类，相当于预防医学。预防医学具有投入少、社会效益好的特点，我国卫生工作的方针之一就是预防为主。

（二）中医的临床实践

中医学理论体系是经过长期的临床实践，在中国古代哲学指导下逐步形成的。中医学的临床实践有如下基本特点。

1. 整体观念——整体医学的思维模式

所谓整体观念是指事物是一个整体，事物内部的各个部分是互相联系不可分割的，事物与事物之间也是密切联系的。中医从这一观念出发，认为人体自身是一个有机的整体，人又与外在的生活环境关系密切。

（1）人是一个有机的整体：人体有肝、心、脾、肺、肾五脏，胃、小肠、大肠、三焦、膀胱、胆六腑，脑、髓、女子胞等奇恒之腑，以及皮、脉、肉、筋、骨五体，眼、耳、鼻、口、前阴和肛门等诸窍共同组成。其中每一个脏器和组织都有独特的功能。所有的脏器、组织通过经络联系起来，成为一个整体。中医学认为人体内外脏器组织构成的系统是有规律的，即以五脏为主，对应相应的六腑、形体和官窍。例如肝、胆、筋构成"肝系统"；心、小肠、脉、舌构成"心系统"；脾、胃、肌肉、口构成"脾系统"；肺、大肠、皮、鼻构成"肺系统"；肾、膀胱、骨、耳构成"肾系统"。这样就形成了以五脏为首的五大系统。由于心为"五脏六腑之大主"，所以人体的五大系统都是在心的主宰之下相互促进，维持着整体的平衡。可以看出人体的五大系统在组织结构上相互联系、不可分割，在生理功能上相互促进、彼此为用。

因此，中医在认识疾病过程中着眼于整体。例如肾虚，既有肾阴不足引起的肝肾阴虚，也有肺失滋润的肺肾阴虚，还有肾阳不足引起的脾肾阳虚。在诊断与治疗疾病时从整体观念出发，注意脏腑开窍之间的关系，察外知内，以内治外。譬如急性结膜炎主要是由细菌、病毒感染所致，表现为结膜充血、眼眵多、眼睛干涩而痒等症状，西医一般用抗菌滴眼药局部治疗。中医认为急性结膜炎多为肝经湿热引起，应该用清泻肝经湿热的方法治疗。从临床上看，用龙胆泻肝汤治疗急性结膜炎疗效明显，治愈的案例不胜枚举。这些都说明中医治疗疾病不是"头痛医头、脚痛医脚"，而是从整体出发，针对疾病的根本治疗。

（2）人与环境关系密切：人生活在自然环境之中，自然环境发生变化，人体也会发生相关的变化，故《灵枢·邪客》说"人与天地相应也"。一年四季，自然界有春生、夏长、秋收、冬藏的变化规律，气温也有春温、夏热、秋凉、冬寒的变化特点，人体的生理特点也有与之相应的变化。同样，随着四季的变迁，疾病发生的种类也有区别。一般而言，春天肝气升发多鼻衄；夏季贪凉饮冷多泄泻；秋天气候干燥，多有燥咳；冬天气候寒冷，风寒湿阻滞经络，多见痹病。因而在治病用药、饮食调养等方面均有所区别。炎热的夏季，应当少用热药，饮食以清凉为宜，这就是《素问·六元正纪大论》"用热远热"所指。夏天患风寒感冒本应用麻黄峻汗，但因气候炎热，故一般可用香薷治疗，所以中医有"香薷是夏令麻黄"一说。这也是"用热远热"的具体例子。与之相对，寒冷的冬天，当慎用寒凉之药，饮食也以温热为佳，这就是"用寒远寒"。

天人相应，除了时令气候外，还包括地域环境。不同的地区，由于气候、土质、水质等不同，对人体会产生不同的影响。如江南地区，地势低平，气候温暖而湿润，故人体腠理多疏松，易患湿热痹病；西北地区，地势高而多山，气候寒冷干燥，故人体腠理多致密，易患寒燥腹胀一类的疾病。因此，在江南地区治病当重视清热利湿，在西北地区治病应注意散寒润燥。总之，中医的整体医学观念适应当代医学模式由生物医学向生物—心理—社会医学模式的转变，具有广阔的发展前景。

2. 辨证论治——个性化、动态性、针对内在本质的疾病诊治方法

中医学诊治疾病有三种方法：一是辨病论治，二是辨证论治，三是对症论治。与其他医学体系比较，辨证论治最具特色，也是中医学中最为重要、临床上用得最多的诊治疾病的方法，因此，辨证论治是中医学的主要特点。要理解辨证论治，必须把病、证、症三者作一比较。所谓病，就是指特定病因病机、发病形式、发展规律和转归的一种完整的病理过程。如感冒、痢疾、麻疹、中风等。症是症状，是指疾病的具体临床表现，如发热、咳嗽、头痛、腰酸、乏力等。证是证候，既不是疾病全过程的概括，也不是单一的临床症状，而是对疾病发展过程中某一阶段的病理概括。它包含了病变的部位、性质、邪正关系等。譬如感冒，见恶寒、发热、全身酸痛、无汗、鼻塞、舌苔薄白、脉浮紧等症状，它的病位在表、病性为寒、证候属性为实，我们称为风寒表实证。这就是证候。通过三者比较可以看出，证候比病更能灵活、具体地反映每一阶段的病理变化，比症更能反映疾病的内在本质，所以证候可以称为中医诊断疾病的一个特殊单位，也是治疗疾病的特殊单位。

辨证论治分为辨证和论治两个阶段，辨证是将望、闻、问、切四诊收集到的症状、体征等资料进行分析，辨清疾病的病因、性质、部位以及邪正关系，将其概括为某种证候。论治是根据辨证的结果，确定相应的治疗方法及药物等。由于证候是对某一阶段疾病的病因、病位、病性以及邪正力量的概括，因此同一种病，由于所处的阶段不一样，病位、病性等都不相同，证候也有区别，治疗方法也不一样。这种情况称为"同病异治"。例如细菌性肺炎早期有恶寒、发热、咽痛、咳嗽、肌肉酸痛等症，多属风热在表证，可用辛凉解表法治疗。中期出现高热、胸痛、咳嗽、痰黄稠、气急等，属热邪壅肺，可用清肺平喘法治疗。后期高热已退，表现为干咳少痰、口渴体倦、舌红少津，当属肺气阴两虚，宜补益肺之气阴，以促进身体恢复。与之相对，有时不同的疾病会表现出相同的病理变化，即相同的证候。根据辨证论治的原则，证候相同则治疗也相同，这种情况称为"异病同治"。譬如低血压造成的头晕，脏器下垂中的胃下垂、肾下垂，产后调理不当出现的子宫脱垂，久泻不止造成的脱肛，重症肌无力，这些不同的病，虽然表现不一，但均为脾气不足、中气下陷所致，所以都可以采用益气升提的治疗方法。中医辨证论治以辨别证候为基础，以针对证候治疗为根本，既体现了中医治病抓住内在本质的特点和适应病情变化的灵活性，也体现了中医针对不同患者、不同证候的个性化治疗原则。当然，除辨证论治外，中医在临床上也同时结合运用辨病施治和对症施治的方法，发挥相

得益彰的作用。

3. 简便廉验——简便、有效、安全的治疗手段

中医药治病防病具有简便廉验的特点。"简"就是用材简单,"便"就是治疗手段便捷,"廉"就是花费少,经济实惠,"验"就是疗效确切。中医有很多独特的方法,对多种疾病都行之有效。譬如急性腰扭伤,就是我们常说的"闪腰",现代骨科一般要求卧床休息,局部理疗,疼痛剧烈的还要进行痛点封闭,耗时较长,起效较慢,而中医常用针灸治疗,手背上有专门的腰痛穴,还有水沟(人中)、后溪等,一边针灸,一边活动腰部,腰痛大多能瞬间消失,可谓立竿见影。又如四肢骨折,尤其是长骨闭合性骨折,非常适合用小夹板固定治疗。这种方法损伤小、恢复快、费用低。对于老年性便秘,长期服用泻药效果往往不理想,中医采用食疗方法,如食用芝麻、核桃、蜂蜜等,再配合足三里等穴位的按摩,能收到较好的效果。还有,一些小面积的烫伤,可以用鸡蛋油(鸡蛋煮熟后,把鸡蛋黄放在锅中,用小火煎出的油)外敷伤口,不留疤痕。小儿消化不良、体弱多病的,可以采用捏脊方法,起到疏通经络、健脾和胃、调整脏腑、增强小儿体质的作用。诸如此类,不胜枚举。这些方法简便易行,疗效明显,费用低廉,对解决医疗费用昂贵问题有益,值得推广。

中医药不仅简便有效,而且相对安全且可靠。中药使用的形式多为复方,复方的基本原则是君臣佐使配伍,一些峻猛的中药可借助方剂中性缓的中药加以制约;中医可用炮制、配伍、久煎等方法有效减少毒性,譬如附子有毒,但配以白芍、甘草,加蜜久煎,就会减缓燥热之性,减轻毒副作用,达到安全有效的目的。

4. 寻求疑难疾病治法的重要领域

毛泽东同志早就指出:"中国医药学是一个伟大的宝库,应当努力发掘,加以提高。"回顾历史,我们不难看出,许多难治性疾病的攻克都归功于中医药。1970年初,哈尔滨医科大学附属第一医院的张亭栋医生在了解到当地乡村医生用含有砷、汞和蟾酥等的中药复方治疗淋巴结核等多种疾病后,将中药复方做成注射剂,在应用时发现这种注射剂对某些癌症有效,而后经过分析整理,又将研究集中于白血病,并提出砷剂可能是唯一起效的成分。经过对药物的改良及长期的临床观察,发现三氧化二砷可以治疗急性早幼粒细胞白血病,从而大大提高了急性早幼粒细胞白血病的临床治疗缓解率。之后再经过陈竺院士等的研究,又搞清了三氧化二砷的作用机理。2002年冬到2003年春暴发的SARS疫情,是一种新发的、严重的病毒性疾病,对于无论是现代医学还是中医都是一个挑战。结合SARS的临床表现,充分发挥中医药治疗病毒感染性疾病的优势,国家制定了中医的诊疗方案,结果发现中西医结合在缩短发热天数、减轻中毒症状、减少激素的用量及其副反应、提高治愈率、降低病死率等方面均有较好效果。世界卫生组织也认为中西医结合治疗SARS"安全有效,具有潜在效益"。这些都说明,一些新发生的疑难疾病,都可能从中医药中找出有效的治疗方法。

5. 独特的养生防病保健方法

现代社会,健康与长寿已经越来越成为人们关心的重要问题。中医一直非常重

视预防疾病，并称之为治未病，把善于治未病的医生称为"上工"。上工通过传授各种中医养生保健方法，使人们达到保持健康、预防疾病的目的。世界卫生组织的调查显示，要达到同样的健康标准，所需的预防投入与治疗费、抢救费的比例为1:8.5:100，也就是说，预防上多投入1元，治疗就可以减少8.5元，并节约抢救费100元。可以看出，预防在健康卫生工作中极具重要性。就我国卫生事业的现况而言，特别是基层卫生工作中还存在不充分与不平衡的问题，因此更应发挥中医药在养生防病保健中的作用。《周礼·天官志》中就记载了当时宫廷中已有专门的"食医"（营养医生）指导饮食，发挥了饮食养生的作用。随后，中医又逐渐形成了精神、起居、药物、针灸、按摩、运动等多方面的养生理论及方法。养生重在养神，如"养生莫如养性，养性莫若养德。"《素问·上古天真论》说："恬淡虚无，真气从之，精神内守，病安从来？"对于运动养生，我们最为熟悉的就是五禽戏。相传五禽戏出自华佗，华佗将五禽戏传授给了他的学生吴普，"普施行之，年九十余，耳目聪明，齿牙完坚"。随着社会的发展，人类的疾病谱也发生了显著的变化，心脑血管病、糖尿病、癌症等慢性非传染性疾病的发病率显著提高。生活方式和行为对这些疾病产生更大影响，如吃得多（吃大量垃圾食品、烟酒无度等）、动得少（久坐、以车代步）、熬夜、精神压力大等。对此，若能按照中医养生保健的方法推广普及并且持之以恒，这些疾病的发病率就会大大减少，达到不发病或者少发病、迟发病的效果。因此，我们要坚持一贯的"预防为主""中西医并重"的方针，充分发挥中医药在预防疾病中的作用。

二、中医临床疗效的科学验证

中医学运用朴素唯物论思维和临床医学双线并行，通过大量的实践与诊治心得的总结，构建了中国特色的理论体系和有效可行的诊疗方法，并长期得以继承和发展，应该说其科学价值是不容忽视的。中医学的世界观、生命观是整体恒动观。它判定生命的生理和机理时不但考虑了生命的内在作用因素，同时还联系到人与自然整体性的外在因素。正是基于这种对人体整体性的认识，才使中医在对疾病的分析、诊断、治疗上，能够从主症到兼症，从局部病变到整体状态上进行全面的诊断和治疗，体现出当前西医还很难达到的整体观念。

现代科学普遍认为，可验证性实际上是对科学概念的形成和提出的反演。科学从概念到实践具有可检验性。

在科学活动中一个重要的规律是：任何一个实验事实（实验结论、效果），至少也应该被另一位研究者重复实现，否则就不能被承认。可重复性特色是可检验原则的具体化，它在行为和功能方面，对检验的客观性和现实可能性原则作出保证。医学科学也必然建立在临床实践的基础之上。中医药经历了几千年临床实践及对中医药疗效连续观察，临床实践的检验，即后世医家的千年检验证明中医药疗效的客观真实、确定和可重复性。是被一代代医家纵向反复证实的。

（一）传统中医的科学性

经方历经1 800多年临床千锤百炼，是历代医家都公认的方证论治理论，以方

笔记

名证的形成，是古人长期医疗经验的总结，不论是经方派、祖方派，还是时方派，都注重应用疗效的研究，对其认识也就不断深化，逐渐认识到辨方证的科学性。

中药治病，不在用药多少，而在方证相对应。"证以方名，名由证立，有一证必有一方，有时证必有时方，方证一体"是经方发展的特点，也是形成辨证论治理论体系的特点。六经和八纲，是辨证的基础，在此基础上可制定治疗的准则。用经方治疗各种疾病，是在辨病后再进一步辨证的，关键在于掌握方药和方剂的适应证。

例如，《伤寒杂病论》苓桂术甘汤证，症见心下逆满，气上冲胸，起则头眩，心悸短气等症，或是脾阳虚弱，水气上犯；或是肾阳虚弱，水饮上迫；或是伤寒表实不解，心下有水气。不同医家对疾病症状的认识，病因病机的解释有所不同，对药物的性能主治叙述不同，但治疗时用苓桂术甘汤这一方药均可使疾病（证候）痊愈，因为历代各门各派医家都熟悉苓桂术甘汤证这一方药和其适应证，是医家公认"有此病，必用此方，用此方，必用此药"。证明了经方是用于多地、不同人群、不同时期均可被实践检验、可重复的，因而其疗效具有客观的科学性。中医用药"因人而异"指的是处方时，主方可根据病人的虚实寒热等实际情况，作部分药物的加减运用，可发挥更好的临床疗效，多数属于对症施治范畴，并不改变"方证对应"的本质。当然随着病情的发展或康复应随"证候"的改变而更方，但方证对应仍然是中医辨证（病）论治的基础。

案例 9.1

小柴胡汤证

《伤寒论》原文记载：伤寒五六日中风，往来寒热，胸胁苦满，嘿嘿不欲饮食，心烦喜呕，或胸中烦而不呕，或渴，或腹中痛，或胁下痞满，或心下悸、小便不利，或不渴、身有微热，或欬者，与小柴胡汤主之。小柴胡汤所治疗的病证有"口苦、咽干、目眩、两耳无所闻，目赤，胸中满而烦，头痛，发热，往来寒热，胸胁苦满，嘿嘿不语饮食，心烦喜呕，腹痛，胁下痞满，阳微结和热入血室"等十六证，这十六证中的任何一证，在临床上皆可为单独一个病证，没有外感与内伤之分，皆可用小柴胡汤来治疗。所以，《伤寒论》第101条"伤寒中风、有柴胡证，但见一证便是，不必悉具"，因此，临床上只要辨证准确，施用小柴胡汤皆可奏效。

辨证论治是运用中医的理论和诊疗方法来检查诊断疾病，观察分析疾病，治疗处理疾病的原则和方法。

辨证：将望、闻、问、切四诊所搜集的资料、症状、体征，通过分析综合辨清疾病的原因、性质、部位和邪正之间的关系。辨证要求对疾病处于一定阶段的病因、病位、病变性质以及邪正双方力量对比等方面情况做出高度概括。辨证内容包括定病位、定病机、阐明证候属性三个方面。在临床上要做到言之有理、理必有据、据证立法、方从法立、理法方药完整统一，才能取得治疗效果。在临床上，病象千变万化，而中医学在长期的医疗实践中，总结出了适用于不同病证的辨证方法，如八纲辨证、脏腑辨证、气血津液辨证等。这些方法各具特点，互相联系。临床上尤其重视审证准确，首先要从阴、阳、寒、热、虚、实中求之，只要大方向正确，就多有效验。

李俊伟等研究表明，经方、时方、祖方都是以辨证为基础来选方用药，在此前提到其疗效都是可检验的，可重复的，不论对汉族还是其他民族，在国内还是海外，传统中医各门各派的祖传验方在代代相传的过程中，其门派内部也严格把握用药的辨证、用药规则和相对一致的辨证用药标准，经过各门派内医家传承几代的临床验证，证明了可靠的疗效，即纵向的、传代式的验证。这也可以被认为传统中医是经过几千年纵向临床实践验证了其科学性。

（二）现代中医的科学性

中成药使用历史悠久，早在两千多年前的《五十二病方》中就记载了各种中成药。随着现代制药工业的发展，中成药新品种、新剂型的增多，其临床应用越来越广泛。中成药是以中药为原料，在中医药理论指导下，按规定的处方和制法大量生产，有特定名称，并标明功能主治、用法用量和规格的药品。中成药、标准饮片等由于稳定和统一的生产工艺，能按同一个标准在横向的人群推广使用与疗效验证，使现代中医药得以快速发展。

随着医学事业的发展和医学模式的转变，中医的科学性和简便、廉价的特性再次受到重视，尤其在慢性疾病的治疗中更凸显出中医治疗的优势。从传统中药发展到现代化中药，具体地说，中药现代化来源于传统中药的经验和临床，依靠现代先进科学技术手段，遵守严格的规范标准，生产出质量稳定、优质、高效、安全、质量可控、服用方便的各类现代剂型的新一代中药，符合并达到国内和国际主流市场标准，可在国内和国际上广泛使用。这个过程，也代表了中药现代化的一个方向。以中成药为代表的现代中医，大多采取临床科研验证方法在全世界做多中心、随机、双盲的临床药物试验，最终验证其对某一疾病（证候）的确切疗效。因此，以中成药为代表的现代中医药的科学性已为世人所认同。

中成药由经过四诊合参、辨别证候、确定治法等一系列步骤形成的、具有在临床较长时期的实践中显现出来的有稳定疗效的汤方，采用不同工艺而制成，它充分体现了辨证论治和中医理、法、方、药相一致的原则，所以其临床使用当然离不开辨证论治。这也是全科医生在运用中成药时必须遵循的原则，即通过简洁的辨证才能准确施治。

三、中医药在病毒感染性疾病中的应用

近些年出现的流行性感冒（简称"流感"）、严重急性呼吸综合征（SARS）、H7N9禽流感、埃博拉、甲型流感、霍乱、鼠疫，以及目前正在全世界蔓延的新型冠状病毒肺炎，中医都将其统称为"瘟疫"或"疠气"。按照中医理论，瘟疫是由天地暴戾之气疫毒所致的一种烈性传染病，如果治疗不及时，就会造成大面积的人

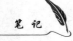
笔记

员死亡。中医在我国几千年的发展过程中，在瘟疫的防治方面发挥了重要作用。

温病学把具有强烈传染性和流行性的温病称为温疫。《说文解字》中记载："疫，民皆疾也。"疫病，即现代医学所说的传染病，瘟疫是指一切传染病的总称；瘟疫一般指温热性质的疫。而疫除了温热性质外，还有寒性、湿性和燥性等，SARS、新型冠状病毒肺炎以湿瘟为主。中医对急性传染病的认识很早，历代承传，代有发扬，在对温病因症脉治规律性认识的基础上，逐步总结形成了一套完整的理论体系即温病学。

《温疫论》为明代吴又可著，是我国医学史上一部有代表性的温病专著，首先在病因上提出了"戾气"的概念，对温病的病因学说是一个划时代的贡献，认为温疫病的发生原因非风、非寒、非暑、非湿，而是天地间别有一种特殊致病因子"戾气"。突破过去"百病皆生于六气"的观点；在细菌学尚未出现之前是一大创见。在流行特点方式有"无问老幼，触之皆病"；传染途径"有天受，有传染"（空气、接触传染），流行形式，有大流行，也有散在发生；在感染途径上，系由口鼻而入，较之邪从皮毛而入的说法，更符合传染病的发病规律。他还提出疫邪自口鼻而入后，常犯膜原。在治疗上，倡导"以逐邪为第一要义"，首创疏利膜原、分消疫毒的治疗原则，所制方剂达原饮代表其学术思想和医疗经验，对后世温病学发展产生了很大影响。清瘟败毒饮是其治疗疫症的著名方剂。

（一）瘟疫的特点

1. 传染性强

从公元前 360 年—公元 1644 年的 2 000 多年中，累计有 238 年有疫病流行的记录，其中 96 次为大疫（包括"天下疫"或"疾疫大作"），可以认为是强烈流行和广泛流行。《素问遗篇·刺法论》中载："余闻五疫之至，皆相染易。"指出疫病之气具有强烈的传染性和流行性，可通过空气、体液、食物等多种途径而传播，由口、鼻等器官进入人体。明代医家吴又可在《瘟疫论·原病》中讲："此气之来，无论老少强弱，触之者即病。"疠气肆虐之时，传播迅速，疫病所涉及之地，无论男女老幼，体质禀赋强薄，接触疫病之气者"皆相染易"。说明疫病之气的传染性较强、流行性较广。

2. 病势急，症状相似

《素问·刺法论》讲瘟疫："无问大小，病状相似。"疠气的种类繁多，但一种疠气只能引起一种疫病。而每一种瘟疫不论年龄、性别，症状多相似。因瘟疫之邪气毒力颇强、潜伏期较短，常夹火热、湿毒等秽浊之气侵犯人体，比一般邪气致病性更强，甚至不直接接触也会得病。因此都具有"发病急骤、来势较猛、病情危重"的特点。临床多见患者发热，且热势较高，并伴有烦渴、舌红、苔黄等热象。致病后，易伤津、动血、扰神、生风，亦易损害心、肾、肝等重要脏腑。若不及时救治，易致病情险恶，甚至死亡。

3. 死亡率高

在中国历次疫病死亡的记载中，病死人数之多、病死率之高骇人听闻，如"死者十八九""死者百余万""死者相枕"等，说明古代疫病流行时发病、病死人数多，死亡率高。据记载，桓帝永寿二年（156年）全国人口 5 006 多万，到三国末年（280年），魏、蜀、吴人口合计只有 560 多万。当时全国人口缩减近 90% 的原因除了连年战乱，疫情肆虐是更为重要的原因。曹植《说疫气》描述当时疫病的惨状："建安二十二年，疠气流行，家家有僵尸之痛，室室有号泣之哀，或阖门而殪，或覆族而丧。"根据《伤寒论》记载："余宗族素多，向余二百，建安纪年以来，犹未十稔，其死亡者，三分有二，伤寒十居其七。"不到10年，家里 200 多人就因为伤寒病死差不多 2/3 的人，可见当时伤寒流行之广，危害之大。

4. 多发于冬末春初

有人对汉末三国 32 次瘟疫暴发的时间进行了统计：春天的 1 月、2 月、3 月共发生了 15 次瘟疫，占已知发生时间总次数的 57.69%；冬天发生 6 次，占已知发生时间总次数的 23.08%。这与近些年我国发生瘟疫的时间相吻合。2003 年的严重急性呼吸综合征发生于 2002 年冬天，盛行于 2003 年春天，消失于 2003 年 5 月。新型冠状病毒肺炎发生于 2019 年 12 月（冬天）。

（二）中医对瘟疫的防治

瘟疫是一种流行性传染病，古人早就认识到瘟疫的传染流行必须同时具备传染源、传播途径和易感人群三个基本环节。因此，中医对瘟疫的防治措施从控制传染源、切断传播途径、保护易感者、治疗感染者四个方面进行。

1. 控制传染源（隔离法）

隔离法是指将确诊瘟疫传染者或疑似患者安置在一定场所，让他们不得与其他人群接触。《黄帝内经》提出对瘟疫要注意"避其毒气"，即现在的隔离。葛洪的《肘后备急方》中记载了将麻风病患者送入山洞进行隔离的方法："余又闻上党有赵瞿者，病癞历年，众治之不愈，垂死。……将之送至山穴中。"晋朝时期，《晋书·王彪之传》记载："永和末，多疾疫。旧制，朝臣家有时疾，染易三人以上者，身虽无疾，百日不得入宫。"

2. 切断传播途径

传播途径是指病原体从传染源到易感人群的传播过程，常见的传播途径有：水、空气、飞沫、土壤、体液等，烧熏、熏蒸、佩挂和涂抹药物消毒法切断传播途径是中医常用的方法。

（1）空气消毒法：用烧熏法给空气消毒。《肘后备急方》记载诸多烧熏法的辟瘟疫方，如"太乙流金方……中庭烧，温病人亦烧熏之"。佩挂药物法给空气消毒。《肘后备急方》强调通过佩挂药物法可有辟瘟疫的良效："有辟瘟疫的单行方术……悬门户上，又人人带之。"涂抹药物法是将药物涂抹在身体表面组织或某一部位，以达到消毒防疫的作用，涂抹部位一般为额上、五心、鼻、人中及耳门等处。雄黄涂鼻法是古代最常用的预防方法之一。

（2）清洁水源：水源卫生是人体健康的重要保障，《备急千金要方》记载"岁旦屠苏酒"用于井水消毒，可预防瘟疫。"范文正公所居宅，必先浚井纳青术数斤于其中，以辟瘟气"，其中青术即苍术。

（3）注重个人卫生，阻断瘟疫传播：中医注重药浴习惯，用于预防疫病。药浴

笔记

法是将药物作为沐浴汤，通过药浴来辟疫。当瘟疫横行时，煮药汤沐浴，可防疫。饮食不卫生也是传播瘟疫的原因之一，葛洪指出"凡所以得霍乱者，多起饮食，或饮食生冷杂物"并明确告诫禁止食用自死性畜生，否则将导致疾病。以此避免病从口入。

3. 保护易感人群

保护易感人群的主要措施有免疫预防、药物预防和个人防护等。《素问遗篇·刺法论》："黄帝曰：余闻五疫之至，皆相染易，无问大小，病状相似，不施救疗，如何可得不相移易者？岐伯曰：不相染者，正气存内，邪不可干，避其毒气，天牝从来，复得其往，气出于脑，即不邪干。"指出了瘟疫预防的根本大法：养正气和避邪气，其中"正气存内，邪不可干"已成为了人人皆知的预防理念。

4. 中医对瘟疫的预防

（1）服药法：服用中药治疗是防治瘟疫的重要举措。《素问遗篇》较早提出服用"小金丹方"预防疫病；《肘后备急方》对于伤寒的治疗"又方，大黄三两，甘草二两，麻黄二两，杏仁三十枚，芒硝五合，黄芩一两，巴豆二十粒熬，捣，蜜丸和如大豆，服三丸，当利毒"。

（2）行气导引法：行气法是指通过练气，壮大身体之气，提高人体免疫力，从而达到不染瘟疫的目的。《素问》指出运用意念引导正气运行的方法，曰"正气存内，邪不可干，避其毒气……气出于脑，即不干邪……然后可入于疫室"。

导引法是指以肢体运动为主，配合呼吸吐纳的养生方式，以强身防病。《诸病源候论》收录了有关防治疫病的导引法。

（3）针灸法：针灸可用于瘟疫的防治。《素问遗篇·刺法论》曰："可以折郁扶运，补弱全真，泄盛蠲余，令除斯苦……以法刺之，预可平疴。"针刺五脏，可疏通经脉，预防瘟疫。灸法是一种温热刺激疗法，具有增强机体抵御外邪的能力。孙思邈提出用灸法预防疟疾等传染病："凡人吴蜀地游宦，体上常须三两处灸之，勿令疮暂瘥，则瘴疠瘟疟毒气不能著人也，故吴蜀多行灸法。"他提倡用熟艾配合灸法，用来预防疫病。

（4）免疫接种法：免疫接种是将免疫原或免疫效应物质植入人的机体内，使人的机体获得防止感染传染病的能力。早在东晋时期，葛洪就发明了狂犬病的人工主动免疫法："疗狂犬咬人方，乃杀所咬犬，取脑傅之，后不复发。"利用狂犬脑髓干粉敷在伤口处治疗狂犬病，这被认为是人类对于免疫接种的最早探索。宋代中医研究采用人痘接种法预防天花，将患过天花患者的疱浆挑取出来，阴干后吹到健康人鼻孔中，接种上天花后就不再感染。到明清，已有以种痘为业的专职痘医和几十种痘科专著。清代政府还设立"种痘局"，专门给百姓普及种痘，可称是全球最早的官方免疫机构。

5. 治疗瘟疫常用方剂

在几千年的中医防治瘟疫过程中，形成了许多有效防治瘟疫的方剂。例如达原饮、人参败毒散、普济消毒散、荆防败毒散、连花清瘟胶囊以及其他经方。感冒初起时，可用葱豉汤；张仲景《伤寒杂病论》中的桂枝汤，是治疗外感的第一方。白虎汤用于流行性乙型脑炎等，均有良效。

案例 9.2

SARS 的中医药防治

严重急性呼吸综合征（SARS）为 2003 年春夏在我国最早发现、蔓延，并在世界上 32 个国家和地区传播的一种新型急性烈性传染病。在 SARS 防治过程中，中医学本着整体观与个体化结合的思想，科学、客观地辨证论治。中西医结合在 SARS 各期患者中，可以缩短发热时间、改善全身中毒症状、促进肺部炎症吸收、防止肺纤维化、降低重症病死率、改善免疫功能、减少激素用量、减轻激素临床常见副作用等方面，都比单纯西医西药疗效更好，更有优势。中医"温病"的理论可以解释 SARS 所有特点和规律，SARS 属温病中的"瘟疫"范畴，用温病卫气营血、三焦辨证理论来指导 SARS 的早期预防和疾病防变，以及康复期的调理作用都有重要的意义。同时在 SARS 患者精神层面的心理调护、饮食营养平衡、加强身体锻炼、保证睡眠充足、增强机体免疫力、提高身体素质等方面也起到了积极的作用。

中华民族漫长的历史进程中，曾遭遇过无数次疫病侵袭，但从未像欧洲那样动辄便夺取几百万、几千万人的生命，其根本原因是中医药在防治历次大疫上屡建奇功。在抗击 SARS 的过程中，中医药再立新功，2003 年 SARS 袭击了 32 个国家和地区，中国内地染病者 5327 例，占世界的 60% 以上。全球 SARS 病死率为 9.5%，中国内地则为 6.5%。中国内地效果之所以明显，是中医药介入了治疗过程（中医参与治疗的患者占 58%），中西医配合治疗发挥了积极有效的作用。

中医对 SARS 的辨证论治：中医药治疗本病符合《素问遗篇·刺法论》"五疫之至，皆相染易，无问大小，病状相似"的论述，属于中医学瘟疫、热病的范畴。其病因为疫毒之邪，由口鼻而入，病位在肺胃。基本病机特点为：热毒痰瘀，壅阻肺络，热盛邪实，毒邪内蕴，耗气伤阴，甚则出现气急喘脱的危象。应立足地域发病特点，对 SARS 病例或疑似病例按照中医辨证论治的原则，三因制宜，分期分证，进行个体化治疗。同时还要根据病情变化，适时调整治法治则，随证加减。

（1）早期：在发病后 1～5 天，病机以热毒袭肺、气遏热阻为特征。每 3～4 h 给药 1 次。

热毒袭肺：发热，恶风，无汗，头疼，周身酸楚，干咳，乏力，气短，口渴咽干，舌边尖红苔薄白或薄黄，脉浮数。

治法：清热宣肺，疏表通络。

选方：清肺透毒汤。

常用药：白僵蚕、蝉蜕、大青叶、金银花、连翘、荆芥穗、生石膏、金荞麦等，每日 2 剂，每 3～4 h 1 次。

（2）中期：发病 3～10 天，病机以疫毒侵肺，表里热炽，温热蕴毒，邪毒入里，三焦表里，营卫气血皆为所阻（伏阴论），疫毒炽盛，充斥表里为特征。

1）病毒侵肺，表里热炽：高热烦躁，咳嗽喘促，呼吸气促，面赤口渴，喜饮，喉间痰鸣，痰黄难咯，头痛，便秘，舌红苔黄腻，脉弦滑数。

治法：宣肺透表，泻热平喘。

选方：透表清里汤。

常用药：羚羊角、玳瑁、连翘、金荞麦、大青叶、虎杖、醋浸麻黄、酒制大黄、生石膏。

2）热毒炽盛：高热，汗出，大渴饮冷，咽痛，头痛，骨节烦疼，喘息气粗，小便短赤，大便秘结，舌红绛苔焦躁，脉沉数或沉伏。

治法：清热凉血，泻火解毒，保津护肺。

选方：除疫败毒汤。

常用药：生石膏、生地、水牛角、玄参、羚羊角、白重楼、大青叶、金荞麦、酒制大黄、朴硝。

（3）极期：发病后 7～14 天，可见热毒壅盛，邪盛正虚，内闭外脱等证。

1）邪盛正虚，内闭喘脱：发热不甚，或有潮热，喘促，气短，倦怠嗜卧，语声低微，汗出肢冷，四肢厥逆，面色发绀，舌绛苔腐，脉微欲绝或沉细而迟。

治法：益气固脱，通闭开窍。

选方：全真一气汤加减，送服牛黄紫雪丹。或大剂量静点生脉注射液或参附注射液及清开灵注射液，并用参附汤送服牛黄紫雪丹。

常用药：红参、炮附子、山茱萸、炮姜、当归、丹参、麦冬、牛黄、西红花。

2）温毒闭肺证：呼吸窘迫，胸高气促，胸胁烦满，两肋煽动，口鼻哮吼，神气闷乱，舌紫红苔黄燥有裂，脉疾数或沉伏。

治法：宣肺开闭，利气平喘。

选方：五虎汤加减送服一捻金（生大黄、黑丑、白丑、人参、槟榔片各等份为末，5 g/ 次，便通喘平即止）。

常用药：醋浸麻黄、炒苦杏仁、生石膏、生甘草、清茶叶。

（4）恢复期：发病后 10～18 天，病机以气阴两伤，肺脾两虚，湿热瘀毒未尽为特征。气阴两伤，余邪未尽。见低热，胸闷气短，动则尤甚，汗出心悸，或有胸痛，神疲体倦，咳嗽，舌淡暗苔薄腻，脉细滑。

治法：益气养阴，佐以通络。

选方：生脉散加味。

常用药：西洋参、生白术、五味子、地龙、栝蒌皮、白芍、干姜。

第二节　全科医生的中医药应用

一、中医诊疗的优势病种

在长期共存的医疗实践中，我们认为西医在抗生素运用、外科手术、器质性疾病诊断、危急重症抢救等方面具有优势。而中医药在治疗慢性病、功能性疾病、（病毒性）传染病、老年性疾病、妇女儿童疾病等方面也具有独特优势。中医全科医学强调"治未病"，在预防和保健方面积累了丰富的医疗经验。对慢性疾患的防治，延缓衰老方面有着丰富的宝贵经验和完整的理论指导，深受广大人民群众的喜爱。1956 年石家庄乙脑流行时师仲景法用白虎汤治疗，疗效等到了全世界公认。2002—2003 年 SARS 肆虐期间，凡善用中医药治疗者，病死率、致残率明显低于单纯西医治疗，世界卫生组织已向全世界肯定了中医药的突出疗效。这一切都说明中医、西医两大体系在医疗实践中各具优势。中西医结合是中国独有的医疗卫生体系特征，坚持"中西医并重"和中西医"长期并存，共同发展"的方针，是中医药在全科医疗中应用、更好地为患者服务的保障。

案例 9.3

以糖尿病为例

彭某，男，42 岁，初诊，患 2 型糖尿病 2 年余，加重半月。患者 2 年前无明显诱因出现口干、多饮、小便频数、乏力、体重稍减轻，于某医院门诊就诊，查随机血糖为 13.4 mmol/L，诊断为 2 型糖尿病；予二甲双胍片 500 mg 口服，1 次 2 片，1 日 2 次控制血糖，嘱规律服用药物，后症状缓解。近半月来，患者自述口干、多饮症状明显，小便频数，色黄，大便干，2～3 日 1 行。舌质嫩红、苔薄、色微黄、少津，脉细而数。查空腹血糖 15.33 mmol/L，血压 120/70 mmHg。

中医诊断：消渴病。辨证：气阴两虚证。

治则：益气养阴、润燥生津止渴。

方选：玉液汤加减。

药用：黄芪、葛根、地骨皮、桑叶各 30 g，丹参、天花粉各 20 g，生地黄、麦冬、天冬、玉竹、玄参、知母、山萸黄各 15 g，黄连 10 g。14 剂，每日 1 剂，水煎分 2 次温服。嘱患者按时服药，节制饮食，调畅情志，适当活动，起居规律。

西医诊断：2 型糖尿病。

此病例仅一般性西药已无法控制血糖，且病人自觉症状加重。因此在继续西药治疗的基础上，中西医结合能有效改善病人症状，确实提高临床疗效。

本案例是中医在糖尿病诊疗中的应用。中医认为消渴是因禀赋不足、饮食失节、情志失调及劳欲过度等导致肺、胃（脾）、肾功能失调，出现阴虚燥热，久则气阴两伤、阴阳俱虚或兼血瘀所引起的以多饮、多食、多尿、形体消瘦，或尿有甜味为特征的病证。消渴病与西医学的糖尿病基本一致。饮食不节、情志失调、房劳伤肾、先天禀赋不足或过服温燥药物等，是消渴病发生的重要因素。阴津亏损、燥热内生是消渴病发生的基本病机。

1. 辨证要点

（1）辨年龄：本病一般多发于中年之后，但也有青少年罹患本病者。随发病年龄的不同，本病的发生发展、轻重程度及预后转归也各有差异。年龄越小者，一般发病急，发展快，病情重，症状多具有典型性，预后较差，这与幼年儿童为"稚阴稚阳"之体，机体易虚易实的生理特点有关。中年之后发病者，一般起病较缓，病程较长，部分患者之临床表现不具典型性，其临床表现有类于虚劳，常有痈疽、肺痨以及心、脑、肾、眼等并发症。掌握这些年龄特点，对于辨证治疗和了解预后转归，颇有参考意义。

（2）辨标本：本病以阴虚为本、燥热为标，两者互为因果，常因病程长短和病情轻重的不同而阴虚和燥热之表现各有偏重。大体初病多以燥热为主，病程较长者则阴虚与燥热互见，日久则以阴虚为主，可致气阴两虚，进而由阴损阳，导致阴阳俱虚之证。

（3）辨本证与并发症：多饮、多食、多尿和消瘦为本病的基本临床表现，而诸多并发症则是本病的另一特点。本证和并发症的关系，一般以本证为主，并发症为次；多数患者先见本证，随病情的发展而出现并发症，但也有与此相反者，如有些中年或老年患者，"三多"和消瘦的本证不明显，有时竟被患者忽略，常因痈疽、眼疾、心血管疾病而发现本病。根据治病必求其本的原则，一旦辨明本证与并发症的关系，在治疗上不可忽略对本证的治疗。

2. 辨证论治

消渴证候，古今许多医家采用三消分证。对于三消之间的关系，认为上轻、中重、下危，上中不甚则不传于下，故下消为上中消的转变结果。由于三消症状互见为多，且有密切的内在联系，故实难截然划分。本病常因多尿而耗伤津液，津液耗伤则多饮、多食，所谓的上消、中消之证则随之而起。由于水谷精微下泄，不能濡养机体，虽多食、多饮，而机体却日益消瘦，五脏焦枯。由此可见，三消的临床表现虽有差异，但其基本病机则一，故无须截然以三消分证。本篇拟用本证和并发症加以分类，即将燥热和燥热伤阴所致的脾胃燥热、肠燥津枯、肝肾阴虚等病变，列为本证一类；而将消渴日久不愈，由于病情的发展加重所出现的痈疽、眼疾、泄泻、水肿、肢麻等病变，归为并发症一类。

本病的基本病机是阴虚为本、燥热为标，故清热生津、益气养阴为基本治则。本病的发病过程，常以阴虚燥热开始，随着病情的发展，则逐渐损及元气精血，久则由阴损阳，发展为阴阳两虚或以阳虚为主之证，最后多死于阴竭阳亡或严重之痈疽、劳咳、泄泻等并发症。因此在治疗上除了运用清热生津、益气养阴的基本治则外，还应针对具体病情，及时合理地选用清热泻火、健脾益气、滋补肾气、补肾涩精、活血化瘀等治法，调整机体之阴阳气血，以期病情好转。

（1）肺胃燥热

症状：烦渴引饮，消谷善饥，小便频数量多，尿色浑黄，身体渐瘦。舌红苔少，脉滑数。

病机分析：饮食不节，积热于胃，胃热熏灼于肺，肺热伤津，津液耗伤，欲饮水自救，故烦渴引饮；饮水虽多，但不能管摄水液以敷布人身，津液自趋下泄，加之肾失固摄，水谷精微从小便而出，故尿多而浑黄；水谷精微大量外失，人身之营养物质匮乏，故人体日渐消瘦。对于这一病机现象，前人早有形象比喻，认为消渴之候，譬如乳母，谷气上泄，皆为乳汁，消渴疾者，谷气下泄，尽为小便也。舌红苔少，为津液耗损、燥热内盛征象。

治法：清热生津止渴。

方药：白虎加人参汤。

方中石膏辛甘大寒，清泻肺胃而除烦热，为主药；知母苦寒清泄肺胃之热，质润以滋其燥，作为辅药，石膏配知母清热除烦之力尤强；人参、甘草、粳米益胃护津，使大寒之剂而无损脾胃之虑。诸药合用，共奏清热生津之功。

（2）肠燥津伤

症状：多食易饥，口渴引饮，大便燥结，或便闭不通，舌红少津、苔黄燥，脉实有力。

病机分析：阳明燥热内盛，伤津劫液，致使肠燥津枯，故大便燥结，或便闭不通。舌红少津、苔黄燥，脉实有力，为肠燥津伤之象。肠燥津伤与肺胃燥热的病机和临床表现大体相同，唯大便燥结与否乃是不同之点。

治法：滋阴养液，润肠通腑。

方药：增液承气汤。

本方用增液汤，生津止渴，润肠通便，配合芒硝、大黄软坚化燥，为"增水行舟"之法。本证候的治疗，刘完素在《素问病机气宜保命集·消渴论》中指出，治消中，热在胃而能食，小便赤黄，微利之为妙，不可多利，服厚朴、大黄、枳实，渐渐利之，不欲多食则愈。从刘氏的论述可知，下法治消渴，主症为胃热能食，不必定有便闭见证。

（3）肝肾阴虚

症状：尿频量多，混浊如脂膏，或尿甜，腰膝酸软无力，头昏耳鸣，多梦遗精，皮肤干燥，全身瘙痒。舌红少苔，脉细数。

病机分析：肝肾阴虚，肝之疏泄过度，肾之固摄失常，津液直趋膀胱，故尿频尿多；大量水谷精微下泄则尿液混浊脂膏，或尿甜味；腰为肾之府，为肾所主，膝为筋之府，筋为肝所主，筋骨失养，故腰膝酸软乏力；肝肾精血不能濡润清窍，故头昏耳鸣；水谷精微不能营贯于肌肤，故皮肤干燥而瘙痒。舌红少苔，脉细数，为阴虚内热之象。

治法：滋养肝肾，益精补血，润燥止渴。

方药：六味地黄丸。

临床实践证明，本方对消渴病确有治疗和巩固疗效的作用，适合消渴患者长期服用。

（4）阴阳两亏

症状：小便频数，混浊如膏，甚则饮一溲一，手足心热，咽干舌燥，面容憔悴，耳轮干枯，面色黧黑，腰膝酸软乏力，四肢欠温，畏寒怕冷，甚则阳痿。舌淡苔白而干，脉沉细无力。

病机分析：人之阴阳互根，燥热伤阴虽然为本病的基本病机，但病程日久，阴损及阳，或因治疗失当，过用苦寒伤阳，终致形成阴阳两亏之证，即本证既有手足心热、咽干舌燥、面容憔悴、耳轮干枯等阴亏之证，又有四肢欠温、畏寒怕冷、甚则阳痿等阳虚之证。本证候多由肺胃燥热、肠燥津伤、肝肾阴虚之证演变而来，治疗上应阻止这种演变发展。

治法：温阳滋阴补肾。

方药：金匮肾气丸。

（5）脾胃气虚

症状：口渴引饮，能食与便溏并见，或饮食减少，精神不振，四肢乏力。舌淡、苔白而干，脉细弱无力。

病机分析：消渴本以"三多"消瘦为特点，但若治疗失当，过用大苦大寒之品，消渴未止，而脾胃反伤，脾失健运，谷气下泄从大便而出，则能食便溏；而脾虚不运，湿浊中阻，则腹胀食少。因此消渴表现为脾虚者，究竟能食与否，则因人而异，应当具体分析。消渴以"三多"便结为多，而便溏、食少多为病情发展转化或治疗失当所致，故属变证。这种证型虽然较少，但医者不可不知。

治法：健脾益气，生津止渴。

方药：七味白术散。

方中四君子健脾益气；木香、藿香醒脾行气散津；葛根升清以生津止渴，故本方为治消渴常用之方。本方对消渴脾虚之证，能食者，或不能食者，均可应用。

（6）湿热中阻

症状：渴而多饮，多食善饥，口苦口腻或仅有饥饿感，脘腹痞闷。舌苔黄腻，脉濡缓。

病机分析：消渴日久，脾虚生湿化热，或新感湿热之邪；湿热蕴结脾胃，故见湿热中阻之证。本证虽不属于消渴的常见或必见证，但在病情的转化中和有兼夹因素时，这种证型并不鲜见。古人对疾病的认识，强调"疾病有见证，有变证，有转证，必灼见其始终转变，胸有成竹，而施之以方"。

治法：清热化湿。

方药：黄芩滑石汤。

本方主治中焦湿热，消渴兼见中焦湿热者，用本方治疗之后，随着湿热邪气的消退，而消渴自然改善。

二、列举各科中医诊疗优势病种

威胁人类健康的疾病谱，已由原来单因素的传染性和营养不良性疾病，转为以多因素为主的肿瘤、心脑血管病、糖尿病、老年病、自身免疫性疾病等非传染性、慢性疾病，加上化学药物的副作用，西医学也面临着诸多问题。中医药整体观融机体、心理、环境、社会于一体，注重因人、因时、因地制宜的个性化辨证论治，更适应现代疾病谱的变化，在大规模传染病（包括病毒性疾病）、慢性病、老年病、妇科及儿科部分病种以及亚健康诊疗方面具有特色和优势。

（一）大规模传染病

大规模传染病在中医学上可以归入瘟疫、疫病范畴。在历史上中医学具有丰富的防治瘟疫的理论认识及防治经验，中医药防治传染病的优势病种包括：

（1）乙型脑炎：20世纪50年代乙脑等传染病广泛流行，以蒲辅周为主的中医治疗组深入疫区，先后用白虎汤、白虎加苍术汤为主治疗乙脑，取得肯定的疗效，治愈率达90%。

（2）流行性出血热：20世纪70年代流行性出血热广泛流行，以国医大师周仲瑛为领导的研究小组受命深入疫区，以"清瘟解毒"为原则，治疗了1 127例流行性出血热患者，病死率仅为1.11%。

（3）登革热：2014年广州暴发严重的登革热，广州中医药大学第一附属医院用热毒宁注射液进行治疗，其中西医结合综合治疗痊愈率达81.69%，远高于单纯西医综合治疗的50%。

（4）严重急性呼吸道综合征（SARS）：2003—2004年，中医药积极参与SARS治疗，并取得显著疗效。如广州市中医院分期论治103例患者，结果94例治愈，仅有7例死亡。且死亡者多由于年龄大，有基础疾病，住院时已经病情危重。

（5）禽流感：21世纪以来，我国分别于2005年出现甲型H5N1禽流感和2009年出现甲型H1N1禽流感，当时治疗禽流感的特效药达菲，其主要成分来源于中药八角茴香。

（二）病毒性疾病

西医治疗病毒性疾病，常常是首先检测出患者是被什么病毒感染，再根据所感染病毒的特性选择用药。然而，大多数病毒感染性疾病在未能确定什么是"元凶"的这段时间里，西医多是对症治疗。而中医学在病毒性疾病（我们这里所谈的病毒性疾病不包括大规模传染病）的治疗方面体现出一定的优势。

（1）上呼吸道感染：早期临床症状表现较轻，从病原学讲，大多数属于病毒感染，西药抗病毒药并无特异疗效，辨证选用中药治疗不但能起到一定的抗病毒作用，而且可发挥较好的解热镇痛、抗过敏、止咳化痰等功效，再加上多饮水和多休息，早期的呼吸道感染能较快控制或治愈。

（2）病毒性肝炎：中医中药可以从抗病毒、增强和调节免疫功能、活血化瘀、减轻和阻止肝纤维化、改善肝功能等多方面发挥治疗作用，尤其是利湿退黄方药，对黄疸亦有较好的治疗效果。

（3）其他病毒性疾病：麻疹、腮腺炎、水痘、带状疱疹等病毒性疾病，辨证论治，不但能起到一定抗病毒作用，还可发挥较好的解热镇痛、抗过敏等作用。

笔记

（三）慢性病和老年病

当今社会由于抗生素的应用，各种细菌性感染性急性疾病已得到有效控制，其发病率日趋下降，而非感染性的各种心身慢性疾病发病率逐渐提高。中医药在慢性病的治疗上所展示出来的优势，已被广大人民群众所认可。常见的具有中医诊疗优势的慢性病和老年病包括：

（1）内分泌与代谢相关性疾病：如嗜食少动的现代不良生活习惯导致的肥胖、糖尿病、高脂血症、脂肪肝等。

（2）精神情志疾病：如现代社会节奏快，工作、生活各方面压力大导致长期精神紧张而引起的失眠、抑郁、神经衰弱等精神情志类疾病。

（3）心脑血管疾病：如原发性高血压、冠心病、心悸、中风、阿尔茨海默病、健忘、眩晕等。

（4）消化系统疾病：如慢性胃炎、胃痛、胃胀、便秘、泄泻及慢性肝胆系疾病等。

（5）呼吸系统疾病：如慢性支气管炎、哮喘缓解期等。

（6）风湿性疾病：如类风湿关节炎、系统性红斑狼疮、干燥综合征、痛风、强直性脊柱炎等。

（7）泌尿系统疾病：如慢性肾小球肾炎、慢性肾衰竭、老年性小便失禁、老年性夜尿频多等。

（8）其他：老年性腰腿痛、老年性骨痹等。中医药治疗慢性病注重补虚，补虚先顾脾胃。脾胃为后天之本，气血生化之源，在补虚的同时注重顾护调理脾胃，有利于促进水谷精微的吸收输布，有利于补充元气，使正气充实而邪气自去。经络是人体气血津液运行的通路，久病入络，常致气滞血瘀，所以在治疗慢性病时需要配合使用化瘀和通络之法。

（四）妇科病

中医具有明显诊疗优势的妇科病种包括：

（1）月经病（内分泌疾病）：如月经先期、月经后期、月经先后无定期、月经过多、月经过少、经期延长、闭经、痛经等。

（2）带下病：如带下过多、带下过少等。

（3）产后病：如产后血晕、缺乳、发热、便秘等。

（4）妇科杂病：如癥瘕（主要指卵巢囊肿、子宫肌瘤）、宫颈炎、盆腔炎、不孕症、更年期综合征等。中医在治疗月经病、不孕症、更年期综合征上具有明显的优势。

（五）儿科病

中医具有诊疗优势的儿科病种包括：

（1）肾系疾病：如肾病综合征、尿频、遗尿、性早熟、发育迟缓等。

（2）脾系疾病：如腹泻、积滞、疳证、贫血、厌食等。

（3）肝系疾病：如注意力缺陷多动症、多发性抽动症、慢惊风等。

（4）肺系疾病：如感冒、咳嗽、反复呼吸道感染等。

（5）心系疾病：如夜啼、汗证、病毒性心肌炎等。

（6）新生儿疾病：如胎怯、胎黄、硬肿症等。

中医药具有扶正固本、调整机体的优势，可以增强体质。如对小儿流行性感冒、肺炎、肠炎、百日咳、传染性单核细胞增多症等感染性疾病，药效学研究表明，不少中药具有抗病毒、抗菌作用，还能调整机体免疫、改善器官功能及组织代谢、减轻病理反应等。一些矿物质、维生素等营养物质缺乏的疾病，如厌食症、缺铁性贫血、佝偻病等，营养学研究表明，不少中药含有一定的矿物元素和维生素等营养成分，更为重要的是中药能调理脾胃，促进营养物质的吸收和利用。

（六）脊柱筋骨病

计算机和手机的广泛应用，使人们的生活方式发生了巨大变化，"久坐族""低头族"应运而生。由于身体长期处于某一固定姿势或某一生理范围内的反复活动，使应力过分集中于某一椎体、椎间盘、韧带、关节、肌肉及筋膜组织，长期累积导致慢性劳损，产生一系列临床症状，这类疾病统称为脊柱筋骨病。近年来，其发病率逐年上升，并有明显的年轻化趋势，是导致患者工作时间减少、致残的主要因素，已经成为严重的社会问题。中医外治法的推拿、针灸、导引在治疗脊柱筋骨病上防治结合，疗效独特，发挥着不可替代的作用。常见的中医具有诊疗优势的脊柱筋骨疾病包括：

（1）颈椎病、颈椎间盘突出症：见颈肩疼痛、上肢串痛麻木、提物乏力、头晕、头痛、泛恶、记忆力减退、注意力不能集中。

（2）腰椎间盘突出症、腰椎管狭窄症：见腰痛、坐骨神经痛，腿麻、跛行。

（3）急性脊柱损伤：包括脊柱关节错位、急性腰扭伤、落枕、急性骶髂关节扭伤、寰枢关节错位。

（4）脊柱相关性疾病：根据脊柱发病部位不同，可相应出现不同系统症状，常见的有类冠心病、颈性心律失常、脊源性血压异常、脊源性胸闷胸痛、脊源性胃十二指肠溃疡、脊源性肠易激综合征、呃逆、脊源性胆囊炎、脊源性血糖升高、脊源性性功能障碍、脊源性痛经、月经不调等。

（5）脊柱相关亚健康状态：如疲劳综合征、电脑综合征、网络综合征、写字间综合征等。

（七）亚健康

亚健康是指人体处于健康和疾病之间的一种状态，表现为一定时间内机体的活力、功能和适应能力降低或减退，但没有出现疾病的临床或亚临床症状。其常见的是一种机体的功能状态异常，并没有器质性的病理改变。现代医学对亚健康状态还没有统一的认识和诊断标准，许多处于亚健康状态的人，虽有诸多身心不适，出现了机体功能状态的异常，但是通过现有的各种医学手段和实验室检查却未发现异常，西医往往找不到治疗的客观依据和目标，所以没有有效的治疗方法。中医学虽无"亚健康"这一说法，但是中医学"治未病"方法对亚健康治疗却行之有效。

三、中成药的应用

中成药是中医临床治疗学不可或缺的重要组成部分，既往的中医各科常见病诊疗指南关注了辨证使用中药方剂，《国家基本药物临床应用指南》也以辨证论治原则介绍中成药。

中成药的适应证绝大多数以证候或病证结合为主，贯穿"理、法、方、药"统一、"证（病）－方－剂"对应的思想精髓，遵循中医辨证论治原则与方法，西医医生可以参考中成药治疗优势病种提供的针对某种疾病或该病的某个阶段、某个亚型或某个证候、某个症状的中成药使用提示，在临床上合理使用中成药，从而提高疗效水平，减少滥用和浪费。

☯ 案例 9.4

患者，陈某，男性，35 岁，因高热、微恶寒、头痛、咽喉痛、鼻塞、喷嚏、咳嗽、项背疼痛 1 天而来诊，体温 39℃，舌质红，舌苔黄腻，脉浮数而有力。

中医诊断：感冒。

辨证分型：风热感冒。

治法：辛凉解表，清热解毒。

方药：清开灵颗粒，一次 1 包，一天 3 次，开水冲服。

用药后第 3 天复诊，完全退热，恶寒消失，鼻塞、喷嚏、咽喉痛、咳嗽、项背疼痛皆减轻。

本案例是中成药在感冒中的应用。普通感冒又称"伤风"，多呈自限性，但发生率高，影响人群面广，且可以引起多种并发症。普通感冒以鼻咽部卡他症状为主要表现，可见鼻塞、喷嚏、流涕、发热、咳嗽、头痛等症。普通感冒属于中医学"表证"和"外感热证"。中医学认为，病邪侵入人体，先从肺卫开始，风蒸之邪多从口鼻而入；风寒之邪则多从皮毛而入。中医将普通感冒分为风寒、风热、暑湿、体虚等 4 个证型。

（一）中成药治疗感冒的辨证分型

中成药治疗感冒，应该参照其临床症状，注意辨证论治，分清寒热表里，避免重复使用药物，并注意配伍禁忌。风寒证型宜采用辛温解表、宣肺散寒药物；风热证型宜采用辛凉解表、疏散风热药物；暑湿证型宜采用清暑解表、化湿和中药物；体虚证型宜采用益气解表、调和营卫药物。

中医的外感分为外感风寒和外感风热，辨别点在于恶寒轻重和汗的有无。恶寒指患者自觉怕冷，多加衣被或近火取暖不能缓解，就是说恶寒是发热的前奏，外邪侵袭肌表，无论自觉发热与否，恶寒为必有之症。古人有"有一份恶寒就有一份表证之说"。表证无汗者因寒性收引，寒邪袭表，腠理致密，玄府闭塞所致，多属风寒表证；表证有汗者，由于风性开泄，热性升散，故风邪、热邪袭表，使腠理疏松，玄府不能密闭而汗出，多见于风热表证。

辛温解表药性味多属辛温,功效发散风邪,主治风寒表证,症见恶寒发热,无汗或汗出不畅,头身疼痛,鼻塞流涕,口不渴,舌苔薄白,脉浮紧。常见有正柴胡饮、九味羌活颗粒、通宣理肺胶囊。

辛凉解表药具有疏散风热之功,适用于发热微恶风寒、头痛、口渴咽干、咳嗽、舌淡红、苔薄黄等风热表证。如芙朴感冒颗粒、九味双解口服液、银翘解毒丸、连花清瘟胶囊、板蓝根颗粒、通窍鼻炎颗粒、小儿热速清颗粒。而感冒退热颗粒有别于感冒清热颗粒,处方组成是大青叶、板蓝根、连翘、拳参,辨证要点是发热、咽喉肿痛、舌红脉数,应用于上呼吸道感染、急性咽喉炎、急性扁桃体炎等外感风热证。

风寒、风热、暑湿、体虚等4个证型表现不同,用药也不同。

1. 风寒证型

主要表现为恶寒重,发热轻,无汗,头项强痛,鼻塞声重,流涕清稀,或有咽痒咳嗽,痰白稀,口不渴,肢节酸痛;舌苔薄白,脉浮紧。

宜选用:①正柴胡饮颗粒(含糖)每次10 g,每天3次开水冲服;无糖型每次3 g,每天3次开水冲服。小儿用量酌减或遵医嘱。②九味羌活颗粒,每次1或2袋开水冲服,每天2次。

2. 风热证型

主要表现为发热重,微恶风寒,鼻塞流黄浊涕,身热,汗出不畅,头痛,咽痛,口渴欲饮或有咳嗽痰黄;舌苔薄黄,脉浮数。

宜选用:①银翘解毒丸(颗粒、胶囊、片、口服液、合剂)每次1丸,每天2或3次,用芦根汤或温开水送服;颗粒剂每次15 g,每天3次开水冲服,重症者可加服1次;胶囊剂每次4粒,每天2或3次口服;片剂每次4片,每天2或3次口服;口服液每次20 mL,每天2或3次口服;合剂每次10 mL,每天3次口服,用时摇匀。②银黄颗粒(片、口服液)每次1或2袋开水冲服,每天2次;片剂每次2~4片,每天4次口服;口服液每次10~20 mL,每天3次口服。小儿用量酌减或遵医嘱。

3. 暑湿证型

主要表现为恶寒发热,头重,胸腹闷胀,呕吐腹泻,肢倦神疲,或口中黏腻,渴不多饮;舌苔白腻,脉濡滑。

宜选用:①藿香正气水(浓缩丸、滴丸、颗粒、胶囊、片、口服液)每次5~10 mL,每天2次口服,用时摇匀;浓缩丸每次8丸,每天3次口服;滴丸每次1或2袋,每天2次口服;颗粒剂每次1袋,每天2次温开水冲服;胶囊剂每次1粒,每天2次口服;片剂每次4~8片,每天2次口服;口服液每次5~10 mL,每天2次口服,用时摇匀。②暑热感冒颗粒每次10~20 g,每天3次开水冲服。

4. 体虚证型

以气虚证多见,主要表现为形寒,自汗,语声低怯,气短,倦怠;阳虚证恶寒更甚,骨节酸冷疼痛,面色晄白,语言低微,四肢不温;阴虚证见盗汗,心烦,手足心热,痰中带血,苔白,脉无力。

宜选用：①参苏饮，组方为党参 12 g、法半夏 9 g、茯苓 9 g、陈皮 9 g、炙甘草 6 g、枳壳 9 g、葛根 9 g、紫苏叶 12 g、前胡 9 g、木香 9 g、桔梗 8 g，水煎服，每天 1 剂，早晚各服 1 次。②玉屏风颗粒为扶正解表药，用于增强人体免疫力及抗变态反应，对于体弱易感冒患者也可使用。

（二）常用治疗感冒类中成药

全科医生在推荐使用感冒类中成药时，应根据其说明书对应的"证"和相应主症类型，做出正确的选择与推荐才能取得较好的疗效。常用治疗感冒类中成药如下。

（1）玉屏风颗粒：具有益气固表、止汗的作用。本品用于表虚不固、自汗恶风、面色㿠白，或体虚易感风邪者。

（2）正柴胡颗粒：具有发散风寒、解热止痛的作用。本品用于外感风寒初起、发热恶寒、无汗、头痛、鼻塞、喷嚏、咽痒咳嗽、四肢酸痛、流感初起、轻度上呼吸道感染见上述症候者。

（3）小柴胡颗粒：具有解表散热、疏肝和胃的功效。本品用于外感病、邪犯少阳，寒热往来、胸胁苦满、食欲不振、心烦喜呕、口苦咽干。

（4）银翘片：具有疏风解表、清热解毒的功效。本品用于风热感冒所致的发热头痛、咳嗽口干、咽喉疼痛。

（5）三拗片：具有宣肺解表的功效。本品用于风寒袭肺，咳嗽声重、咳嗽痰多、痰白清稀，急性支气管炎病情轻者见上述症候者。

（6）防风通圣颗粒：具有解表通里、清热解毒的功效。本品用于外寒内热、表里俱实、恶寒壮热、头痛咽干、小便短赤、大便秘结、瘰疬初起、风疹湿疮。

（7）连花清瘟颗粒：具有清瘟解毒、宣肺泄热的功效。本品用于治疗流行性感冒属热毒袭肺证，发热或高热、恶寒、肌肉酸痛、鼻塞流涕、咳嗽、头痛、咽干咽痛，舌偏红，苔黄或黄腻等。

（8）清开灵颗粒：具有清热解毒、镇静安神的功效。本品用于外感风热所致发热、烦躁不安、咽喉肿痛及上呼吸道感染、病毒性感冒、急性咽炎见上述证候者。

（9）板蓝根颗粒：具有清热解毒、凉血利咽的功效。本品用于肺胃热盛所致的咽喉肿痛、口咽干燥，急性扁桃体炎见上述证候者。

（10）复方板蓝根颗粒：具有清热解毒、凉血的功效。本品用于风热感冒、咽喉肿痛。

（11）万应胶囊：具有清热、解毒、镇静的功效。本品用于邪毒内蕴所致的口舌生疮、牙龈咽喉肿痛、小儿高热、烦躁易惊。

（12）藿香正气胶囊：具有解表化湿、理气和中的功效。本品用于外感风寒、内伤湿滞、头痛昏重、胸膈痞闷、脘腹胀痛、呕吐泄泻。

（13）牛黄上清胶囊：具有清热泻火、散风止痛的功效。本品用于热毒内盛、风火上攻所致的头痛眩晕、目赤耳鸣、咽喉肿痛、口舌生疮、牙龈肿痛、大便燥结。

第三节　中医适宜技术的社区应用

一、中医适宜技术概述

中医疗法有着悠久的历史根基，自人类有了医疗活动就已存在，近现代称其为"中医传统疗法""中医药适宜技术"和"中医适宜技术"。中医适宜技术通常是指临床有效且安全、成本低、简单易学的中医技术，作为祖国传统医学的重要组成部分，其内容丰富，包括针法类、灸法类、推拿疗法、中医外治法、中医内服法等五大类。

"简便验廉效"作为中医药独具特色的优势，有其深刻的内涵。"简"是指治疗方法简便易行，容易被广大基层卫生技术人员掌握和应用；"便"是指诊疗过程省时方便；"验"是经过实践的检验其安全性和临床疗效的确切性；"廉"就是医疗费用低廉，民众在经济上可以接受；"效"是指确有其效能够为诊断、治疗、康复和预防疾病提供切实的效果。作为中国传统医学中的重要组成部分，中医适宜技术在疾病的预防、治疗、康复方面发挥着重要作用，适合社区卫生服务中心医疗门诊服务的基本模式，能够满足人民群众的多样化需求，且随着科学技术的不断发展中医适宜技术也走上了标准化、器械化和信息化的道路。在与西医技术的碰撞与合作中得到传承与发展。服务范围与服务能力显著增强。

中医药适宜技术正在逐步被社区居民所接受，覆盖面也在逐渐扩大。中医擅长治疗慢性病，其手段方便易行、费用低廉，在慢性病防治中越显重要，尤其是社区居民中老年人较多，常见病、慢性病多，而中医药适宜技术简便、经济、有效，正好符合这些病人的要求。同时在脑卒中、高血压、慢性支气管炎等常见病的防治方面，中医药适宜技术具有难以取代的优势，为中医药适宜技术更广泛融入社区卫生服务提供了广阔空间。

（1）针刺疗法：属于针法类，"针"是指"针刺"，是一种利用各种针具刺激穴位来治疗疾病的方法。常用体针、头针、耳针、足针、梅花针、火针、电针、穴位注射、小针刀疗法等。传统医学对疑难病治疗常以针罐齐施、针药并用、内外同治获得最佳疗效。"针灸疗法，重在得气，得气方法，提插捻转，虚实分清，补泻适宜"。针法类包含体针疗法、放血疗法、头针疗法、耳针疗法、足针疗法、腕踝针疗法、梅花针疗法、火针疗法、电针疗法、穴位疗法、针刀疗法、艾灸疗法、火罐疗法、刮痧疗法等。

（2）灸法："灸"是指艾灸，艾灸疗法简称灸法，是运用艾绒或其他药物点燃后直接或间接在体表穴位上熏蒸、温熨，借灸火的热力及药物的作用，通过经络的传导，以起到温通气血，疏通经络、调和阴阳、扶正祛邪、行气活血、驱寒逐湿、消肿散结等作用，达到防病治病的一种治法。艾灸不但可以预防疾病，也能够延年益寿。"人于无病时常灸足三里、三阴交、关元、气海、命门、中脘、神阙等穴，亦可保百余年寿也"。

（3）按摩推拿：按摩是以中医的脏腑、经络学说为理论基础，并结合现代医学的解剖和病理诊断，于人体体表的特定部位或穴位上施以各种手法操作，以调节机体生理、病理状况，达到防病治病、延年益寿等目的的一种物理疗法，是一种适应证十分广泛的民间物理疗法，俗称推拿，是祖国医学宝库中最具特色的一种医疗保健方法。以其疗效显著、费用低廉、无毒副反应等特点而备受人们的喜爱。按摩治疗的范围很广，除治疗外科病（即骨关节痹痛、软组织的损伤、瘀肿、疼痛等）外，还可治疗内科疾病（妇科、内科、儿科等）。五官科及保健美容方面都可以应用，尤其是对于慢性病、功能性疾病疗效较好。其中包括头部按摩、足底按摩、踩跷疗法、整脊疗法、捏脊疗法、背脊疗法、按摩疗法、拨筋疗法、护肾疗法、按揉涌泉穴、小儿推拿疗法、点穴疗法等。例如，按摩足底的涌泉穴能够起到养生保健、益寿延年的功效。

（4）中医外治法：也叫外治疗法，包括刮痧疗法、灌肠疗法、火罐疗法、竹灌疗法、药摩疗法、天灸疗法、盐熨疗法、熏洗疗法、药浴疗法、香薰疗法、火熨疗法、芳香疗法、外敷疗法、膏药疗法、中药蜡疗、敷脐疗法、蜂针疗法等。

（5）中医内服法：包括方药应用（老中医验案、民间土单验方应用、古方今用、成药应用、临床自拟方应用等），以及中药雾化吸入疗法、中药茶饮法、中药药酒疗法、传统背脊疗法、饮食药膳、养生保健、中医护理、膏方疗法和冬病夏治等。

二、中医适宜技术在社区的运用

中医适宜技术在社区卫生服务中的运用十分广泛，各级卫生行政与地方政府都有优厚的政策和资金支持中医适宜技术在基层卫生服务中的推广和运用。现以常用的技术运用为例，帮助了解临床实际运用的方式、方法及疗效。

案例 9.5

患儿，女，8 个月，初诊。主诉（家长代述）：患儿腹泻半个月余，每日 5～6 次，泻下量时多时少，质地较稀，不臭稍腥，夹有少量奶瓣，平素以母乳喂养为主，饮食较少，爱哭闹，易感冒、咳嗽等。在当地医院诊断为肠炎伴消化不良，给予消食片、思密达、益生菌治疗（具体用量不详），治疗 3 天效果不佳，加用抗生素及抗病毒药物治疗 5 天，患儿症状仍未见改善。查体：面色少华，微黄，肛门不红，大便常规未见明显异常，舌淡、苔薄白，指纹淡。中医诊断：泄泻，脾虚泻。

西医治疗小儿腹泻以对症治疗、抗感染、液体疗法为主，但存在药物毒副作用、药物应用范围的禁忌或慎用的限制。以中医基础理论为指导，结合小儿生理病理特点，根据"泄泻病"中医辨证规律，通过对所选穴位进行推拿，达到健脾和胃、益气助运、调理肠道作用，从而调整小儿阴阳平衡、调和脏腑功能活动、扶正祛邪，治愈腹泻病。推拿治疗每天 1 次，连续 5 天为 1 个疗程。疗效确切。

推拿属于自然疗法，没有药物毒副作用，更是一种无创伤疗法。作为以外力作用于人体的疗法，其基本理论是以中医基础理论为依据，如阴阳五行、脏腑经络、气血津液等。但由于推拿学的临床治疗特点表现为手法在人体体表上操作及运动人体肢体的治疗方式，在基础理论应用方面，尤以经络腧穴为重。

除了上述案例中的"推拿治疗小儿腹泻"已广泛运用于中西结合，特别是基层全科（儿科）临床实践并被充分认同外，推拿的临床有效适应证十分广泛，主要包括骨伤科、内科、妇科、外科、五官科、儿科等多种疾病，随着推拿事业的不断发展，以前属于推拿疗法的慎用证和禁忌证也逐渐转为适应证，如冠心病在缓解期也成为适应证。一般来说，推拿疗法主要用于慢性疾病，虽然某些疾病的急性期也有良好疗效，如腰椎间盘突出症、急性腰扭伤、梨状肌综合征、急性乳腺炎、小儿消化不良等。

现常用推拿疗法治疗的疾病有：

（1）骨伤科疾病：颈椎病、落枕、腰椎间盘突出症、肩周炎、肱骨外上髁炎、关节软组织扭伤、挫伤、关节脱位、半脱位、关节非感染性炎症及股骨头无菌性坏死。

（2）内科疾病：冠心病、高血压、阵发性心动过速、卒中后遗症、面神经瘫痪、三叉神经痛、神经衰弱、老年性痴呆（阿尔茨海默病）、更年期综合征、上呼吸道感染、慢性支气管炎、肺气肿、慢性胃炎、消化道溃疡、慢性腹泻、便秘、胃下垂、慢性肝炎、慢性胆囊炎、尿潴留、遗尿、阳痿、慢性肾炎、贫血、甲状腺功能亢进、糖尿病、类风湿关节炎等。

（3）妇科疾病：月经不调、痛经、闭经、急性乳腺炎、慢性盆腔炎、产后耻骨联合分离症等。

（4）外科疾病：腹部手术后肠粘连、慢性前列腺炎、慢性阑尾炎、下肢静脉曲张等。

（5）五官科疾病：鼻炎、咽喉炎、声门闭合不全、近视、斜视、耳聋、耳鸣、牙痛等。

（6）儿科疾病：小儿发热、小儿腹泻、疳积、惊风、肌性斜颈、呕吐、腹泻、便秘、脱肛、咳嗽、哮喘、遗尿、佝偻病、夜啼等。

中医适宜技术还广泛运用于冬病夏治，是中医"治未病"思想的临床疗法之一，成为中医药预防疾病的一个重要手段。例如，中药贴敷穴位就是一种常用的冬病夏治中医适宜技术，其临床运用历史悠久，清代张璐的《张氏医通》已有夏月三伏中药外涂治寒哮的记载。

冬病夏治中的中医药适宜技术方法包括：药物穴位贴敷、穴位针刺、穴位艾条灸、药物穴位注射、艾灸、埋线、刮痧、穴位拔罐，药膳或内服药物等。它们都属于"夏治"增强疗效的重要治疗手段。

中医适宜技术在基层全科医疗实践中具有广泛地运用前景，其疗效确切，深受民众欢迎。许多适宜技术在长期的医疗实践中不断得到创新与发展。其以人民群众的实际卫生服务需求为导向，通过中医适宜技术培训和推广，保持"简单、方便、有效、廉价、安全"的诊疗技术特色，推动卫生资源优化配置，在提高基层医疗卫生技术水平和服务能力发挥了巨大的作用。

 思考题

1. 中医学理论体系是在中国古代哲学基础上经过长期的临床实践形成的，请阐述中医学理论与现代全科医学原理特别相关的主要内容。

2. 传统中医与现代中医的科学性体现在哪些方面？

3. 中医药诊治病毒性疾病的优势体现在哪些方面？

4. 在基层全科诊疗中，中医诊疗的优势病种有哪些？

5. 常见的中医适宜技术有哪些？分别适用于哪些疾病？

（李俊伟　李　敏　沈　健）

数字课程学习

Ⓟ 教学 PPT

第十章　医改政策及卫生法律法规

学习提要

1. 我国深化医药卫生体制改革的目标要求和改革任务。

2. 浙江省深化医药卫生体制改革历经三个阶段，取得了显著成效，持续推进基层卫生综合改革，强化了基层医疗卫生机构公益性，提升了服务能力，建立保障与激励相结合的运行机制。开展家庭医生签约服务的做法，推进县域医共体的做法和成效。

3. 基本公共卫生服务的主要内容，建立全科医生制度的主要措施，全科医生是家庭医生签约服务的主体，是居民健康和控制医疗费用支出的"守门人"。

4. 《中华人民共和国基本医疗卫生与健康促进法》等法律法规的主要内容。

思维导图

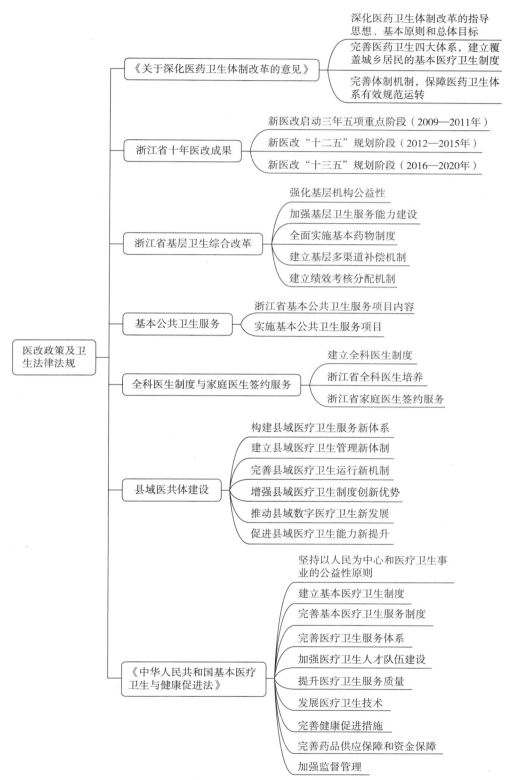

医改政策及卫生法律法规

- 《关于深化医药卫生体制改革的意见》
  - 深化医药卫生体制改革的指导思想、基本原则和总体目标
  - 完善医药卫生四大体系，建立覆盖城乡居民的基本医疗卫生制度
  - 完善体制机制，保障医药卫生体系有效规范运转

- 浙江省十年医改成果
  - 新医改启动三年五项重点阶段（2009—2011年）
  - 新医改"十二五"规划阶段（2012—2015年）
  - 新医改"十三五"规划阶段（2016—2020年）

- 浙江省基层卫生综合改革
  - 强化基层机构公益性
  - 加强基层卫生服务能力建设
  - 全面实施基本药物制度
  - 建立基层多渠道补偿机制
  - 建立绩效考核分配机制

- 基本公共卫生服务
  - 浙江省基本公共卫生服务项目内容
  - 实施基本公共卫生服务项目

- 全科医生制度与家庭医生签约服务
  - 建立全科医生制度
  - 浙江省全科医生培养
  - 浙江省家庭医生签约服务

- 县域医共体建设
  - 构建县域医疗卫生服务新体系
  - 建立县域医疗卫生管理新体制
  - 完善县域医疗卫生运行新机制
  - 增强县域医疗卫生制度创新优势
  - 推动县域数字医疗卫生新发展
  - 促进县域医疗卫生能力新提升

- 《中华人民共和国基本医疗卫生与健康促进法》
  - 坚持以人民为中心和医疗卫生事业的公益性原则
  - 建立基本医疗卫生制度
  - 完善基本医疗卫生服务制度
  - 完善医疗卫生服务体系
  - 加强医疗卫生人才队伍建设
  - 提升医疗卫生服务质量
  - 发展医疗卫生技术
  - 完善健康促进措施
  - 完善药品供应保障和资金保障
  - 加强监督管理

笔记

医药卫生事业关系亿万人民的健康，关系千家万户的幸福，是重大民生问题。深化医药卫生体制改革，加快医药卫生事业发展，适应人民群众日益增长的医药卫生需求，不断提高人民群众健康素质，是贯彻落实科学发展观、促进经济社会全面协调可持续发展的必然要求，是维护社会公平正义、提高人民生活质量的重要举措，是全面建设小康社会和构建社会主义和谐社会的一项重大任务。

第一节　《关于深化医药卫生体制改革的意见》

中华人民共和国成立以来，特别是改革开放以来，我国医药卫生事业取得了显著成就，覆盖城乡的医药卫生服务体系基本形成，疾病防治能力不断增强，医疗保障覆盖人口逐步扩大，卫生科技水平迅速提高，人民群众健康水平明显改善，居民主要健康指标处于发展中国家前列。同时也应该看到，当前我国医药卫生事业发展水平与人民群众健康需求及经济社会协调发展要求不适应的矛盾还比较突出。深化医药卫生体制改革，是加快医药卫生事业发展的战略选择，是实现人民共享改革发展成果的重要途径，是广大人民群众的迫切愿望。

深化医药卫生体制改革是一项涉及面广、难度大的社会系统工程。我国人口基数大，人均收入水平低，城乡、区域差距大，长期处于社会主义初级阶段的基本国情，决定了深化医药卫生体制改革是一项十分复杂艰巨的任务，是一个渐进的过程，需要在明确方向和框架的基础上，经过长期艰苦努力和坚持不懈的探索，才能逐步建立符合我国国情的医药卫生体制。

2009 年 4 月，中共中央、国务院出台《关于深化医药卫生体制改革的意见》，全面启动新一轮医改。十多年的医改，主要分为三个阶段：一是新医改启动三年五项重点改革阶段（2009—2011 年）。重点聚焦基本医疗保障制度、基本药物制度、基层医疗卫生服务体系、基本公共卫生服务和公立医院改革等五个方面改革任务。二是新医改"十二五"规划阶段（2012—2015 年）。重点聚焦城市优质医疗资源重心下移、公立医院综合改革、推进全民医保体系、提升基层服务能力和社会力量办医等。三是新医改"十三五"规划阶段（2016—2020 年）。重点聚焦分级诊疗、现代医院管理、全民医保、药品供应保障、综合监管五项制度。

医疗卫生体制改革如果比喻成一个房屋的话，其主要内容可概括为"四梁八柱"：①医疗保障体系，管理体制、运行机制；②医疗服务体系，投入机制、价格形成机制；③公共卫生服务体系，监管体制、科技和人才保障；④药品供应保障体系，信息系统、法律制度。

《关于深化医药卫生体制改革的意见》主要内容如下。

一、深化医药卫生体制改革的指导思想、基本原则和总体目标

（一）指导思想

坚持公共医疗卫生的公益性质，坚持预防为主、以农村为重点、中西医并重的方针，实行政事分开、管办分开、医药分开、营利性和非营利性分开，强化政府责

270

任和投入，完善国民健康政策，健全制度体系，加强监督管理，创新体制机制，鼓励社会参与，建设覆盖城乡居民的基本医疗卫生制度，不断提高全民健康水平，促进社会和谐。

（二）基本原则

坚持以人为本，把维护人民健康权益放在第一位。坚持立足国情，建立中国特色医药卫生体制。坚持公平与效率统一，政府主导与发挥市场机制作用相结合。坚持统筹兼顾，把解决当前突出问题与完善制度体系结合起来。

（三）总体目标

建立健全覆盖城乡居民的基本医疗卫生制度，为群众提供安全、有效、方便、价廉的医疗卫生服务。到2011年，基本医疗保障制度全面覆盖城乡居民，基本药物制度初步建立，城乡基层医疗卫生服务体系进一步健全，基本公共卫生服务得到普及，公立医院改革试点取得突破，明显提高基本医疗卫生服务可及性，有效减轻居民就医费用负担，切实缓解"看病难、看病贵"问题。到2020年，覆盖城乡居民的基本医疗卫生制度基本建立。普遍建立比较完善的公共卫生服务体系和医疗服务体系，比较健全的医疗保障体系，比较规范的药品供应保障体系，比较科学的医疗卫生机构管理体制和运行机制，形成多元办医格局，人人享有基本医疗卫生服务，基本适应人民群众多层次的医疗卫生需求，人民群众健康水平进一步提高。

二、完善医药卫生四大体系，建立覆盖城乡居民的基本医疗卫生制度

建设覆盖城乡居民的公共卫生服务体系、医疗服务体系、医疗保障体系、药品供应保障体系，形成四位一体的基本医疗卫生制度。四大体系相辅相成，配套建设，协调发展。

（一）全面加强公共卫生服务体系建设

建立健全疾病预防控制、健康教育、妇幼保健、精神卫生、应急救治、采供血、卫生监督和计划生育等专业公共卫生服务网络，完善以基层医疗卫生服务网络为基础的医疗服务体系的公共卫生服务功能，建立分工明确、信息互通、资源共享、协调互动的公共卫生服务体系，提高公共卫生服务和突发公共卫生事件应急处置能力，促进城乡居民逐步享有均等化的基本公共卫生服务。

（二）进一步完善医疗服务体系

坚持非营利性医疗机构为主体、营利性医疗机构为补充，公立医疗机构为主导、非公立医疗机构共同发展的办医原则，建设结构合理、覆盖城乡的医疗服务体系。大力发展农村医疗卫生服务体系。进一步健全以县级医院为龙头、乡镇卫生院和村卫生室为基础的农村医疗卫生服务网络。完善以社区卫生服务为基础的新型城市医疗卫生服务体系。健全各类医院的功能和职责。建立城市医院与社区卫生服务机构的分工协作机制。充分发挥中医药（民族医药）在疾病预防控制、应对突发公共卫生事件、医疗服务中的作用。建立城市医院对口支援农村医疗卫生工作的制度。

（三）加快建设医疗保障体系

加快建立和完善以基本医疗保障为主体，其他多种形式补充医疗保险和商业健

康保险为补充，覆盖城乡居民的多层次医疗保障体系。建立覆盖城乡居民的基本医疗保障体系。城镇职工基本医疗保险、城镇居民基本医疗保险、新型农村合作医疗和城乡医疗救助共同组成基本医疗保障体系，分别覆盖城镇就业人口、城镇非就业人口、农村人口和城乡困难人群。鼓励工会等社会团体开展多种形式的医疗互助活动。鼓励和引导各类组织和个人发展社会慈善医疗救助。积极发展商业健康保险。

（四）建立健全药品供应保障体系

加快建立以国家基本药物制度为基础的药品供应保障体系，保障人民群众安全用药。建立国家基本药物制度。中央政府统一制定和发布国家基本药物目录，按照防治必需、安全有效、价格合理、使用方便、中西药并重的原则，结合我国用药特点，参照国际经验，合理确定品种和数量。建立基本药物的生产供应保障体系，在政府宏观调控下充分发挥市场机制的作用，基本药物实行公开招标采购，统一配送，减少中间环节，保障群众基本用药。国家制定基本药物零售指导价格，在指导价格内，由省级人民政府根据招标情况确定本地区的统一采购价格。基本药物全部纳入基本医疗保障药物报销目录，报销比例明显高于非基本药物。规范药品生产流通。

三、完善体制机制，保障医药卫生体系有效规范运转

完善医药卫生的管理、运行、投入、价格、监管体制机制，加强科技与人才、信息、法制建设，保障医药卫生体系有效规范运转。

（一）建立协调统一的医药卫生管理体制

实施属地化和全行业管理。所有医疗卫生机构，不论所有制、投资主体、隶属关系和经营性质，均由所在地卫生行政部门实行统一规划、统一准入、统一监管。中央、省级可以设置少量承担医学科研、教学功能的医学中心或区域医疗中心，以及承担全国或区域性疑难病症诊治的专科医院等医疗机构；县（市）主要负责举办县级医院、乡村卫生和社区卫生服务机构；其余公立医院由市负责举办。强化区域卫生规划，推进公立医院管理体制改革，进一步完善基本医疗保险管理体制。

（二）建立高效规范的医药卫生机构运行机制

公共卫生机构收支全部纳入预算管理。按照承担的职责任务，由政府合理确定人员编制、工资水平和经费标准，明确各类人员岗位职责，严格人员准入，加强绩效考核，建立能进能出的用人制度，提高工作效率和服务质量。转变基层医疗卫生机构运行机制。政府举办的城市社区卫生服务中心（站）和乡镇卫生院等基层医疗卫生机构，要严格界定服务功能，明确规定使用适宜技术、适宜设备和基本药物，为广大群众提供低成本服务，维护公益性质。要严格核定人员编制，实行人员聘用制，建立能进能出和激励有效的人力资源管理制度。要改革药品加成政策，实行药品零差率销售。建立规范的公立医院运行机制。公立医院要遵循公益性质和社会效益原则，坚持以病人为中心，优化服务流程，规范用药、检查和医疗行为。深化运行机制改革，建立和完善医院法人治理结构，明确所有者和管理者的责权，形成决策、执行、监督相互制衡，有责任、有激励、有约束、有竞争、有活力的机制。推

笔记

进医药分开，积极探索多种有效方式逐步改革以药补医机制。健全医疗保险经办机构运行机制。完善内部治理结构，建立合理的用人机制和分配制度，完善激励约束机制，提高医疗保险经办管理能力和管理效率。

（三）建立政府主导的多元卫生投入机制

明确政府、社会与个人的卫生投入责任。确立政府在提供公共卫生和基本医疗服务中的主导地位。公共卫生服务主要通过政府筹资，向城乡居民均等化提供。基本医疗服务由政府、社会和个人三方合理分担费用。特需医疗服务由个人直接付费或通过商业健康保险支付。建立和完善政府卫生投入机制，中央政府和地方政府都要增加对卫生的投入，并兼顾供给方和需求方。逐步提高政府卫生投入占卫生总费用的比重，使居民个人基本医疗卫生费用负担有效减轻；政府卫生投入增长幅度要高于经常性财政支出的增长幅度，使政府卫生投入占经常性财政支出的比重逐步提高。新增政府卫生投入重点用于支持公共卫生、农村卫生、城市社区卫生和基本医疗保障。完善政府对公共卫生的投入机制。完善政府对城乡基层医疗卫生机构的投入机制。落实公立医院政府补助政策。完善政府对基本医疗保障的投入机制。鼓励和引导社会资本发展医疗卫生事业。大力发展医疗慈善事业。

（四）建立科学合理的医药价格形成机制

规范医疗服务价格管理。对非营利性医疗机构提供的基本医疗服务，实行政府指导价，其余由医疗机构自主定价。中央政府负责制定医疗服务价格政策及项目、定价原则及方法；省或市级价格主管部门会同卫生、人力资源社会保障部门核定基本医疗服务指导价格。基本医疗服务价格按照扣除财政补助的服务成本制定，体现医疗服务合理成本和技术劳务价值。不同级别的医疗机构和医生提供的服务，实行分级定价。规范公立医疗机构收费项目和标准，研究探索按病种收费等收费方式改革。建立医用设备仪器价格监测、检查治疗服务成本监审及其价格定期调整制度。改革药品价格形成机制。积极探索建立医疗保险经办机构与医疗机构、药品供应商的谈判机制，发挥医疗保障对医疗服务和药品费用的制约作用。

（五）建立严格有效的医药卫生监管体制

强化医疗卫生监管。健全卫生监督执法体系，加强城乡卫生监督机构能力建设。强化医疗卫生服务行为和质量监管，完善医疗卫生服务标准和质量评价体系，规范管理制度和工作流程，加快制定统一的疾病诊疗规范，健全医疗卫生服务质量监测网络。加强医疗卫生机构的准入和运行监管。完善医疗保障监管。加强对医疗保险经办、基金管理和使用等环节的监管，建立医疗保险基金有效使用和风险防范机制。加强药品监管。强化政府监管责任，完善监管体系建设，严格药品研究、生产、流通、使用、价格和广告的监管。建立信息公开、社会多方参与的监管制度。

（六）建立可持续发展的医药卫生科技创新机制和人才保障机制

推进医药卫生科技进步。把医药卫生科技创新作为国家科技发展的重点，努力攻克医药科技难关，为人民群众健康提供技术保障。加大医学科研投入，深化医药卫生科技体制和机构改革，整合优势医学科研资源，加快实施医药科技重大专项，鼓励自主创新，加强对重大疾病防治技术和新药研制关键技术等的研究，在医学基础和应用研究、高技术研究、中医和中西医结合研究等方面力求新的突破。开发生产适合我国国情的医疗器械。广泛开展国际卫生科技合作交流。加强医药卫生人才队伍建设。制定和实施人才队伍建设规划，重点加强公共卫生、农村卫生、城市社区卫生专业技术人员和护理人员的培养培训。调整高等医学教育结构和规模。构建健康和谐的医患关系。

（七）建立实用共享的医药卫生信息系统

大力推进医药卫生信息化建设。以推进公共卫生、医疗、医保、药品、财务监管信息化建设为着力点，整合资源，加强信息标准化和公共服务信息平台建设，逐步实现统一高效、互联互通。加快医疗卫生信息系统建设。完善以疾病控制网络为主体的公共卫生信息系统，提高预测预警和分析报告能力；以建立居民健康档案为重点，构建乡村和社区卫生信息网络平台；以医院管理和电子病历为重点，推进医院信息化建设；利用网络信息技术，促进城市医院与社区卫生服务机构的合作。积极发展面向农村及边远地区的远程医疗。建立和完善医疗保障信息系统。建立和完善国家、省、市三级药品监管、药品检验检测、药品不良反应监测信息网络。建立基本药物供求信息系统。

（八）建立健全医药卫生法律制度

完善卫生法律法规。加快推进基本医疗卫生立法，明确政府、社会和居民在促进健康方面的权利和义务，保障人人享有基本医疗卫生服务。建立健全卫生标准体系，做好相关法律法规的衔接与协调。加快中医药立法工作。完善药品监管法律法规。逐步建立健全与基本医疗卫生制度相适应、比较完整的卫生法律制度。推进依法行政。严格、规范执法，切实提高各级政府运用法律手段发展和管理医药卫生事业的能力。加强医药卫生普法工作，努力创造有利于人民群众健康的法治环境。

第二节　浙江省医改成果与全科医疗实践

《中共浙江省委浙江省人民政府关于深化医药卫生体制改革的实施意见》（浙委〔2009〕81号）提出医改总体目标是，建立健全覆盖城乡居民的基本医疗卫生制度，为群众提供安全、有效、方便、价廉的医疗卫生服务。2020年前，率先建立覆盖城乡居民的基本医疗卫生制度。普遍建立比较完善的公共卫生服务体系和医疗服务体系，比较健全的医疗保障体系，比较规范的药品供应保障体系，比较科学的医疗卫生机构管理体制和运行机制，形成多元办医格局，人人享有基本医疗卫生服务，基本适应群众多层次的医疗卫生需求，人民群众健康水平进一步提高。

一、浙江省医改成果

浙江省推进医改近十年来，主要分为三个阶段。

（一）新医改启动三年五项重点阶段（2009—2011年）

重点聚焦基本医疗保障制度、基本药物制度、基层医疗卫生服务体系、基本公共卫生服务和公立医院改革等"四基一公"共五个方面改革27项任务。到2011年

笔记

底，全省职工医保、城镇居民医保和新农合等三项医疗保险制度覆盖约 5 000 万人
（总参保率 95% 左右）；90 个县（市、区）的所有政府办社区卫生服务中心、乡镇
卫生院、社区卫生服务站全部实施基本药物制度；完成 71 个县级医院和 9 000 多
个基层医疗卫生机构的改造建设任务，"20 分钟医疗卫生服务圈"基本形成；9 类
国家基本公共卫生服务项目和 7 项重大公共卫生项目有效实施，基本公共卫生服务
均等化水平进一步提高；以"药品零差率、收入结构调整、医保支付制度改革"为
核心的县级公立医院综合改革正式启动。

（二）新医改"十二五"规划阶段（2012—2015 年）

按照国家和省两个"十二五"深化医改实施方案要求，重点聚焦城市优质医疗
资源重心下移、公立医院综合改革、推进全民医保体系、提升基层服务能力和社
会力量办医等工作。到 2015 年底，全省 89 家县级医院分别与省、市级三甲医院建
立了紧密型合作办医关系，覆盖近 2/3 的县（市、区）；省市县三级公立医院全部
取消药品加成，同步调整医疗服务价格，在全国率先实现了公立医院综合改革全
覆盖；全省基本医保参保人数为 5 151 万人（总参保率达 95% 以上），城乡居民基
本医疗保险财政补助标准达到每人每年 400 元以上，职工医保政策范围内报销比例
达 84%，城乡居民医保政策范围内报销比例近 70%；出台促进健康服务业发展的实
施意见，将健康产业列入七大万亿产业，全省民营医院床位数占全省医院总床位数
的 17.5%。

（三）新医改"十三五"规划阶段（2016 年—至今）

根据国务院"十三五"深化医药卫生体制改革规划和省深化医改综合试点方案
的要求，重点聚焦分级诊疗、现代医院管理、全民医保、药品供应保障、综合监管
等五项制度，并结合我省实际，推进医疗卫生服务领域"最多跑一次"改革，健康
浙江建设、"三医"联动改革、县域医共体建设、"互联网＋医疗健康"和医疗质量
安全提升等"1+5"的改革发展布局。群众"看病少排队""付费更便捷"等十大举
措成效明显，有效提升了群众就医获得感；县域医共体试点改革让乡镇卫生院门急
诊和出院人次分别增长 12.0% 和 22.3%，医保基金支出增幅下降 10.5%；公立医院
综合改革考核成绩居全国前列，医疗总费用、门急诊和出院均次费用增长等均在控
制线以下；健康浙江建设领导体制和工作机制基本建立，健康浙江考评成为继"平
安浙江、美丽浙江"后的地方政府第三大考，考评结果纳入市县党政领导班子和领
导干部任期目标责任制考核。

二、浙江省基层卫生综合改革

（一）强化基层机构公益性

浙江省医改文件明确，在每个建制乡镇（街道）建立一所政府办的乡镇卫生院
（社区卫生服务中心），明确其为非营利性的、公益性的事业单位，负责提供基本公
共卫生服务和基本医疗服务。出台了《浙江省城市社区卫生服务机构设置和编制标
准实施意见》和《浙江省农村社区卫生服务中心机构设置和编制标准实施意见》，
明确了城乡社区卫生服务机构（乡镇卫生院）的公益性事业单位性质，人员编制标

准为每万服务人口 13~15 人，设床位的社区卫生服务机构，按照每床 0.7 人的标准相应增加编制。全省 90 个县（市、区）全部完成了基层医疗卫生机构定性定编工作，比改革前增加编制 5 万多名。以县为单位，实行编制总量控制、动态管理、统筹使用的机制基本建立。浙江省出台了《加快推进基层医疗卫生机构人事制度改革有关工作的通知》，明确对在基层卫生工作时间长、表现优秀的人员，适当放宽招聘年龄要求，改革招聘方式，逐步纳入编制管理。与工作人员签订事业单位聘用合同，基本建立了合同管理的用人机制。

（二）加强基层卫生服务能力建设

浙江省制定和实施了《浙江省农村医疗卫生服务体系建设规划二期建设方案（2009-2011 年）》，推进政府办乡镇卫生院（社区卫生服务中心）标准化建设，为乡镇卫生院（社区卫生服务中心）添置和更新医疗设备设施，提升基层医疗卫生服务机构服务能力。推进乡村卫生服务一体化管理。按照国家的统一部署，结合浙江省实际，积极推进基本型和紧密型乡村卫生一体化管理。基本型是将乡镇卫生院和村卫生室的设置建设、人员准入与执业、业务、药械、绩效考核等实行一体化的规范管理。紧密型是在基本型一体化管理基础上，村卫生室（站）的人、财、物等由乡镇卫生院统一管理。以示范创建和等级评审为载体提升基层服务能力。全省从创建省级规范化社区卫生服务中心，到创建国家级和省级示范社区卫生服务中心，从开展浙江省乡镇卫生院等级评审，到开展全国"群众满意的乡镇卫生院"和"优质服务基层行"活动，通过创建评审等一系列载体，进一步争取了各级政府的高度重视，加大了财政投入，加强了内部管理，进一步强化了机构内涵建设，提升了综合服务能力。

（三）全面实施基本药物制度

2009 年浙江省医改文件明确，全面贯彻落实国家基本药物制度。所有医疗机构均应配备和销售基本药物，满足患者需要。卫生行政部门制定不同层级医疗卫生机构基本药物使用率，及时制订临床基本药物应用指南和基本药物处方集，加强用药指导和监管。三年内，政府举办的基层医疗卫生机构全部配备和使用基本药物，并按统一采购价格零差率销售，2009 年底前在全省 30% 的政府举办的城市社区卫生服务机构和县（基层医疗卫生机构）实施基本药物制度。其他各类医疗机构都必须按规定优先使用基本药物。允许患者凭处方到零售药店购买药物。2010 年 2 月 25 日，浙江省首批 30 个县（市、区）启动实施基本药物制度，至 2011 年 3 月，全省 90 个县（市、区）所有政府办基层医疗卫生机构所有药品实行零差率销售，积极推进村卫生室和非政府办基层医疗卫生机构实施基本药物制度，群众就医负担明显减轻。

（四）建立基层多渠道补偿机制

《国务院办公厅关于建立健全基层医疗卫生机构补偿机制的意见》（国办发〔2010〕62 号）明确，在基层医疗卫生机构实施基本药物制度，要按照保障机构有效运行和健康发展、保障医务人员合理待遇的原则同步落实补偿政策，建立稳定的补偿渠道和补偿方式；同时坚持以投入换机制，大力推进基层医疗卫生机构综合改

笔记

革，引导基层医疗卫生机构主动转变运行机制，提高服务质量和效率，发挥好承担基本公共卫生服务和诊疗常见病、多发病的功能。文件明确，实施基本药物制度后，政府举办的乡镇卫生院、城市社区卫生服务机构的人员支出和业务支出等运行成本通过服务收费和政府补助补偿。基本医疗服务主要通过医疗保障付费和个人付费补偿；基本公共卫生服务通过政府建立的城乡基本公共卫生服务经费保障机制补偿；经常性收支差额由政府按照"核定任务、核定收支、绩效考核补助"的办法补助。各地要按照核定的编制人员数和服务工作量，参照当地事业单位工作人员平均工资水平核定工资总额。政府负责其举办的乡镇卫生院、城市社区卫生服务机构按国家规定核定的基本建设经费、设备购置经费、人员经费和其承担公共卫生服务的业务经费。按扣除政府补助后的服务成本制定医疗服务价格，体现医疗服务合理成本和技术劳务价值，并逐步调整到位。按上述原则补偿后出现的经常性收支差额由政府进行绩效考核后予以补助。对村卫生室，主要通过政府购买服务的方式进行合理补助。卫生部门要在核定村卫生室承担公共卫生服务项目和服务人口数量的能力的基础上，安排一定比例的基本公共卫生服务工作量由村卫生室承担，并落实相应经费。各地在推进医保门诊统筹工作中，可以将符合条件的村卫生室的门诊服务纳入新农合报销范围。开展新型农村社会养老保险试点的地区要积极将符合条件的乡村医生纳入保险范围。鼓励各地在房屋建设、设备购置以及人员培训等方面对村卫生室给予一定扶持，并采取多种形式对乡村医生进行补助。有条件的地方可以将实行乡村一体化的村卫生室纳入基本药物制度实施范围并落实补偿政策。对非政府举办的基层医疗卫生机构，主要通过政府购买服务等方式对其承担的公共卫生服务给予合理补助，并将其中符合条件的机构纳入医保定点范围，执行与政府办基层医疗卫生机构相同的医保支付和报销政策。

2009年实施基本药物制度和基层医疗卫生机构综合改革之后，浙江省各地建立健全基层医疗卫生机构补偿机制，全省各级财政预算安排、及时拨付乡镇卫生院、社区卫生服务机构、村卫生室运行补助资金，同时承担了70%以上的化解政府办基层医疗卫生机构债务所需偿债资金，并安排资金支持基层卫生人才培养培训工作。2011年浙江省制定实施了基层医疗机构一般诊疗费政策，乡镇卫生院和社区卫生服务中心10元/次，村卫生室和社区卫生服务站5元/次，将一般诊疗费纳入基本医疗保障报销范围。

随着医改的推进，"核定任务、核定收支、绩效考核"的基层补偿机制导致的"内生动力不足"和财政资金使用绩效不高的问题逐渐凸显，2015年下半年，浙江省出台了试点改革的指导意见，提出要转变现行补偿模式，实行"专项补助与付费购买相结合、资金补偿与服务绩效相挂钩"的补偿新机制。在总结海盐、义乌、嵊州、江山等四个县（市）基层医疗卫生机构补偿机制改革试点经验基础上，2017年底出台《浙江省财政厅浙江省卫生和计划生育委员会关于全面推进基层医疗卫生机构补偿机制改革的实施意见》（浙财社〔2017〕63号），于2018年在全省全面推进基层医疗卫生机构补偿机制改革。改革做法主要是：①政府"保一块，买一块"。对符合政府规定的建设发展等项目支出，由同级政府纳入财政预算，通过专项补助方式足额安排。对日常运行等经常性支出主要通过提供基本医疗卫生服务，由政府或医保（个人）按标准付费购买。财政专项补助主要包括按规定核定的基本建设（含修缮）、设备购置、信息化建设、人员培养培训经费、基本人员经费和山区海岛特殊专项等。②实行分类购买，强化竞争机制。对基本公共卫生、重大公共卫生、基本医疗、计划生育技术指导、签约服务等，探索分类购买。如对基本医疗服务，主要由医保基金和患者个人按规定的支付标准付费购买；对基本公共卫生服务和部分收费价格补偿不足的基本医疗服务，由政府统筹整合基本公共卫生服务项目经费和经常性收支差额补助，采用标化当量法购买。③细化政策措施，降低改革风险。通过当量调节系数、风险调节金、明确"托底"机制、设置购买服务上限等措施调节机构运行风险和财政支付风险。④机构补偿改革和内部分配改革联动。探索建立符合基层医疗卫生行业特点的薪酬制度，允许基层医疗卫生机构突破现行事业单位工资调控水平，允许医疗服务收入扣除成本并按规定提取各项基金后，主要用于人员奖励。

（五）建立绩效考核分配机制

根据国家医改精神，2010年7月出台《浙江省人力资源和社会保障厅浙江省财政厅浙江省卫生厅关于印发公共卫生与基层医疗卫生事业单位绩效工资实施意见的通知》（浙人社发〔2010〕218号），明确公共卫生与基层医疗卫生事业单位实施绩效工资，是事业单位收入分配制度改革的重要内容，是贯彻落实深化医药卫生体制改革特别是实行基本药物制度的重要措施。公共卫生事业单位实施绩效工资所需经费纳入同级财政足额安排。政府举办的基层医疗卫生事业单位实施绩效工资所需经费的补助，按医改政府卫生投入文件有关规定执行。2011年浙江省卫生厅浙江省发改委浙江省财政厅联合出台《关于印发浙江省社区卫生服务中心（乡镇卫生院）绩效考核指导意见（试行）的通知》（浙卫发〔2011〕27号）《关于印发浙江省村卫生室绩效考核指导意见（试行）的通知》（浙卫发〔2011〕26号），要求各地推进基层医疗卫生机构运行机制改革，逐步建立科学规范的考核评价体系，提高基层医疗卫生机构的服务质量和效率，保障国家基本药物制度和绩效工资改革的顺利实施。至2011年底，90个县（市、区）基层医疗卫生机构已全面实施绩效工资制度，并开展绩效考核工作。总体上，各地基层医疗卫生机构绩效工资运行平稳，体现了公益性和公平性，政府办基层医疗卫生机构职工人均工资水平较实施前有所上升。在合理分配绩效工资比例方面，一些地区结合当地工作实际，积极探索，大胆拉开绩效工资比例，加强绩效考核。2013年浙江省人力社保厅、浙江省财政厅联合出台《关于进一步搞活绩效工资分配的指导意见》，明确基层医疗卫生事业单位根据需要可进一步搞活绩效工资分配形式和分配办法，不受绩效工资结构比例等限制。2014年，在金华市基层医疗卫生事业单位绩效工资改革试点的基础上，浙江省人力社保厅、浙江省财政厅、浙江省卫生计生委出台了《关于进一步完善基层医疗卫生事业单位绩效工资的指导意见》，进一步明确建立绩效工资增长机制，设立绩效考核奖，允许收支结余分配，基层医疗卫生事业单位可自主决定本单位绩效工资的分配形式和分配办法，不受绩效工资结构比例等限制，充分体现多劳多得、优绩优酬。在绩效考核方面，各地基层医疗卫生机构相应制定内部绩效考核办法，以工作数量、工作质量和满意度作为考核的主要指标，通过定期考核发放奖励性绩效工资。

三、基本公共卫生服务

2005 年，浙江省人民政府下发《关于加强农村公共卫生工作的实施意见》（浙政发〔2005〕50 号），启动实施涵盖基本公共卫生服务、农民健康体检和新型农村合作医疗的农民健康工程。2007 年，浙江省人民省政府又下发《关于加快发展城乡社区卫生服务的意见》，启动城市基本公共卫生服务项目。2009 年，浙江省卫生厅、浙江省发改委、浙江省财政厅、浙江省人口与计划生育委员会联合出台《关于促进基本公共卫生服务逐步均等化的实施意见》（浙卫发〔2009〕223 号），实现我省基本公共卫生服务项目的城乡统筹，并与国家基本公共卫生服务规范接轨。

浙卫发〔2009〕223 号文件提出：通过实施基本公共卫生服务项目和重大公共卫生服务项目，对居民健康问题实施干预，减少主要健康危险因素，有效预防和控制主要传染病及慢性病，提高公共卫生服务和突发公共卫生事件应急处置能力，使全体居民逐步享有均等化的基本公共卫生服务。到 2011 年，基本公共卫生服务项目和重大公共卫生服务项目得到普及，城乡之间、地区之间和人群之间基本公共卫生服务差距明显缩小，公平性、可及性和效率明显提高。到 2020 年，基本公共卫生服务逐步均等化的机制基本完善，重大疾病和主要健康危险因素得到有效控制，居民主要健康指标达到世界中等发达国家水平。

浙卫发〔2009〕223 号文件中明确主要任务为两项：第一，完善基本公共卫生服务内容，实施基本公共卫生服务项目。根据国家基本公共卫生服务项目，结合我省城乡社区公共卫生服务现状、经济社会发展状况、主要公共卫生问题和干预措施效果，确定基本公共卫生服务项目，并随着经济社会发展、公共卫生服务需要和财政承受能力适时调整，有条件的地区可在全省公共卫生服务项目基础上增加服务内容。现阶段，基本公共卫生服务项目包括保证全体城乡居民享有基本卫生服务、保证城乡重点人群享有重点服务和保证城乡居民享有基本的卫生安全保障等三大类12 项内容。人口和计划生育部门继续组织开展计划生育技术服务，主要包括避孕节育、优生优育科普宣传，避孕方法咨询指导，发放避孕药具，实施避孕节育和恢复生育力手术，随访服务，开展计划生育手术并发症及避孕药具不良反应诊治等。第二，扩大重大公共卫生服务专项，实施重大公共卫生服务项目。针对主要传染病、慢性病、地方病、职业病等重大疾病和严重威胁妇女、儿童等重点人群的健康问题以及突发公共卫生事件预防和处置需要，制定和实施重大公共卫生服务项目，并适时充实调整。从 2009 年新增农村孕产妇住院分娩补助、农村妇女孕前和孕早期增补叶酸预防神经管缺陷、孕前优生检测、婚前医学检查、农村妇女乳腺癌和宫颈癌检查等项目；继续实施结核病、艾滋病等重大疾病防控和国家免疫规划、贫困白内障患者复明、农村改水改厕、农村妇女常见病普查、15 岁以下人群补种乙肝疫苗、重性精神病人治疗管理、血吸虫病预防控制、血液安全等重大公共卫生服务项目。

（一）浙江省基本公共卫生服务项目内容

1. 健康教育

针对健康素养基本知识和技能、生殖健康优生优育及辖区重点健康问题等内容，向城乡居民提供健康教育宣传信息和健康教育咨询服务；设置健康教育宣传栏并定期更新内容，开展健康知识讲座等健康教育活动；重点开展结核病、艾滋病等防治知识宣传和咨询服务。

2. 健康管理

以妇女、儿童、老年人、残疾人、慢性病人等人群为重点，以家庭为单位，在自愿的基础上，为辖区常住人口建立统一、规范、动态的居民健康档案。健康档案主要信息包括居民基本信息、主要健康问题及卫生服务记录等；健康档案实行计算机网络化管理，逐步提高档案的利用率。

3. 基本医疗惠民服务

方便城乡居民常见病、多发病的基本诊治；严格执行国家基本药物制度，做到合理用药、合理检查；开展社区巡诊，上门开展健康管理、心理健康指导、医疗咨询等服务。

4. 合作医疗便民服务

负责新型农村合作医疗相关问题的解答，协助做好政策宣传，及时了解本区域参合人员就医情况，督促落实新型农村合作医疗报销公示制度。通知并协助参合人员及时报销、农村孕产妇住院分娩及时补助。

5. 儿童保健

为3岁以下婴幼儿建立儿童保健手册，开展新生儿访视及儿童保健系统管理。新生儿访视至少2次，儿童保健1岁以内至少4次，第2年和第3年每年至少2次。进行体格检查和生长发育监测及评价，开展心理行为发育、母乳喂养、辅食添加、意外伤害预防、常见疾病防治等健康指导。

6. 妇女保健

为孕产妇建立保健手册，开展至少5次孕期保健服务和2次产后访视。进行一般体格检查及孕期营养、心理等健康指导，了解产后恢复情况并对产后常见问题进行指导。

7. 老年人和困难群体保健

对辖区60岁及以上老年人和特困残疾人、低保家庭、五保户和困难群众进行健康登记管理，进行健康危险因素调查和一般体格检查，提供疾病预防、自我保健及伤害预防、自救等健康指导。

8. 重点疾病社区管理

对高血压、糖尿病等慢性病高危人群进行指导。对35岁以上人群实行门诊首诊测血压。对确诊高血压和糖尿病患者进行登记管理，定期进行随访，每次随访要询问病情、进行体格检查及用药、饮食、运动、心理等健康指导。对辖区重性精神病患者进行登记管理，在专业机构指导下对在家居住的重性精神病患者进行随访和治疗康复指导。在专业机构指导下，对非住院结核病人进行规范化治疗管理。

9. 公共卫生信息收集和报告

掌握辖区内流动人口开展儿童保健、孕产妇保健、儿童免疫规划等情况，保证流动人口享受与所在地户籍人口同等的基本公共卫生服务。按规定报告传染病、突发公共卫生事件（含传染病暴发疫情、食物中毒事件、职业中毒事件和群体性不明原因疾病）等卫生信息。

10. 环境卫生协管

积极参加辖区内爱国卫生宣传，掌握辖区内环境卫生情况；配合做好城乡除"四害"工作和村居、社区环境综合整治和改水改厕工作。

11. 卫生监督协查

配合卫生监督机构对农村学校、医疗机构、相关企业和经营单位开展卫生检查；掌握农村集体聚餐情况，并及时报告。

12. 协助落实疾病防控措施

根据国家、省免疫规划要求为免疫接种对象实施预防接种；在专业公共卫生机构的组织下，开展强化免疫和群体性接种工作；在重点地区，对重点人群进行针对性接种，包括肾综合征出血热疫苗、炭疽疫苗和钩体疫苗；发现、报告预防接种中的疑似异常反应，并协助调查处理。参与辖区内突发公共卫生事件的现场处置。

（二）实施基本公共卫生服务项目

1. 健全项目组织管理

以"卫生强省"和"健康浙江"建设为引领，不断健全"以县为主"的项目管理体制，相关重点指标纳入卫生强省、健康浙江等考核内容，强化政府领导和部门协作的工作机制。建立县、乡、村三级公共卫生管理体制，县级政府成立由政府领导负责、各有关部门参加的公共卫生工作委员会；乡镇政府（街道办事处）成立公共卫生组织领导机构，确定专（兼）职公共卫生管理员；农村和社区建立了公共卫生联络员制度。全省11个市和所有县（市、区）全部成立基本公共卫生服务项目管理办公室，强化组织管理、技术指导、业务培训、督导考核等管理职能。根据浙江省城乡基层医疗卫生机构的服务能力和条件，研究制定和推广基本公共卫生服务项目指导规范，健全管理制度和工作流程，提高服务质量和管理水平。推广社区责任医生制度。建立以社区责任医生为骨干、社区护理等人员共同组成的社区责任医生团队。转变服务模式，采取主动服务、上门服务等方式，全面掌握辖区及居民主要健康问题，主动采取有效的干预措施，做到基本公共卫生服务与医疗服务有机结合。

2. 健全经费保障机制

各级政府根据实现基本公共卫生服务逐步均等化的目标，完善政府对公共卫生的投入机制，逐步增加公共卫生投入。基本公共卫生服务项目为城乡居民免费提供，经费标准按服务项目综合成本核定，所需经费由政府预算安排，并统筹解决流动人口基本公共卫生服务经费。重大公共卫生服务项目由政府根据需要全额安排。政府对承担公共卫生任务的乡村医生给予合理补助，其中基本公共卫生服务所需经费从基本公共卫生服务项目经费中安排。对社会力量举办的各级各类医疗卫生机构承担规定的公共卫生服务任务，政府通过购买服务等方式给予补偿。人口和计划生育部门组织开展的计划生育技术服务所需经费由政府按原经费渠道核拨。财政根据每年对公共卫生服务项目的绩效评价结果核拨相应经费。浙江省基本公共卫生服务项目经费从 2005 年的人均 15 元提高到 2020 年的 65 元以上，各级财政按比例安排项目资金，省级财政按二类六档对各县（市、区）进行转移支付；加强流动人口基本公共卫生服务均等化，县（市、区）不同程度安排了流动人口服务经费。合理分配乡村两级基本公共卫生服务任务，落实村卫生室经费补助。浙江省财政厅、浙江省卫生健康委出台《浙江省基本公共卫生服务项目补助资金管理办法》，建立"财政预算、分级承担、先行预拨、考核结算"的项目经费保障机制。

3. 加强信息化建设

加强卫生信息资源整合和公共卫生信息平台建设，完善以疾病控制网络为主体的公共卫生信息系统建设以及居民健康档案为核心的城乡社区卫生服务平台，实现区域内信息资源的共享。省级层面出台 5 个信息化建设规范指南，相继开发启用基层卫生综合管理信息系统、基本公共卫生服务项目绩效评价系统、补偿机制改革综管系统和电子健康档案质量控制等系统。省、市、县三级均建成以居民电子健康档案为基础的区域卫生信息平台，全省所有县（市、区）与省级平台实现互通，动态传输电子健康档案

4. 加强绩效考核

各级发改、卫生、财政、人口和计划生育部门会同有关部门建立健全基本公共卫生服务项目和重大公共卫生服务项目绩效考核制度。充分发挥考核结果在激励、监督和资金安排等方面的作用，将考核结果与财政核拨单位经费挂钩，并作为单位主要领导和医务人员业绩评价、奖惩及核定绩效工资的依据。注重群众参与考核评价，建立信息公开制度，考核情况向社会公示，将政府考核与社会监督结合起来。2005 年以来，浙江省共出台了 5 个基本公共卫生服务规范，6 个绩效考核办法，每年组织开展省级考核，接受国家考核，建立了"考核指标规范、考核过程严谨、考核奖惩挂钩、问题整改到位"的绩效考核机制。

四、全科医生制度与家庭医生签约服务

（一）建立全科医生制度

2011 年《国务院关于建立全科医生制度的指导意见》（国发〔2011〕23 号）明确，建立分级诊疗模式，实行全科医生签约服务，将医疗卫生服务责任落实到医生个人。这是我国医疗卫生服务的发展方向，也是许多国家的通行做法和成功经验。建立适合我国国情的全科医生制度，有利于优化医疗卫生资源配置、形成基层医疗卫生机构与城市医院合理分工的诊疗模式，有利于为群众提供连续协调、方便可及的基本医疗卫生服务，缓解群众"看病难、看病贵"的状况。文件提出，以提高临床实践能力为重点，规范培养模式，统一培养标准，严格准入条件和资格考试，切实提高全科医生培养质量；改革全科医生执业方式，建立健全激励机制，引导全科

笔记

医生到基层执业，逐步形成以全科医生为主体的基层医疗卫生队伍，为群众提供安全、有效、方便、价廉的基本医疗卫生服务。到 2020 年，在我国初步建立起充满生机和活力的全科医生制度，基本形成统一规范的全科医生培养模式和"首诊在基层"的服务模式，全科医生与城乡居民基本建立比较稳定的服务关系，基本实现城乡每万名居民有 2～3 名合格的全科医生，全科医生服务水平全面提高，基本适应人民群众基本医疗卫生服务需求。

1. 逐步建立统一规范的全科医生培养制度

规范全科医生培养模式。将全科医生培养逐步规范为"5+3"模式，即先接受 5 年的临床医学（含中医学）本科教育，再接受 3 年的全科医生规范化培养。在过渡期内，3 年的全科医生规范化培养可以实行"毕业后规范化培训"和"临床医学研究生教育"两种方式。参加毕业后规范化培训的人员主要从具有本科及以上学历的临床医学专业毕业生中招收；全科方向的临床医学专业学位研究生按照统一的全科医生规范化培养要求进行培养，培养结束考核合格者可获得全科医生规范化培养合格证书。全科医生规范化培养以提高临床和公共卫生实践能力为主，在国家认定的全科医生规范化培养基地进行，实行导师制和学分制管理。经培养基地按照国家标准组织考核，达到病种、病例数和临床基本能力、基本公共卫生实践能力及职业素质要求并取得规定学分者，可取得全科医生规范化培养合格证书。在全科医生规范化培养阶段，参加培养人员在导师指导下可从事医学诊查、疾病调查、医学处置等临床工作和参加医院值班，并可按规定参加国家医师资格考试。注册全科医师必须经过 3 年全科医生规范化培养取得合格证书，并通过国家医师资格考试取得医师资格。

为解决当前基层急需全科医生与全科医生规范化培养周期较长之间的矛盾，国家提出采取多种措施加强全科医生培养。大力开展基层在岗医生转岗培训。对符合条件的基层在岗执业医师或执业助理医师，按需进行 1～2 年的转岗培训。转岗培训以提升基本医疗和公共卫生服务能力为主，在国家认定的全科医生规范化培养基地进行，培训结束通过省级卫生行政部门组织的统一考试，获得全科医生转岗培训合格证书，可注册为全科医师或助理全科医师。鼓励基层在岗医生通过参加成人高等教育提升学历层次，符合条件后参加相应执业医师考试，考试合格可按程序注册为全科医师或助理全科医师。

2. 改革全科医生执业方式

引导全科医生以多种方式执业。取得执业资格的全科医生一般注册 1 个执业地点，也可以根据需要多点注册执业。全科医生可以在基层医疗卫生机构（或医院）全职或兼职工作，也可以独立开办个体诊所或与他人联合开办合伙制诊所。鼓励组建由全科医生和社区护士、公共卫生医生或乡村医生等人员组成的全科医生团队，划片为居民提供服务。对到基层工作的全科医生（包括大医院专科医生），政府举办的基层医疗卫生机构要通过签订协议的方式为其提供服务平台。要充分依托现有资源组建区域性医学检查、检验中心，鼓励和规范社会零售药店发展，为全科医生执业提供条件。推行全科医生与居民建立契约服务关系。基层医疗卫生机构或全科医生要与居民签订一定期限的服务协议，建立相对稳定的契约服务关系，服务责任落实到全科医生个人。参保人员可在本县（市、区）医保定点服务机构或全科医生范围内自主选择签约医生，期满后可续约或另选签约医生。卫生行政部门和医保经办机构要根据参保人员的自主选择与定点服务机构或医生签订协议，确保全科医生与居民服务协议的落实。随着全科医生制度的完善，逐步将每名全科医生的签约服务人数控制在 2 000 人左右，其中老年人、慢性病人、残疾人等特殊人群要有一定比例。逐步建立基层首诊和分级医疗管理制度，明确各级医院出入院标准和双向转诊机制，在有条件的地区先行开展全科医生首诊试点并逐步推行。

3. 建立全科医生的激励机制

按签约服务人数收取服务费。全科医生为签约居民提供约定的基本医疗卫生服务，按年收取服务费。服务费由医保基金、基本公共卫生服务经费和签约居民个人分担，具体标准和保障范围由各地根据当地医疗卫生服务水平、签约人群结构以及基本医保基金和公共卫生经费承受能力等因素确定。在充分考虑居民接受程度的基础上，可对不同人群实行不同的服务费标准。各地确定全科医生签约服务内容和服务费标准要与医保门诊统筹和付费方式改革相结合。逐步调整诊疗服务收费标准，合理体现全科医生技术劳务价值。合理确定全科医生的劳动报酬。全科医生及其团队成员属于政府举办的基层医疗卫生机构正式工作人员的，执行国家规定的工资待遇；其他在基层工作的全科医生按照与基层医疗卫生机构签订的服务合同和与居民签订的服务协议获得报酬，也可通过向非签约居民提供门诊服务获得报酬。基层医疗卫生机构内部绩效工资分配可采取设立全科医生津贴等方式，向全科医生等承担临床一线任务的人员倾斜。绩效考核要充分考虑全科医生的签约居民数量和构成、门诊工作量、服务质量、居民满意度以及居民医药费用控制情况等因素。完善鼓励全科医生到艰苦边远地区工作的津补贴政策。拓宽全科医生的职业发展路径。

（二）浙江省全科医生培养

浙江省通过定向培养、规范化培训、转岗培训和在岗在职培训等方式，不断充实全科医生队伍数量、优化结构、提升能力。一是保证源头活水。2009 年开始实施基层医生定向培养，通过落实招录与招聘并轨政策确保编制岗位、提供培训补助，吸引优秀青年投身基层卫生工作，成为乡村基层医生的主要来源。二是规范提升能力。浙江省对所有新进岗的全科医生实施规范化培训，有效提升基层全科医生能力水平。县域医共体建设实施以来，试点实施"全有所专"计划，强化全科医生的儿科、妇产科、急诊等亚专业特长。三是开辟渠道补充。浙江省面向基层有实践经验的临床医生和省市医院有志于从事全科医疗工作的专科医生开展全科转岗培训，经过培训加注或专注全科医学执业方向，走上全科工作岗位。四是强化医教协同。浙江省内所有医学院校临床专业开设全科医学必修课程，注重医学生临床能力培养，推行早临床多临床反复临床，从源头就为全科医生的基层实践能力打下坚实的基础。

（三）浙江省家庭医生签约服务

根据《国务院关于建立全科医生制度的指导意见》（国发〔2011〕23 号）和国

家发展改革委卫生部等部门《关于印发全科医生执业方式和服务模式改革试点工作方案的通知》（发改社会〔2012〕287号），2012年出台《浙江省卫生厅关于推行全科医生签约服务工作的指导意见》（浙卫发〔2012〕219号），在全省推行全科医生签约服务模式，以拓展和深化以社区责任医生团队服务模式为基础的全科医生签约服务。2014年，杭州市、宁波市、绍兴市政府相继出台全科医生签约服务文件，明确了签约服务经费、医保差别化支付等配套措施。

　　2015年6月，浙江省人民政府办公厅出台《关于推进责任医生签约服务工作的指导意见》（浙政办发〔2015〕65号），提出通过推进责任医生签约服务，逐步建立责任医生与居民之间良好的契约服务关系，使城乡居民获得连续、综合、便捷、个性化的健康管理服务；增强城乡居民对基层医疗卫生机构及医务人员的信任度，促进基层首诊、双向转诊、分级诊疗就诊秩序和公立医院与基层医疗卫生机构分工协作机制的形成，使责任医生真正成为居民健康的"守门人"。到2020年，全省规范签约服务覆盖一半人口，基层就诊比例达到60%以上。文件明确，要建立符合实际、有利于提高责任医生签约服务吸引力的基本医保报销政策。科学设置门诊、住院和重大疾病报销政策，差别化设置不同等级医疗卫生机构和跨统筹区域医疗卫生机构就诊的报销比例，引导签约服务对象到基层医疗卫生机构首诊。物价部门要调整完善基层医疗服务价格等配套支持措施。文件明确，责任医生为签约服务对象提供约定的基本医疗和基本公共卫生服务，按年收取服务费。服务费由医保基金、基本公共卫生服务经费和签约服务对象个人分担，具体标准和保障范围由各市、县（市、区）根据当地医疗卫生服务水平、签约人群结构以及医保基金和基本公共卫生经费承受能力等因素确定。起步阶段，要充分考虑居民的接受度和承受力，合理确定签约服务对象个人承担比例，各级财政应视情予以支持。签约服务费主要用于对签约责任医生经考核认定提供有效服务的报酬，不纳入绩效工资和其他应得的奖补经费总额。该文件的出台，让浙江省签约服务由原来的卫生系统单项工作转变为由政府主导、部门协同配合的综合改革措施。

　　浙政办发〔2015〕65号）文件明确，签约责任医生由基层医疗卫生机构注册的全科医师（临床类别或中医类别）、乡村医生或其他具备签约服务能力的执业医师（执业助理医师）担任。签约服务方式：居民可自主选择所在社区卫生服务中心或乡镇卫生院及其分支机构的责任医生，与其签订一定期限的服务协议。签约周期原则上不少于1年，期满后居民和签约医生在双方自愿的基础上可选择续约或终止契约关系。每位居民同期只能选择1名责任医生；每名责任医生根据自身的服务能力，签约合适数量的居民，其中老年人、慢性病人、残疾人等人群应占一定比例。倡导以家庭为单位，与1名责任医生签约。签约服务内容包括基本医疗服务、基本公共卫生服务、个性化健康管理服务。

　　2016年5月，国务院医改办等7部门联合出台《关于印发推进家庭医生签约服务指导意见的通知》（国医改办发〔2016〕1号），在全国加快推进家庭医生签约服务，明确签约服务主体为家庭医生，现阶段主要包括基层医疗卫生机构注册全科医生（含助理全科医生和中医类别全科医生），以及具备能力的乡镇卫生院医师和乡村医生等；要求优化签约服务内涵，健全签约服务收付费机制，建立签约服务激励机制，加强签约服务绩效考核，强化签约服务技术支撑。2016 年 9 月，浙江省卫生计生委等 5 部门联合发文进一步推进签约服务工作。为推动签约服务工作的开展，浙江省人民政府连续三年将家庭医生签约服务列入省委组织部对各市党政领导班子实绩考核，作为卫生计生条线三个列入考核的指标之一。至 2016 年底，所有县（市、区）政府均出台签约服务文件，实现制度的全覆盖。各地根据实际落实医保差别化支付政策，让老百姓切实感受到签约带来的医保优惠，引导签约居民到基层首诊；11 个市全部出台调整提高社区医疗服务价格的文件，促进基层机构拓展服务范围，为签约居民提供上门巡诊、家庭护理、家庭病床等个性化服务。2017 年起浙江省人力资源和社会保障厅发文在全省推行慢性病长处方制度，明确由基层医疗卫生机构的签约家庭医生开具长处方，一次处方医保用药量可放宽至 12 周。这些配套政策的落地为家庭医生当好"健康守门人"提供了强有力的政策保障。2018 年浙江省卫生计生委出台《关于进一步做实做细家庭医生签约服务工作的通知》（浙卫发〔2018〕20 号），明确从 2018 年起浙江省签约服务工作统称为"家庭医生签约服务"；将基本公共卫生服务、基本医疗和部分个性化服务项目进行有效融合，针对老年人等十类重点人群和一般人群制定了"10+1"签约服务包，以服务内容清单主动向社会公示；要求各地优化家庭医生团队，对不同人群实行分类管理，提供精准服务；开展家庭医生签约服务培训基地和示范点建设；加大签约服务宣传力度；加强签约服务绩效考核，规范签约服务经费使用。浙江省不断深化医改，持续推进家庭医生签约服务，签约居民的获得感和依从性稳步提升。

五、浙江省县域医共体建设

为补好基层短板，2013 年起浙江省全面推进"双下沉、两提升"（城市优质医疗资源下沉和医务人员下沉、提升县域医疗卫生机构服务能力和群众就医满意度），取得了积极成效，城乡医疗资源配置失衡和农村基层医疗服务能力薄弱问题有所缓解。在此基础上，为巩固"双下沉、两提升"成果，建立完善基层补短提升长效机制，浙江省于 2017 年启动县域医共体建设，在每个设区市各选择 1 个县（市、区）开展改革试点，整合县乡两级医疗卫生机构组建若干个县域医共体，主要内容是"三统一"（统一机构设置、统一人员招聘使用、统一医疗卫生资源配置）、"三统筹"（统筹财政财务管理、统筹医保支付、统筹信息共享）、"三强化"（强化分级诊疗、强化签约服务、强化公共卫生）。经过近一年的探索，试点地区基层医疗卫生服务水平有了明显提升。

2018 年 9 月中共浙江省委、浙江省人民政府在德清召开全省县域医共体建设现场推进会，出台《中共浙江省委办公厅 浙江省人民政府办公厅印发关于全面推进县域医疗卫生服务共同体建设的意见的通知》（浙委办发〔2018〕67 号）。文件提出，到 2019 年，医共体建设全面推开，县域综合医药卫生体制改革不断深化，整合型医疗卫生服务体系初步建成。到 2022 年，县域医疗卫生服务能力明显增强，资源利用效率明显提升，群众健康水平明显提高；所有医共体牵头医院达到县级强院建设标准，乡镇（街道）所在地医共体成员单位普遍具备较高水平的基本医疗、公共卫生和健康管理等服务能力，其中小城市、中心镇和服务人口较多、地域较广、规模较大的乡镇（街道）所在地医共体成员单位具备二级乙等以上医院医疗服务能力；基层就诊率达到65%以上，县域就诊率达到90%以上。改革内容主要是：

（一）构建县域医疗卫生服务新体系

1. 整合县乡医疗卫生机构资源

每个县（市）和符合条件的市辖区根据地理位置、服务人口、现有医疗卫生机构设置、布局和能力情况，组建若干个（一般为1～3个）以县级医院为龙头、其他若干家县级医院及乡镇卫生院（社区卫生服务中心）为成员单位的紧密型医疗集团作为医共体。医共体牵头医院原则上为二甲以上医院，在县级医疗资源配置不足或服务能力较弱的地区，可由市级医院作为牵头医院，成员单位人财物全面整合，功能职责整体纳入，形成管理、服务、利益、责任和文化共同体。

2. 完善乡村卫生一体化管理

对政府或集体办的村卫生室和社区卫生服务站，纳入医共体管理；依照规划应设置村卫生室（社区卫生服务站）而未设置的村（社区），逐步由医共体负责延伸服务。对其他村卫生室，要深化乡村卫生一体化管理，按照自愿原则，可纳入医共体管理，其药械采购、业务经营、财务管理和绩效考核等由医共体统一实施。推进基层医疗卫生机构标准化建设，不断完善设施设备，明显改善乡村医疗条件和就医环境。

3. 打造"双下沉、两提升"升级版

按照补短板、保基本、强特色的思路，巩固深化省市级医院与县级医院合作办医，制定县级强院建设标准，建立医共体服务能力评估机制，指导和推动城市医院、城市医生带着目标任务精准下沉，促进医共体医疗质量和技术精准提升，实现"双下沉、两提升"对接医共体，形成"成分输血"叠加"重建造血"效应。

4. 促进医疗卫生资源共享

以县（市、区）为单位，建立开放共享的影像、心电、病理诊断和医学检验等中心，推动基层检查、上级诊断、区域互认。适应健康老龄化和医养结合需要，优化整合资源，推进康复医疗、老年护理和安宁疗护等服务体系建设。鼓励县域内社会办非营利性医疗卫生机构参与医共体；支持社会办医疗卫生机构与医共体在资源共享、分级诊疗、人才培养和技术交流等方面开展合作。

（二）建立县域医疗卫生管理新体制

1. 形成统一高效政府办医体制

按照优化、协同、高效的原则，建立由县级党委、政府牵头组建，卫生计生、机构编制、发展改革、财政、人力社保、食品药品监管和物价等部门及利益相关方代表参与的管理委员会，统筹医共体的规划建设、投入保障、项目实施、人事制度安排和考核监管等重大事项，日常工作机构设在卫生计生部门。医共体领导班子成员按照干部管理权限管理，实行任期制、任期目标责任制和年度目标责任制。加强医共体管理队伍职业化、专业化建设。

2. 健全医共体内部治理结构

医共体内可以继续保留成员单位法人资格，也可按独立事业单位进行统一法人登记。保留成员单位法人的，实行唯一法定代表人组织架构，由牵头医院负责人担任；按独立事业单位进行统一法人登记的，由机构编制部门依法予以登记后取得法人资格。加强医共体党的领导，实行党委领导下的院长负责制，成员单位党组织和群众组织工作以及统战工作等可归口由牵头医院统一管理。完善现代医院管理制度，制定医共体章程，建立健全内部组织机构、管理制度和议事规则。

3. 落实医共体经营管理自主权

按照"管好放活"的要求，充分落实医共体在人员招聘和用人管理、内设机构和岗位设置、中层干部聘任、内部绩效考核和收入分配、医务人员职称评聘、医疗业务发展等方面的自主权，激发医共体运行活力、服务效率和发展动力。

（三）完善县域医疗卫生运行新机制

1. 建立人员统筹使用机制

医共体人员编制由机构编制部门会同卫生计生等主管部门，按县级医院和基层医疗卫生机构两种类型进行分类核定，编制总量由医共体统筹使用。医共体人员由医共体统一招聘、统一培训、统一调配、统一管理。新进在编人员户籍关系可留在医共体牵头医院所在地，人事档案由牵头医院或主管部门统一管理。医共体人员实行全员岗位管理，按照按需设岗、按岗聘用、竞聘上岗、人岗相适的原则，打破单位、科室、身份限制，实现合理轮岗、有序流动、统筹使用。完善职称评聘制度，医共体卫生技术人员职称由其自主评聘。优先保证基层用人需要，在薪酬、职称评聘和职业发展等方面，优先向基层倾斜。

2. 促进资源节约集约利用

按照精简、高效的原则，实行医共体行政管理、医疗业务、后勤服务、信息系统等统一运作，在不突破内设管理机构总数的前提下，设立人力资源、财务、医保、公共卫生和信息化等管理中心，提高服务效率。统一医共体基本建设、物资采购和设备配置，规范管理，降低成本。加强医共体内部和医共体之间床位、号源、设备的统筹使用，实现资源共享，贯通服务链。

3. 实施财务集中统一管理

牵头医院为三级医院的医共体要单独设置总会计师，其他医共体要落实专门岗位，加强医共体经济管理工作。财务管理中心具体承担医共体的财务管理、成本管理、预算管理、会计核算、价格管理、资产管理、会计监督和内部控制工作，对成员单位财务实行统一管理、集中核算、统筹运营。加强医共体内审管理，自觉接受审计监督。

（四）增强县域医疗卫生制度创新优势

1. 改革医保支付方式

完善医保总额预算管理，建立结余留用、超支分担机制，引导医共体合理诊治，主动做好预防保健和健康管理，提高医保基金使用绩效。医共体医保总额按照"以收定支"原则，综合考虑服务的数量、质量等因素，由医保机构与医共体谈判核定。建立和推广适用于医共体模式的疾病诊断相关分组（DRGs）系统，对住院医疗服务，按 DRGs 结合点数法付费。对门诊医疗服务，结合家庭医生签约按人头付费。探索符合中医药服务特点的支付方式，逐步推行基层中医门诊常见病按病种支付。各县（市、区）和已经实行医保市级统筹的设区市，要将医共体整体作为医保定点机构和医保基金预算单位，开展医保协议管理，科学核定和合理安排医保预算总额。健全医共体内医保工作人员队伍，探索建立医保机构专员派驻制度，加强医疗费用和质量"双控制"。加快推动商业医疗健康保险发展。

2. 实行药品耗材统一管理

以医共体为单位，设立唯一采购账户，统一用药目录，药品价格实行统一谈判，实现统一账户、统一采购、统一配送、统一支付。鼓励跨医共体、跨区域联合采购。统筹开展医共体药事管理，提升服务管理效能，促进药品耗材合理使用。

3. 理顺医疗服务比价关系

按照总量控制、结构调整、有升有降、逐步到位的原则和控总量、腾空间、调结构、保衔接、强监管的路径，通过压缩药品耗材虚高价格和不合理使用、控制过度检查检验等方式腾出空间，动态调整医疗服务价格，逐步理顺医疗服务比价关系，并做好与医保支付、医疗控费和财政投入等政策的衔接，确保医疗卫生机构良性运行、医保基金可承受、群众负担不增加。

4. 深化薪酬制度改革

按照"允许医疗卫生机构突破现行事业单位工资调控水平，允许医疗服务收入扣除成本并按规定提取各项基金后主要用于人员奖励"的要求，建立符合医疗卫生行业特点和医共体发展要求的薪酬制度，合理提高医务人员薪酬水平。医务人员收入由医共体自主分配，以岗位为基础，以绩效为核心，打破单位、层级和身份区别，建立多劳多得、优绩优酬的内部分配机制，并与药品、耗材和检查检验收入脱钩，与医疗卫生技术服务、绩效考核和医保支付方式改革等因素挂钩。鼓励对医共体负责人和成员单位负责人实施年薪制。

5. 完善财政投入政策

根据医共体建设发展需要，加大财政投入力度，科学调整财政投入方式。县乡医疗卫生机构整合组建医共体后，要继续按照公立医院投入政策和基层医疗卫生机构补偿机制改革要求，按原渠道足额安排对医共体成员单位的财政投入资金，并将资金统一拨付医共体，由医共体结合资金性质和用途统筹使用。采取有效措施逐步化解医共体成员单位符合条件的历史债务。乡镇（街道）要继续加大对所在地医共体成员单位的工作支持力度。

6. 建立绩效评价考核制度

制定医共体绩效监测指标体系，建立与医共体组织方式、运行模式相匹配的考核办法。开展医共体年度绩效评价考核，考核结果与财政投入、医保支付以及领导干部薪酬、任免和奖惩等挂钩。完善医共体内部考核管理，考核结果与医务人员岗位聘用、职称评聘、薪酬待遇等挂钩。健全医疗质量安全管理制度，落实医疗费用增长调控机制，推广临床路径管理，遏制药品耗材不合理使用和过度检查检验等行为。加大行业腐败和作风问题的整治力度，严厉惩治收受"回扣""红包"等违纪违法行为，建设清廉医院。

（五）推动县域数字医疗卫生新发展

1. 强化医共体信息化运营管理

以医共体为单位，统一运营管理信息系统，实现信息共建共享、互联互通。全面推进医共体资源调配、业务经营、质量评价、财务分析、效率监测等数字化管理，提升基于大数据的服务运营能力，进一步优化服务流程、降低运行成本、提高服务质量和资源利用效率，打造数字化、智能型医共体。

2. 发展"互联网＋医疗健康"服务

深化医疗卫生服务领域"最多跑一次"改革，探索建立快捷、高效、智能的诊疗服务形式和全程、实时、互动的健康管理模式。发展"互联网＋"医疗服务，开展远程专家门诊、远程紧急会诊等远程医疗服务，提供分时段预约、在线支付、检查检验结果推送、部分常见病和慢性病线上复诊、线上开具处方与药品网络配送等服务。创新"互联网＋"健康服务，开展慢性病、母子健康和家庭医生签约等在线服务管理，提供健康咨询、健康教育、健康管理和服务提醒等。推行"互联网＋"分级诊疗，建设县域或市域预约转诊系统，对接省预约转诊平台，提供预约诊疗、双向转诊、远程医疗等服务。推进"互联网＋"人工智能服务，推广应用人工智能技术、医用机器人、生物三维打印技术和可穿戴设备，以及基于大数据的医学影像、病理识别和疾病辅助诊断等支持系统。

3. 完善全民健康信息平台

在全省卫生健康信息化总体框架下，按照"一中心、一专网、一通卡、一门户"的要求，建设医疗健康数据中心（平台），统一采集和存储医疗健康服务与管理数据；建设卫生健康专网，实现医疗健康相关部门、医疗卫生机构之间数据的安全传输和互通共享；推广应用居民电子健康卡，实现卫生健康服务线上线下"一卡识别、一卡通办"；建设和开发统一的互联网医疗健康门户及移动端应用程序（APP），设置在线服务入口，提供健康资讯发布、健康信息查询和互动交流等服务。保障卫生健康信息、网络和数据安全。

4. 推进医疗健康数字化监管

整合贯通医疗、医保、医药等相关信息系统，建立实时、动态、连续、综合的监管服务平台和监管机制。开发应用基于DRGs的医共体绩效管理评价体系，加强对医疗质量、病种结构、药品、耗材使用和医疗费用的常态监管和动态分析。推行医保智能审核和实时监控，将临床路径、合理用药、支付政策等规则嵌入医院信息系统，实现事前提醒、事中监督、事后审核。加强药品、耗材采购供应信息有效管理和合规共享，建立采购价格监测、分析和预警机制。

（六）促进县域医疗卫生能力新提升

1. 强化基本医疗服务能力

加强医共体牵头医院医疗服务能力建设，推动县级重点学科、专科和专病中心发展，完善二级诊疗科目设置，建立县域胸痛中心、卒中中心、创伤中心、危重孕产妇救治中心、危重儿童和新生儿救治中心、中医诊疗中心，推广微创外科和腔镜手术技术。加强医共体成员单位医疗服务能力建设，小城市、中心镇和服务人口较多、地域较广、规模较大的乡镇（街道）所在地成员单位，逐步完善内科、外科、妇科、儿科和中医科等一级诊疗科目，开展相应住院服务和适宜手术；其他乡镇（街道）所在地成员单位，应以满足当地常见病、多发病诊治需要为标准，以强化急救、全科医疗、儿科、康复和中医药等服务为重点，实现基本医疗服务能力升级达标。

2. 提高基本公共卫生服务均等化水平

推动专业公共卫生机构主动融入医共体建设发展，强化专业指导，推进疾病三级预防和连续管理，促进医共体更好落实公共卫生任务，完善医防协同工作机制，做到防治服务并重。做实基本公共卫生服务项目，开展居民健康体检，完善居民电子健康档案，扎实做好基层儿童保健、妇女保健和计划免疫工作，重点加强高血压、糖尿病、严重精神障碍和恶性肿瘤病人等健康管理，有效提供全方位全周期健康服务。扎实落实重大公共卫生任务。加快推进医养结合工作。

3. 做实家庭医生签约服务

根据群众不同健康需求，设立针对普通人群和慢性病患者、妇女、儿童、老年人、残疾人、计划生育特殊家庭等重点人群的菜单式签约服务包，建立以全科医生为主体，全科与专科联动、签约医生与团队协同、医防有机融合的服务工作机制。完善个人、财政、医保分担的签约服务筹资机制，实施门诊医疗费用包干制度，强化首诊和转诊服务功能，在保证质量的基础上，不断扩大签约服务覆盖面，让家庭医生成为群众健康和医保基金的"双守门人"。

4. 建立分级诊疗制度

完善医共体牵头医院和成员单位功能定位，制订医共体县乡两级疾病诊疗目录，以及医共体内部、医共体之间和县域向外转诊管理办法，建立基层首诊、双向转诊、急慢分治和上下联动的分级诊疗制度，并与医保差别化支付政策衔接，形成系统、连续、有序的医疗健康服务模式。

2019 年全省推进县域医共体建设以来，省级有关部门先后出台 11 个配套文件，涉及人事薪酬、财务管理、医保支付、公共卫生等各个方面的细化规定，进一步完善医共体建设的政策体系。各地贯彻落实省委、省政府的决策部署，把医共体建设作为重点改革项目、重大民生工程，统筹资源、合力攻坚，扎实推进这项改革。按照"资源上下贯通、基层技术提升、费用有效控制、群众直接受益"的改革目标，全省 70 个县（市、区）的 208 家县级医院、1 063 家乡镇卫生院整合为 161 家医共体。通过全省上下的共同努力，医共体建设进展顺利、成效明显，取得了"党委政府充分支持，医务人员积极参与，人民群众直接受益"的效果，为深化县域综合医改、构建整合型医疗卫生服务体系探索出了一条新路子。

第三节 《中华人民共和国基本医疗卫生与健康促进法》

2019 年 12 月 28 日，十三届全国人大常委会第十五次会议表决通过了《中华人民共和国基本医疗卫生与健康促进法》(以下简称《基本医疗卫生与健康促进法》)。同日，习近平主席签署第 38 号主席令予以公布，自 2020 年 6 月 1 日起施行。这是我国卫生健康领域的第一部基础性、综合性法律，对完善基本医疗卫生与健康促进法治体系，引领和推动卫生健康事业改革发展，加快推进健康中国建设，保障公民享有基本医疗卫生服务，提升全民健康水平具有十分重大的意义。《基本医疗卫生与健康促进法》的主要内容如下。

一、坚持以人民为中心和医疗卫生事业的公益性原则

《基本医疗卫生与健康促进法》明确了卫生健康事业的根本宗旨，规定医疗卫生与健康事业应当坚持以人民为中心，为人民健康服务；国家和社会尊重、保护公民的健康权，实施健康中国战略，普及健康生活，优化健康服务，完善健康保障，建设健康环境，发展健康产业，提升公民全生命周期健康水平。规定医疗卫生事业应当坚持公益性原则。政府举办的医疗卫生机构应当坚持公益性质，不得与社会资本合作举办营利性医疗卫生机构。

二、建立基本医疗卫生制度

《基本医疗卫生与健康促进法》明确规定国家建立基本医疗卫生制度，建立健全医疗卫生服务体系，保护和实现公民获得基本医疗卫生服务的权利。基本医疗卫生制度是基本医疗卫生与健康促进法确立的基本制度，内涵丰富，涉及基本医疗卫生服务、医疗卫生机构、医疗卫生人员、药品供应保障、资金保障、监督管理等方面的制度，建立和完善这一制度的目的就是保护和实现公民获得基本医疗卫生服务的权利，维护公民健康。

三、完善基本医疗卫生服务制度

《基本医疗卫生与健康促进法》明确了基本医疗卫生服务的内涵。基本医疗卫生服务是指维护人体健康所必需、与经济社会发展水平相适应、公民可公平获得的，采用适宜药物、适宜技术、适宜设备提供的疾病预防、诊断、治疗、护理和康复等服务。国家基本公共卫生服务项目由国务院卫生健康主管部门会同国务院财政部门、中医药主管部门等共同确定。基本医疗服务的范围由国务院医疗保障主管部门会同卫生健康等主管部门确定。同时，本法还规定了公共卫生服务等相关制度，如明确基本公共卫生服务由国家免费提供；国家采取措施，保障公民享有安全有效的基本公共卫生服务，规定了慢性病和职业病防治、重点人群保健、精神卫生等。此外，还将医改中行之有效的做法通过立法上升为法律制度，如推进基本医疗服务实行分级诊疗制度，推进基层首诊，建立医疗服务合作机制，推进家庭医生签约服务等。

需要说明的是，新冠肺炎疫情发生以来，本法有关突发事件卫生应急、传染病防控等的规定为疫情防控起到了重要法治保障作用，如国家建立健全突发事件卫生应急体系，制定和完善应急预案，组织开展突发事件的医疗救治、卫生学调查处置

笔记

和心理援助等卫生应急工作，有效控制和消除危害；国家建立传染病防控制度，制定传染病防治规划并组织实施，加强传染病监测预警，坚持预防为主、防治结合，联防联控、群防群控、源头防控、综合治理，阻断传播途径，保护易感人群，降低传染病的危害；任何组织和个人应当接受、配合医疗卫生机构为预防、控制、消除传染病危害依法采取的调查、检验、采集样本、隔离治疗、医学观察等措施；国家实行预防接种制度，加强免疫规划工作。本法还从加强专业公共卫生机构建设、发生突发事件时的应急处置和医疗救治、医药储备、资金保障等方面做了比较系统的规定。

四、完善医疗卫生服务体系

明确国家建立健全由基层医疗卫生机构、医院、专业公共卫生机构等组成的城乡全覆盖、功能互补、连续协同的医疗卫生服务体系；县级以上政府应当制定并落实医疗卫生服务体系规划，科学配置医疗卫生资源。规定各类医疗卫生机构应当分工协作，既明确基层医疗卫生机构、医院、专业公共卫生机构、国家医学中心和区域性医疗中心等医疗卫生机构的主要功能，又加强各类医疗卫生机构的协作，为公民提供全方位全周期的医疗卫生服务。明确政府办医责任，县级以上政府举办医疗卫生机构，为公民获得基本医疗卫生服务提供保障。明确医疗卫生机构依法设立和分类管理。明晰举办医疗机构应当具备的条件，各级各类医疗卫生机构的具体条件和配置应当符合国务院卫生健康主管部门制定的医疗卫生机构标准。明确鼓励社会办医的政策，对非营利性医疗卫生机构的导向性支持政策。

五、加强医疗卫生人才队伍建设

《基本医疗卫生与健康促进法》规定，国家制定医疗卫生人员培养规划，发展医学教育，完善医学院校教育、毕业后教育和继续教育体系。对建立健全住院医师、专科医师规范化培训制度作了规定。对医师、护士等医疗卫生人员依法实行执业注册制度，明确医疗卫生人员应当依法取得相应的职业资格，建立健全符合医疗卫生行业特点的人事、薪酬、奖励制度，体现医疗卫生人员职业特点和技术劳动价值，明确对从事传染病防治、放射医学和精神卫生工作以及其他在特殊岗位工作的医疗卫生人员，按照国家规定给予适当的津贴，津贴标准应当定期调整。建立医疗卫生人员定期到基层和艰苦边远地区从事医疗卫生工作制度，明确执业医师晋升为副高级技术职称的，应当有累计一年以上在县级以下或者对口支援的医疗卫生机构提供医疗卫生服务的经历；采取定向免费培养、对口支援、退休返聘等措施，加强基层和艰苦边远地区医疗卫生队伍建设；加强乡村医疗卫生队伍建设，建立县乡村上下贯通的职业发展机制，完善对乡村医疗卫生人员的服务收入多渠道补助机制和养老政策。

六、提升医疗卫生服务质量

为规范和改进医疗卫生服务，提升医疗卫生服务质量，基本医疗卫生与健康促

笔记

进法主要作了以下规定：一是医疗卫生机构应当建立健全内部质量管理和控制制度，加强医疗卫生安全风险防范，优化服务流程。二是对医疗卫生技术的临床应用进行分类管理，对技术难度大、医疗风险高，服务能力、人员专业技术水平要求较高的医疗卫生技术实行严格管理。三是医疗卫生机构开展医疗卫生技术临床应用，应当与其功能任务相适应，遵循科学、安全、规范、有效、经济的原则，并符合伦理。需要实施手术、特殊检查、特殊治疗的，医疗卫生人员应当及时向患者说明医疗风险、替代医疗方案等情况，并取得其同意；不能或者不宜向患者说明的，应当向患者的近亲属说明，并取得其同意。法律另有规定的，依照其规定。四是开展药物、医疗器械临床试验和其他医学研究应当遵守医学伦理规范，依法通过伦理审查，取得知情同意。

七、发展医疗卫生技术

《基本医疗卫生与健康促进法》规定，加强医学基础科学研究，鼓励医学科学技术创新，支持临床医学发展，促进医学科技成果的转化和应用，推进医疗卫生与信息技术融合发展，推广医疗卫生适宜技术。鼓励医疗卫生机构不断改进预防、保健、诊断、治疗、护理和康复的技术、设备与服务，支持开发适合基层和边远地区应用的医疗卫生技术。推进全民健康信息化，推动健康医疗大数据、人工智能等的应用发展，运用信息技术促进优质医疗卫生资源的普及与共享。推进医疗卫生机构建立健全医疗卫生信息交流和信息安全制度，应用信息技术开展远程医疗服务，构建线上线下一体化医疗服务模式。

八、完善健康促进措施

各级政府应当将健康理念融入各项政策，完善健康促进工作体系，组织实施健康促进的规划和行动。明确医疗卫生、教育、体育、宣传等机构、基层群众性自治组织、社会组织、公共场所经营单位、用人单位等在健康促进中的责任。明确公民是自己健康的第一责任人，树立和践行对自己健康负责的健康管理理念。此外，全方位干预健康影响因素。建立健康教育制度，普及健康知识和技能。建立营养状况监测制度，倡导健康饮食习惯。推进全民健身，加强健身指导。实施控烟措施，减少吸烟危害。建设健康环境，预防与环境问题有关的疾病，等等。

九、完善药品供应保障和资金保障

国家实施基本药物制度，遴选适当数量的基本药物品种，满足疾病防治基本用药需求。国家建立健全以临床需求为导向的药品审评审批制度，支持临床急需药品、儿童用药品和防治罕见病、重大疾病等药品的研制、生产，满足疾病防治需求。加强药品价格监测分类采购。《基本医疗卫生与健康促进法》还对完善资金保障作出规定，各级政府应当切实履行发展医疗卫生与健康事业的职责，建立与经济社会发展、财政状况和健康指标相适应的医疗卫生与健康事业投入机制，将医疗卫生与健康促进经费纳入本级政府预算，国家加大对医疗卫生与健康事业的财政投

笔记

入，通过增加转移支付等方式重点扶持革命老区、民族地区、边疆地区和经济欠发达地区发展医疗卫生与健康事业。还规定国家依法多渠道筹集基本医疗保险基金，逐步完善基本医疗保险可持续筹资和保障水平调整机制，等等。

十、加强监督管理

国家建立健全机构自治、行业自律、政府监管、社会监督相结合的医疗卫生综合监督管理体系。国务院和地方各级政府领导医疗卫生与健康促进工作。县级以上政府应当定期向本级人大或者其常委会报告基本医疗卫生与健康促进工作，依法接受监督。卫生健康主管部门负责统筹协调医疗卫生与健康促进工作，对医疗卫生行业实行属地化、全行业监督管理，其他有关部门在各自职责范围内负责有关的医疗卫生与健康促进工作。地方卫生健康主管部门及其委托的卫生健康监督机构，依法开展本行政区域医疗卫生等行政执法工作。对未履职的政府和部门，实行约谈。建立医疗卫生机构绩效评估制度，加强个人健康信息保护，建立信用记录制度，实施联合惩戒，加大违法行为处罚力度。

全科医生是居民健康和控制医疗费用支出的"守门人"，在基本医疗卫生服务中发挥着重要作用。加快培养大批合格的全科医生，对于加强基层医疗卫生服务体系建设、推进家庭医生签约服务、建立分级诊疗制度、维护和增进人民群众健康，具有重要意义。全科医生制度的建立和完善是深化医改的重要内容之一，需要政府主导、部门协同、上下联动共同推进。浙江省深化医改取得显著成效，通过基层卫生综合改革建立了有利于职业发展全科医生激励机制，有效提升全科医生的服务能力和职业吸引力。

思考题

1. 当前我国的卫生健康工作方针是什么？与以往的区别在哪里？
2. 2009 年国家深化医药卫生体制改革的核心内容是什么？
3. 为什么要建立全科医生制度？
4. 如何让全科医生成为居民健康和控制医疗费用支出的"守门人"？
5. 浙江省推进县域医共体建设的意义在哪里？

（胡　玲　吴燕萍）

数字课程学习

Ⓟ 教学 PPT

参考文献

［1］于晓松，路孝琴.全科医学概论.北京：人民卫生出版社，2019.

［2］赵拥军，邱伟，周卫凤.全科医学导论.3版.北京：人民卫生出版社，2018.

［3］路孝琴，席彪.全科医学概论.北京：人民卫生出版社，2016.

［4］国务院办公厅.国务院办公厅关于加快医学教育创新发展的指导意见，2020.

［5］于晓松，季国忠.全科医学.北京：人民卫生出版社，2016.

［6］梁万年，郭爱民.全科医学基础.北京：人民卫生出版社，2009.

［7］梁万年，路孝琴.全科医学.2版，北京：人民卫生出版社，2018.

［8］MURTAGH J.全科医学.4版.梁万年主译.北京：人民军医出版社，2015.

［9］郭航远，马长生，霍勇等.医学的哲学思考.北京：人民卫生出版社，2011.

［10］STEPHENSON，ANNE. A Textbook of General Practice. Boca Raton：CRC Press，2012.

［11］吴春容.全科医学概论.北京：华夏出版社，2000.

［12］鲍勇.现代社区医学.上海：第二军医大学出版社，2000.

［13］唐军.社区医学.北京：华夏出版社，2000.

［14］祝墇珠.全科医学概论.5版.北京：人民卫生出版社，2018.

［15］龚幼龙.社会医学.2版.北京：人民卫生出版社，2000.

［16］马骁.健康教育学.北京：人民卫生出版社，2004.

［17］郭清.健康管理学概论.北京：人民卫生出版社，2011.

［18］邹宇华.社区卫生服务管理学.北京：人民卫生出版社，2005.

［19］田本淳.健康教育与健康存进实用方法.北京：北京大学医学出版社，2005.

［20］胡俊峰，侯培森.当代健康教育与健康促进.北京：人民卫生出版社，2005.

［21］RAKEL R E，RAKEL D P.全科医学.9版.曾益新主译.北京：人民卫生出版社，2019.

［22］张玉坤，江兵，杨时光，等.糖皮质激素在普通型新冠肺炎治疗中的探索.中华肺部疾病杂志（电子版），2020，13（4）：497-500.

［23］罗保卫，彭红兵，李宇，等.糖皮质激素治疗重症新型冠状病毒肺炎临床疗效观察.中南医学科学杂志，2020，48（6）：628-632.

［24］倪勤，丁丞，李永涛，等.中低剂量糖皮质激素影响新型冠状病毒清除时间的回顾性研究.中华临床感染病杂志，2020，13（1）：21-24.

［25］靳英辉，蔡林，程真顺，等.新型冠状病毒（2019-nCoV）感染的肺炎诊疗快速建议指南（完整版）.医学新知，2020，30（1）：35-64.

［26］吕朵，段重阳，陈平雁.样本量估计及其在 nQuery 和 SAS 软件上的实现—均数比较（一）.中国卫生统计，2012，29（1）：127-131.

［27］国家卫生健康委员会疾病预防控制局 . 关于印发新型冠状病毒感染不同风险人群防护指南和预防新型冠状病毒感染的肺炎口罩使用指南的通知 [EB/OL].（2020–01–31）.

［28］陈文姬 . 对全科医生临床诊疗思维的思考 . 中华全科医师杂志，2019（02）：198–199.

［29］杨秉辉 . 全科医学概论 . 4 版 . 北京：人民卫生出版社，2016.

［30］祝墡珠，胡传来，路孝琴 . 全科医学概论 . 4 版，北京：人民卫生出版社，2013.

［31］张含志 . 浅析全科医疗的思维模式 . 中国伤残医学，2010，18（04）：175.

［32］李建 . 全科医学基本原理 . 北京：人民卫生出版社，2017.

［33］任菁菁 . 全科常见未分化疾病诊治手册 . 北京：人民卫生出版社，2016.

［34］王家骥，初炜，佟赤 . 全科医学概论 . 3 版，北京：人民卫生出版社，2014.

［35］孙广仁 . 中医基础理论 . 2 版 . 北京：中国中医药出版社，2007.

［36］张其成 . 中医哲学基础 . 北京：中国中医药出版社，2004.

［37］高思华，王键 . 中医基础理论 . 2 版 . 北京：人民卫生出版社，2012.

［38］张琪 . 张琪医案选萃 . 北京：科学出版社，2013.

［39］李今庸 . 李今庸医案医论精华 . 北京：北京科学技术出版社，2009.

［40］丁甘仁 . 丁甘仁医案 . 北京：人民卫生出版社，2007.

［41］吴鞠通 . 温病条辨 . 北京：中国医药科技出版社，2011.

［42］朱震亨 . 丹溪医集·金匮钩玄 . 北京：人民卫生出版社，2003.

［43］李东垣 . 李东垣医学全书 . 北京：中国中医药出版社，2007.

［44］薛己 . 薛立斋医案 . 北京：中国中医药出版社，2007.

［45］李致重 . 中医复兴论·证、证、症、候的沿革和证候定义的研究 . 北京：中国医药科技出版社，2004.

［46］王琦 . 中医体质学 . 北京：人民卫生出版社，2005.

［47］中华中医药学会 . 中医体质分类与判定 . 北京：中国中医药出版社，2009.

［48］郭振球 . 实用中医诊断学 . 上海：上海科学技术出版社，2013.

［49］中华人民共和国第十三届全国人民代表大会常务委员会第十五次会议 . 中华人民共和国基本医疗卫生与健康促进法，2019.

［50］中共中央国务院 . 中共中央国务院关于深化医药卫生体制改革的意见，2009.

［51］中共中央国务院 . 国务院关于建立全科医生制度的指导意见，2011.

［52］中共中央国务院办公厅 . 国务院办公厅关于建立健全基层医疗卫生机构补偿机制的意见，2010.

［53］中共浙江省委，浙江省人民政府 . 中共浙江省委浙江省人民政府关于深化医药卫生体制改革的实施意见，2009.

［54］中共浙江省委办公厅，浙江省人民政府办公厅 . 关于全面推进县域医疗卫生服务共同体建设的意见，2018.

郑重声明

高等教育出版社依法对本书享有专有出版权。任何未经许可的复制、销售行为均违反《中华人民共和国著作权法》，其行为人将承担相应的民事责任和行政责任；构成犯罪的，将被依法追究刑事责任。为了维护市场秩序，保护读者的合法权益，避免读者误用盗版书造成不良后果，我社将配合行政执法部门和司法机关对违法犯罪的单位和个人进行严厉打击。社会各界人士如发现上述侵权行为，希望及时举报，本社将奖励举报有功人员。

反盗版举报电话　　（010）58581999　　58582371　　58582488
反盗版举报传真　　（010）82086060
反盗版举报邮箱　　dd@hep.com.cn
通信地址　　北京市西城区德外大街4号　　高等教育出版社法律事务与版权管理部
邮政编码　　100120

防伪查询说明

用户购书后刮开封底防伪涂层，利用手机微信等软件扫描二维码，会跳转至防伪查询网页，获得所购图书详细信息。也可将防伪二维码下的20位密码按从左到右、从上到下的顺序发送短信至106695881280，免费查询所购图书真伪。

反盗版短信举报

编辑短信"JB，图书名称，出版社，购买地点"发送至10669588128

防伪客服电话

（010）58582300